全国中医药行业高等教育"十三五"创新教材
医学实验技术、医学美容相关专业创新系列教材

皮肤医学美容学

（供医学实验技术、医学美容相关专业用）

主　编　陈丽娟

中国中医药出版社
·北　京·

图书在版编目（CIP）数据

皮肤医学美容学/陈丽娟主编．一北京：中国中医药出版社，2020. 10（2022.8 重印）
全国中医药行业高等教育"十三五"创新教材
ISBN 978-7-5132-6401-3

Ⅰ．①皮…　Ⅱ．①陈…　Ⅲ．①美容术—高等学校—教材　Ⅳ．①R625

中国版本图书馆 CIP 数据核字（2020）第 160571 号

中国中医药出版社出版

北京经济技术开发区科创十三街 31 号院二区 8 号楼
邮政编码　100176
传真　010-64405721
三河市同力彩印有限公司印刷
各地新华书店经销

开本 787×1092　1/16　印张 15　字数 333 千字
2020 年 10 月第 1 版　2022 年 8 月第 2 次印刷
书号　ISBN 978-7-5132-6401-3

定价　59.00 元
网址　www. cptcm. com

服 务 热 线　010-64405510
购 书 热 线　010-89535836
维 权 打 假　010-64405753

微信服务号　zgzyycbs
微商城网址　https：∥kdt. im/LIdUGr
官 方 微 博　http：∥e. weibo. com/cptcm
天猫旗舰店网址　https：∥zgzyycbs. tmall. com

如有印装质量问题请与本社出版部调换（010-64405510）

全国中医药行业高等教育"十三五"创新教材
医学实验技术、医学美容相关专业创新系列教材

编 委 会

全国中医药行业高等教育"十三五"创新教材
医学实验技术、医学美容相关专业创新系列教材

《皮肤医学美容学》编委会

前　言

2019 年，《教育部办公厅关于实施一流本科专业建设"双万计划"的通知》（教高厅函〔2019〕18 号）提出：建设新工科、新医科、新农科、新文科示范性本科专业，引领带动高校优化专业结构、促进专业建设质量提升，推动形成高水平人才培养体系。以医学美容技术为主体培养方向的医学实验技术专业，是顺应新时期高等教育策略和人才培养要求，改革创新，培养健康服务领域、中医学、西医学、医学美容等多学科相融合的技术应用型人才的特色专业，是新医科专业建设和一流本科专业建设的形势要求和必然趋势。

课程是人才培养的核心要素，课程质量直接决定人才培养质量。落实课程建设，就要有适合专业人才培养的教材。教材建设是课程建设和人才培养的基础保障，是专业建设的重要环节。为推动课程建设和教材建设，中国中医药出版社有限公司倾力支持，组织编写本套医学实验技术、医学美容相关专业本科系列创新教材。

本套教材的编写，是一流本科专业建设、人才培养、课程建设等一系列教育教学改革的重要举措和重大创新，是发挥中医药服务健康领域、突出中医药美容优势和特色的具体体现。对推动一流本科专业建设，培养适应健康中国战略、美容新业态需求的高质量医学美容技术人才具有重要意义，将弥补医学美容相关课程教学用书的空白和不足。

本系列教材以适应创新型、复合型、应用型人才培养需要及一流本科课程建设要求为导向，围绕专业人才培养目标，将医学技术、中医学、西医学、医学美容等多学科相融，优化创新课程内容和知识体系，体现多学科思维融合、多学科项目实践融合、多学科理论与产业技术融合、跨专业能力融合的新理念，以符合技术应用型人才知识、能力、素质的培养要求。力求科学性、创新性和实用性。

教材编写将继承传承，创新创造的改革理念贯穿始终。继承中医药美容、中医药摄生延衰的理论和技术方法，发扬光大中医药美容优势和特色。传承中医整体观、辩证观对美容技术应用的指导作用，吸收现代科技，创新美容理论，开发特色技术和方法，引导培养学生创新思维和创造能力，逐步形成医学美容科研意识，具备医学美容科研实验的基本能力，真正导向技术应用型医学美容人才的培育路径。

本套教材第一批编写四册，分别为：

1.《美容应用技术学》是以医学美学原理为指导，研究各种美容技术的应用原理、操作技巧和手法，维护修复改善人体形态美的一门学科，包括美容应用技术的地位、美容实训礼仪、面部养护技术、身体养护技术、美容化妆技术、美甲技术、文饰技术、芳香美容等。

2.《皮肤医学美容学》分上篇、下篇。上篇阐述皮肤医学美容学的基本理论；下篇阐述皮肤化妆品损害、皮肤光损害、皮肤色素异常、皮脂腺功能异常、皮肤变态反应性损害等50余种常见皮肤损美病症的美容诊治指导。除了体现医学美容技术在皮肤医学美容中的应用外，还有机融合了医学实验技术基本知识，引导学生形成医学美容科研意识和学术思维。

3.《美容保健学》是以中医学为基础，与人体体质学、营养学、心理学、睡眠医学、环境医学、音乐学、运动学、养生学及美学等多学科交叉融合的新型课程整合教材，主要阐述延缓衰老、驻颜美形、防病健体的理论、原则和技术方法，包括药物美容保健、经络美容保健、膳食美容保健、音乐美容保健、运动美容保健，以及体质调养、睡眠调养、情志调养、季节调养等。

4.《美容化妆品学》分为上篇、下篇。上篇为化妆品的基本理论知识，主要包括化妆品的基础知识、表面活性剂基本理论、化妆品的透皮吸收、化妆品原料、各类化妆品的配方组成及作用机制等内容；下篇为化妆品的制备及性能评价知识，主要包括常见剂型化妆品的制备技术、化妆品的感官评价、化妆品安全性检测与评价、化妆品理化性质检测与评价、化妆品微生物检测与评价及功效性评价与检测。

本套教材联合了全国十余所高等中医药院校医学美容教学、科研及临床一线的资深教师共同编写，同时吸纳了多所美容化妆品企业及科研院所的教研力量。校、院、企协同参与，贴近岗位实际，知识体系完整，突出技术应用能力培养，同时配备相关数字化补充资源，将很好地发挥教材在人才培养和课程建设中的基本保障作用。

全国中医药行业高等教育"十三五"创新教材
医学实验技术、医学美容相关专业创新系列教材　编委会
2020 年 8 月

编写说明

《皮肤医学美容学》是医学实验技术、医学美容相关专业创新系列教材之一，是以皮肤科学为基础，与中医学、西医学、医学技术、医学美容等多学科有机融合而成的新教材，在人才培养、课程建设和教学改革中占有重要地位。

本教材以适应创新型、复合型、技术应用型医学实验技术与医学美容人才培养需要及一流本科课程建设需要为导向，围绕专业人才培养目标和要求，多学科理论与技术交叉融合，创新优化课程内容和知识体系，着力突出岗位能力、技术应用能力培养，以满足学生知识、能力及素质目标的培养要求，弥补专业课教学用书的不足。编写中坚持质量第一，做到科学、严谨、创新、实用。

《皮肤医学美容学》分上下两篇，共十七章。预设 64 学时。上篇一至六章，介绍皮肤医学美容学的基础理论，下篇七至十七章，阐述常见皮肤损美病症的美容诊治指导。构设美容诊断、治疗指导、美容指导、预防指导四大模块，突出病症诊断，淡化治疗，强化医学美容技术在皮肤医学美容中的具体应用，并有机融合医学实验技术基本知识，引导学生形成医学美容科研意识和学术思维。

编写任务分工：第一章、第二章由陈丽娟编写。第三章由王业秋编写。第四章、第七章、第八章由叶晓倩编写。第五章、第六章由林燕编写，刘月恒助编。第九章由彭红华编写，罗丽芬助编。第十章、第十一章由杨学瑞、王来编写。第十二章由周典、周密思编写，第十三章、第十五章由周典编写。第十四章由周密思编写。第十六章、第十七章由张春丽编写，秦国祯助编。附录一、附录二、复习思考题参考答案及案例分析由陈丽娟、王业秋整理编审。全书审校由陈丽娟、林燕完成。

本教材适用于医学实验技术、医学美容相关本科专业或以医学美容技术为主体培养方向的医学技术类专业、中医学（美容特色班）、针灸推拿学

（美容特色班）等美容各相关专业师生使用，也可作为美容师、美容导师、美容讲师等美容业岗位从业人员的专业辅导用书。

教材编写中，编委会参考了中西医学、医学美学、皮肤科学等相关学科的多部教材和著作，在此谨向引用著述作者及同道专家表示诚挚的谢意！由于编写时间有限，难免疏漏不当之处，敬请广大师生和读者提出宝贵意见，以便今后修订提高。

《皮肤医学美容学》编委会

2020 年 5 月

目 录

皮肤医学美容学基础理论

上 篇

第一章 导 论

皮肤是人体最大的器官，具有重要的生理功能，也是人体美重要的载体，承载诸多美感要素，传递和表达人体美感信息。当前社会经济迅猛发展，人们对美好生活的向往日益强烈，追求健美的愿望及对皮肤美容与保健的需求日益增强，培养皮肤医学美容领域的高层次人才成为迫切的历史使命。本课程即是一门重要的学科主干课。本章对皮肤医学美容学的定义、性质、研究内容、学科发展等进行了归纳和阐述，目的是使相关专业的学生及美容工作者对本门课程树立初步的印象，激发学习及研究的热情，为今后做好皮肤医学美容相关工作奠定理论基础。

第一节 皮肤医学美容学概述

一、定义

皮肤医学美容学是以医学、美学及美容医学理论为指导，以皮肤科学为基础，以医学技术为手段，研究人体皮肤解剖、生理、病理特点及美学与审美基本规律，并运用医学美容相关技术，防治皮肤损美病症，调节和修复皮肤功能，以增进皮肤活力美感、提高生命质量、促进实现人们美好生活愿望为目的的一门医学美容技术类学科。皮肤医学美容学是医学美容技术的专业主干课及必修课，是医学、医学技术、美学、美容学、皮肤科学等多学科知识的有机融合。其研究对象是人体皮肤的结构、功能、外观形态之美及皮肤医学美容的理论、技术和方法，以皮肤功能调节、皮肤损美病症防治、保持和增进人体皮肤健美为主要目标。

二、学科任务

（一）基础理论的研究与探讨

探讨研究皮肤医学美容学的内涵、学科理论、学科形成与发展及其与医学、美学、美容医学等相关学科的关系；探讨研究人体皮肤美学特点、美学要素、美学标准、审美观等医学美学相关理论；探讨研究皮肤医学美容技术的应用与创新。

（二）皮肤医学美容临证技术与能力的培养

临证技术与能力包括：①皮肤衰老及皮肤功能损伤所形成的皮肤损美表征的复美及养护的技术与能力。②皮肤功能调节及中医药皮肤美容的技术与能力。③颜面部、人体暴露部位等特殊部位的皮肤组织所发生的损美性疾病及病症防治和养护的技术与能力。④对经过治疗，皮肤功能得以恢复后，皮肤外观损美状态的修复、修饰、美化的技术与能力等。

（三）皮肤审美观及审美能力培养

对专业学生、医疗美容机构医护人员、美容从业者等在皮肤审美观教育、审美能力提升、审美技能培养等方面发挥本学科的重要作用；对求医求美者，在运用皮肤医学美容技术治疗的同时，正确实施皮肤美容咨询与观念引导，帮助求美者形成科学审美观，良好的审美心理和审美素养。

（四）皮肤医学美容学科研能力与实验技术的培养

培养学生建立科研意识，树立皮肤医学美容学科学研究与创新的目标与理想，具备运用现代医学实验技术与方法研究皮肤医学美容问题的基本能力，带动学科发展。

（五）医学美容专业人才培养及职业教育培训

发挥医学美容高等教育中主干课程、必修课的作用，助力培养具有创新思维的医学美容技术应用型人才；对美容从业人员实施皮肤医学美容专业知识与职业技能的继续教育与培训。

三、学科定位

皮肤医学美容学是在医学学科基础上多学科交叉相融而形成的新学科，是医学和医学技术学科的重要分支，是医学美容学的重要组成部分。其以中西医学、医学技术、美学为学科支撑，以皮肤科学、美容医学、医学美容技术为学科基础，其理论基础来源于医学与美学，临床基础来源于临床医学的皮肤科学及中医学的中医外科学。技术应用的基础是医学技术与美容技术的有机融合。

四、与相关学科的关系

（一）与皮肤科学的关系

皮肤科学是临床医学的重要学科之一。皮肤科学侧重研究皮肤科疾病病因病理、诊断治疗等，以皮科诊疗技术为主；皮肤医学美容学是皮肤科学的重要组成部分。其以皮肤科学为基础，与医学美学、医学美容学及医学技术多学科交叉相融，侧重研究皮肤损美现象和损美性皮肤病症对人的容貌和形体美及审美心理的影响，并以医学美容技术为手段，调整皮肤功能、祛除疾病，最终维护、改善、修复人体皮肤健美。以增进生命活力美感，提高生命质量为主要实施目标。皮肤医学美容学在皮肤科学的基本理论、基本技术基础上，吸纳融合了皮肤美学、皮肤外科学、中医皮肤病学等多学科知识，与传统的皮肤科学相比，其被赋予了更新、更丰富的内涵。

（二）与医学美学的关系

医学美学是美学的组成部分，是应用美学的一般原理，研究医学人体美、医学审美、医学美感和在医学审美活动中所体现出来的一切美学现象及其发生、发展和变化规律的科学。其以医学美的现象为研究对象，主要内容包括医学美、医学人体美、医学审美、医学美感和医学审美教育五个方面。医学美学的基本理论来源于美学的一般原理，具体研究医学中的美学问题，既具有医学属性，又具有美学属性，是医学与美学的有机结合。皮肤医学美容学首先是医学的分支学科之一，是医学美学学科的具体应用，是在医学美学原理的指导下，对人体皮肤美学、审美观及审美方法等进行研究，是以人体皮肤健美为目的的医学审美活动的具体体现。随着皮肤医学美容学学科体系的逐渐完善，医学美学也将得到进一步丰富和完善。

（三）与医学美容学的关系

医学美容学是以医学美学为指导，以人体形式美的法则为基础，研究和运用医学技术来维护、修复、塑造人体形态美和增进神态美的临床医学学科，是医学美学的临床应用分支学科。医学美容学以医学人体美为主要研究对象，以医学技术为手段，以维护、修复、塑造和增进人体形态与神态美为主要目标，包括美容内科学、美容外科学、美容皮肤科学、美容牙科学、美容中医学等学科。医学美容学的理论来源于医学美学，医学美容的技术来源于医学技术，是临床医学、医学美学、医学技术相结合的产物。皮肤医学美容学是医学、医学美学、医学美容学、皮肤科学有机相融的学科，是医学美容学的分支学科，医学美容学是皮肤医学美容学的理论基础和美容技术方法应用的依据。

第二节 皮肤医学美容学学科发展沿革

一、皮肤医学美容的萌芽与兴起

皮肤美容的历史最早可追溯到远古及春秋战国时期。殷商时期的甲骨文记载了"沐""浴"等字，提示人们有对皮肤清洁的理念和行为，是皮肤美容养护的萌芽时期。战国时期开始，皮肤美容修饰成为普遍的行为，如有"粉黛"的记载，用来涂面和画眉；《山海经》则记载了皮肤美容的相关药物，如"天婴……可以已痤"。从马王堆出土的帛书及简书中，记载了西汉以前我国医药学的发展概况，其中有鼾黑斑（面皯）、疣目（疣）、痤疮（痤）等皮肤病证的美容治疗记录。在一些书中还记录有皮肤美容的具体方法。可见皮肤美容在生活中成为普遍存在的现象，皮肤医学美容的技艺也开始萌芽。

秦汉三国时期，随着中医药理论体系的形成和发展，皮肤医学美容的理论及应用逐步丰富，关于皮肤美容药物功效的论述的针对性更加明显，皮肤医学美容有了从"术"到"学"的转变。《黄帝内经》奠定了中医皮肤美容学的整体观，即颜面五官、须发爪甲、躯体四肢都只是人体的一部分，而人又是自然、社会的一部分，所以，要从根本上维护人体的健美，就必须重视人体自身、人与自然、人与社会的统一性、整体性。这些学说为皮肤美容的内调、内治法及局部外治法提供了理论依据。《神农本草经》中收录了皮肤美容保健和美容治疗的药物共 160 余种，有些专门探讨药物的美容功效，如"蜂子，味甘平……久服令人光泽，好颜色"，白芷"长肌肤润泽，可作面脂"等；张仲景在《伤寒杂病论》中指出，脏腑、六经病证可引起外在皮肤、面色病变，使容貌受损。如讲到"膈间支饮，其人……面色黧黑""三阳合病……面垢"等，这些论述使后人在探讨黧黑斑的病因病机时得到启发。

晋隋时期，中医学进一步发展，中医外科学理论体系形成，皮肤医学美容有了专门医家和专篇论述，在医方、药物、技法等方面论述更加充实，学科初见端倪。葛洪著的《肘后备急方》在"外发病一卷"中专门载有皲裂疮、浸淫疮、疣目、白癜风、粉刺、酒齄、狐臭等损美性病症的治疗方法，书中第 56 篇为"治面疱黔黑发秃身臭方"，是现存最早的皮肤美容专篇。对后人影响较大的外科专著《刘涓子鬼遗方》中记载诸如粉刺、黑斑、痱子、热疮等损美性病症的治方。陶弘景在《本草经集注》增加了美容药品，对药物的皮肤美容功效做了补充，如补充蛇床子有"久服好颜色"的功效，对藁本在"长肌肤，悦颜色"基础上补充"可作沐药面脂"等。隋朝巢元方的《诸病源候论》涉及皮肤损美病症 85 条，如"面皰候""面黑皯候""酒齄候"等，详细地论述了皮肤病或损美缺陷的症候特征和病因病机，对我国皮肤医学美容学科的发展起到了推动作用。

唐宋元明清时期，中医学理论体系成熟，医学界百家争鸣，医学专著大量问世，学科发展极其迅速。皮肤医学美容虽未独立分科，但随着外科学的发展也进入了兴盛时期。唐代医家孙思邈在美容方药方面做出了突出贡献。在《备急千金要方》和《千金翼方》中，专辟"面药"和"妇人面药"二篇，收集皮肤美容秘方 130 首，多是治疗面部疾患和美化面容、皮肤、毛发肢体的方剂；如治"面黑不净"的"澡豆洗手面方"，以及"令人面白净"的"悦泽方""去粉滓""治面皮粗黑"等，还提供了养生驻颜的其他方法，为皮肤医学美容的发展起到巨大的促进作用。宋代对皮肤美容卓有贡献的医书首推王怀隐等人编著的《太平圣惠方》，其第 40 卷为美容专方，集录了"治面上生疮诸方""治面皯诸方""治黑痣诸方"等方剂 187 首；第 41 卷为须发专方 120 首，还有治疗漆疮、痱子、手足皲裂等其他损美性疾患的专方 440 余首，各种补益驻颜方 240 首，全书共计 980 余首美容方剂。可见宋代的美容药物及方剂较唐代更为丰富。在宋代，随着国外香料如龙脑、乳香、沉香等的大量输入，美容化妆品的研究有了新发展。南宋时期，杭州的"杭粉"久负盛名，到明末清初已远销日本。其他对皮肤美容有重要意义的医籍还有唐慎微的《经史证类备急本草》，载有美容药物322味；明代李时珍的《本草纲目》介绍了数百种美容药物，仅"面"一篇中就列载164种之多；朱橚《普济方》卷四十四至八十六的"身形"篇，卷二二七至二七一的"诸疾"篇辑录大量美容方，可谓集美容保健方剂之大成；清代《医宗金鉴·外科心法要诀》对损美性病症如黧黑斑、雀斑、肺风粉刺等诊断、病因病机、治法、方药进行了论述，对皮肤病美容治疗的普及起到了推动作用，可见皮肤医学美容发展之快，美容药方之丰富。清代的皮肤医学美容及保健在宫廷中得到较大发展。民国时期，中医药学受到排挤，皮肤医学美容的学科发展、技术创新、方药研究等严重受阻，而且一直被涵盖于皮肤科或外科学中，未能独立分科。

二、皮肤医学美容学的建立与发展

皮肤医学美容学的基础学科是临床医学中的皮肤科学和中医外科学，是面向新时代、新美容业态、新医学美容专业的需要，以过去20多年的美容皮肤科学发展建设为基础，改革创新、守正传承而建立形成。

在20世纪60年代末至70年代初期，国内开始不断有学者开展某些损美性皮肤病的中西医疗法的研究与探索。70年代后期至80年代初，激光技术、皮肤扩张技术、皮肤磨削术、化学剥脱术等在皮肤外科开始广泛应用，为皮肤医学美容学科的建立奠定了基础。

1985年，湖南郭定九教授等倡导和筹备"皮肤美容学术研讨会"，开创了皮肤美容的先河。1987年王高松、王成义、张其亮等教授倡议组建"中华医学会皮肤美容分会"。1990年，"中华医学会医学美学与美容学分会"正式成立。皮肤医学美容的学术研究逐渐走上了规范化道路，科学体系逐步建立。专家学者相继出版了皮肤美容方面的专著。如王高松主编的《皮肤外科手术学》、袁兆庄主编的《皮肤健美学》、于淞主编的《皮肤医学美容学》、张其亮主编的《医学美容学》、向雪岑主编的《美容皮肤科学》等，其中，于淞教授提出"真正的美容不能脱离医学"，分上中下三篇架构第一部《皮肤医学美容学》的内容体系。向雪岑教授集医学美学、医学美容学、皮肤科学为一体，首次提出了美容皮肤科学的学科体系结构，这些都为当今皮肤医学美容学的形成奠定了重要的基础。此外，李振鲁、刘丽君主编的《皮肤美容学》，以及曹汝智主编的《中西医结合美容皮肤学》等著作，均为学科的发展做出了积极的贡献。

进入21世纪，各种美容技术迅速普及，从传统的皮肤磨削、液氮冷冻、倒模面膜、化学祛斑等到现代激光美容、间充质注射、化妆品护肤，以及以芳香疗法、SPA为代表的现代生物医学模式等得到普遍运用。这些技术不仅有助于对传统皮肤科常见损美性皮肤病的诊疗与修复，而且融入了美学分析或审美评价。

随着医学事业的发展和技术进步，为适应医学美容高等教育的发展要求，从多层面促进皮肤医学美容学科的建设与发展。国家层级的皮肤美容学术组织相继组建、学术大会陆续召开、学科专题讲座及各种报告丰富多彩；多类皮肤美容研究基金项目应运而生。皮肤美容专著及专业学术期刊、杂志的相继问世，提高了学科的学术研究水平。如著作《皮肤美容激光》《皮肤科学与化妆品功效评价》，学术期刊《中华医学美学美容杂志》《中国美容医学杂志》，皮肤科专业期刊《中华皮肤科杂志》《临床皮肤科杂志》相继增加了有关皮肤医学美容的文章或设立皮肤美容专栏。

20 世纪 90 年代末，全国高等医药院校中相继设立医学美容技术专业或医学美容学院，如大连医科大学、宜春职业技术学院、黑龙江中医药大学、西安海棠职业学院等。目前开设医学美容技术专业的高职院校近 30 所，本科层次以美容专业为特色和方向的学院近 10 所。从专科、本科至研究生系列的医学美容专业人才培养已经形成新的态势，正催促皮肤医学美容学的发展。在专业教育中，国家卫健委与人民卫生出版社于 2010 年开发出版了医学美容专业高职系列教材，至今进行了三轮修订。2019 年，以国家高等教育"双一流"策略为契机，中国中医药出版社审时度势，助力医学美容技术本科专业课教材的开发编写，树立了我国医学美容事业发展新的里程碑，也积极促进了皮肤医学美容学学科的建设发展。

复习思考题

1. 试述皮肤医学美容学的定义、学科定位。
2. 皮肤医学美容学的学科任务有哪些？
3. 如何理解皮肤医学美容学与各相关学科的关系？

扫一扫，知答案

第二章 皮肤解剖 ▶▶▶

从解剖学及组织学角度了解、熟悉人体皮肤的解剖特点及组织结构特点，对进一步学习皮肤的生理病理、损美皮肤病诊治等是十分必要的。

第一节 皮肤概况

皮肤是人体最大的器官，由表皮、真皮、皮下组织、皮肤附属器及丰富的血管、淋巴、肌肉和神经构成。皮肤附属器由皮肤表皮衍生而成，包括皮脂腺、小汗腺、顶泌汗腺、毛发及甲。

皮肤的重量约占总体重的 14%～16%。皮肤的总面积，成人为 1.5～2.0m²。皮肤的厚度在 0.5～4.0mm 之间。分布部位、性别、年龄不同，皮肤薄厚不同。表皮的厚度平均约 0.1mm，真皮的厚度是表皮的 15～40 倍。掌跖及四肢伸侧等处皮肤较厚，眼睑、乳腺及四肢屈侧等处皮肤较薄；女性的皮肤比男性薄，儿童的皮肤比成人薄。

皮肤的颜色即肤色。正常肤色主要由黑色、黄色、红色三种基本色调构成。黑色表达皮肤色调的深浅，由黑素颗粒的多少而定；黄色表达皮肤色调的浓淡，取决于角质层的厚薄及组织中胡萝卜素的含量；红色表达皮肤色调的隐现，与微血管分布的疏密及其血流量有关。任何生理或病理性改变都会造成色调紊乱失衡，出现皮肤色泽的变化，影响肤色美感的表达和容貌外观。由于受种族、年龄、性别、部位及饮食营养等影响，肤色呈现明显的个体差异，例如白种人、黄种人、黑种人肤色的差异表达现象。

皮肤有多个描述术语。皮肤表面的许多深浅走向不一的细小沟纹称"皮沟"，是由真皮纤维束的不同排列和牵拉所致。由浅小的皮沟划分而成的细长、较平行的微略隆起称"皮嵴"，皮嵴上分布许多凹陷小孔，为汗腺开口。由较深的皮沟围成的三角形、多边形或菱形的小区称"皮野"。在掌跖部、指（趾）等关节处的皮肤有明显的褶痕，称"屈痕"。指（趾）末端屈面的皮纹呈涡纹状，称"指（趾）纹"。因遗传因素，除同卵孪生者外，个体之间的指（趾）纹均有差异，常作为个体鉴别的依据。

根据毛发分布不同，皮肤又分为有毛皮肤和无毛皮肤。唇红、乳头、龟头、包皮内侧、阴蒂、阴唇内侧、掌跖、指（趾）屈面及其末节伸面等处无毛，为无毛皮肤。其他部位皮肤为有毛皮肤。

第二节 皮肤组织结构

皮肤由表皮、真皮和皮下组织三层组织结构构成，其间含有皮肤附属器、神经、血管、淋巴管及肌肉组织。表皮来源于外胚层，真皮及皮下组织来源于中胚层。毛发、指（趾）甲、皮脂腺、汗腺等皮肤附属器是胚胎发生时由表皮衍生而成。

一、表皮

表皮由角化的复层扁平上皮构成。由外胚层分化而来，覆于体表，是皮肤的最外层。手掌和足底的表皮较厚，一般为 0.8~1.5mm，其他部位厚 0.7~1.2mm。表皮细胞分两大类，即角质形成细胞和非角质形成细胞，后者散在分布于角质形成细胞之间，因形态呈树枝状突起，也称"树枝状细胞"，包括黑素细胞、朗格汉斯细胞、梅克尔细胞及未定类细胞。

表皮是人体的第一道屏障，能进行分化、更新，具有保护机体、修复损伤的功能。表皮又是反映人体皮肤外观特征、表达美感信息的重要指标。

（一）角质形成细胞

角质形成细胞，又称"角朊细胞"，是表皮的主要细胞，约占表皮细胞的 80%，该细胞代谢活跃，能连续不断地分化和更新，形成富含角质蛋白的角质细胞层。根据角质形成细胞的分化特点，将表皮由内到外依次分为五层，即基底层、棘层、颗粒层、透明层和角质层。

1. 基底层 即基底细胞层，是表皮的最底层，附着于基底膜上。由单层矮柱状或立方状的细胞组成，与基底膜带垂直排列成栅栏状，与下方的真皮层呈锯齿状嵌合。表皮基底层与真皮之间为 0.5~1.00μm 厚的红染带，称"基底膜带"。此膜具有半渗透膜作用，真皮内分子量小于 4 万的营养物质可经此进入表皮，表皮的代谢产物亦可经此进入真皮。基底细胞有活跃的增殖分裂能力。新生的细胞向浅层移动过程中逐渐分化形成表皮其余几层的细胞，故基底层又称"生发层"。正常表皮基底层细胞的分裂周期为 13~19 天，分裂后形成的细胞逐渐向上推移分化，由基底层移行至颗粒层约需 14 天，由颗粒层移行至角质层表面而脱落，又需 14 天左右。分裂后的细胞从基底层移行至角质层并脱落，称作"表皮通过时间"，或"更替时间"，需至少 28 天。基底细胞是人体表皮细胞新陈代谢的补充及表皮组织修复再生的新生细胞的来源。外伤或手术中如未完全损伤破坏基底细胞，表皮的皮损则可以很快修复且不留瘢痕。所以基底层在表皮的不断更新和创伤修复中起重要作用。

2. 棘层 即棘细胞层，位于基底层之上。由 4~8 层多边形体积较大的细胞组成。因细胞向四周伸出许多细短的突起而得名。棘细胞内含有角质小体和角蛋白丝（张力原纤维），细胞间含有亲水性、具有黏合作用的外被多糖，糖结合物、糖皮质激素、肾上腺素及其他内分泌受体和表皮生长因子受体等。初离基底层的棘细胞仍有分裂功能，可参与表皮损伤后的修复。

3. 颗粒层 即颗粒细胞层，位于棘层之上。由 1~3 较扁平的梭形细胞组成。因细胞质中含有许多大小不等、形状不规则、强嗜碱性的透明角质颗粒而得名。颗粒层细胞的细胞质有较多的膜被颗粒，内含磷脂类、黏多糖等物质。随着颗粒层细胞不断向浅层推移角化、黏多糖、磷脂类物质等内容物排除到细胞间隙内，邻近细胞间相互黏合，形成多层膜状结构，构成阻止物质透过表皮的主要屏障。

4. 透明层　位于颗粒层上方，是角质层的前期，仅见于掌、跖等角质层较厚的表皮，由 2~3 层扁平细胞组成，因无核、有强折光性而得名。胞质中有较多疏水的蛋白结合磷脂，与张力细丝黏合在一起，因此透明层是防止水、电解质及相关化学物质通过的屏障。

5. 角质层　为表皮的最外层，由多层扁平角质细胞和角层脂质组成。掌跖部角质层较厚，可达 40~50 层。其他部位多在 5~20 层。角质细胞扁平无核，结构模糊，角化、干硬，没有生物活性，常称为"死皮"。角质层细胞上下重叠，镶嵌排列组成板层状结构，非常坚韧，构成人体重要的天然保护层，能够防御致病微生物的侵入，阻止水分与电解质的通过，抵抗外界摩擦，对一些理化因素如酸、碱、紫外线有一定耐受力。角质层细胞间隙充满由脂质构成的膜状物，细胞间桥粒逐渐消失，因而细胞不断成片脱落，成为皮屑，同时又有新生角质细胞相继补充，不断地新陈代谢使表皮厚度保持相对稳定状态。若因生理性或病理性因素使表皮过度增厚或变薄，易形成皮损，破坏皮肤美感。

表皮由基底层到角质层的结构变化反映了角质形成细胞增殖、分化、移动和脱落的过程，也是细胞逐渐生成角质蛋白和角化的过程。细胞之间桥粒的位置不是僵硬不变的，新生角质细胞从基底层经棘层过渡至颗粒层的移动中，桥粒可以分离并重新形成，使角质形成细胞有规律地到达角质层而脱落。若表皮更新异常，就会形成皮损（如细胞移动速度加快，细胞角化不完全而发生银屑病），进而破坏皮肤健美，影响容貌美。

（二）非角质形成细胞

1. 黑素细胞　因合成与分泌黑色素而得名，散在分布于表皮基底层与毛基质，约占基底细胞的 10%，有树枝状突起。乳晕、腋窝、外生殖器、会阴部等处皮肤黑素细胞数量较多。黑素细胞由胚胎早期的神经嵴发生，然后迁移到皮肤中。黑素细胞胞质中含有多个长圆形的充满黑色素的黑素小体。每个黑素细胞借助树枝状突起伸向邻近的基底细胞和棘细胞，与 30~36 个角质形成细胞密切接触，形成表皮黑素单位，向表皮输送黑素颗粒。不同种族和个体的皮肤、毛发的颜色取决于黑素细胞中黑素颗粒大小、含量以及黑素合成的速度。黑种人的黑素颗粒多而大，分布于表皮全层；白种人的黑素颗粒少而小，主要分布于表皮基底层；黄种人则介于二者之间。黑素颗粒可吸收或散射紫外线，保护表皮深层细胞免遭紫外线辐射损伤。日光照射可促进黑色素的生成。黑素细胞功能异常会导致色素障碍，致使肤色不匀，影响皮肤美感。

2. 朗格汉斯细胞　是一种来源于脾和骨髓的免疫活性细胞，占表皮细胞的 3%~5%，分散于表皮棘细胞之间及毛囊上皮内，亦见于口腔、扁桃体、咽部、食管阴道、直肠的黏膜及真皮、淋巴结、胸腺等处。细胞分布密度因年龄、性别、部位而异。此细胞具有树枝状突起，性质与免疫系统的树突状细胞相似，有多种表面标志，胞质内存在剖面呈杆状或网球拍状的特殊颗粒，称"伯贝克颗粒"，其意义尚不了解。朗格汉斯细胞是一种免疫活性细胞，具有吞噬功能，能识别、处理与传递抗原，参与多种异体移植的排斥反应，具有重要的防御功能。

3. 麦克尔细胞 呈扁平状，具有短指状突起，单个散在于基底细胞之间，多分布于掌跖、指（趾）、口腔、外生殖器等处皮肤或黏膜，亦可见于毛囊上皮。该细胞来源不清。有认为来源于外胚层的神经嵴细胞。推测可能是一种感觉细胞，能产生神经介质，与感觉神经纤维构成细胞轴突复合体，接受机械性刺激而产生触刺感。

4. 未定类细胞 位于基底层，有树枝状胞浆突。来源与功能未定。有认为可能向朗格汉斯细胞或黑素细胞分化，故称未定类细胞。目前发现其一般结构与朗格汉斯细胞相似，且具有相同的表面标记，但却未发现伯贝克颗粒，推测可能是未成熟的朗格汉斯细胞。

二、真皮

真皮来源于中胚层，属于不规则致密结缔组织，由纤维、基质和细胞组成，内含有血管、淋巴管、神经、肌肉、皮肤附属器等。其位于表皮下方，通过基底膜带与表皮基底层细胞相嵌合，对表皮起支持作用，包括真皮乳头层和网状层。前者浅在，较薄，纤维细密，含有丰富的毛细血管和淋巴管，还有游离神经末梢和触觉小体；后者深在，较厚，粗大的胶原纤维交织成网，并有许多弹力纤维，含有较大的血管、淋巴管和神经等。

（一）纤维

真皮内的纤维包括胶原纤维、弹力纤维和网状纤维。

1. 胶原纤维 是由胶原蛋白构成的原纤维经糖蛋白黏合而成的粗细不均的胶原纤维束，是真皮纤维中的主要成分，约占 95%。新鲜时呈白色，有光泽，而名"白纤维"。浅在乳头层胶原纤维较细，方向不一；深部网状层胶原纤维变粗，集成粗束，与皮面平行交织成网。胶原纤维韧性大、抗拉力强，协同弹力纤维，赋予皮肤张力和韧性，能保护皮肤，抵御外界机械性损伤，并储存大量水分，使皮肤呈现柔软弹性、光滑、润泽的外观表现。

2. 弹力纤维 为细束状，由无定形弹力蛋白与微原纤维构成。新鲜状态下呈黄色，而名"黄纤维"。在外力牵拉下，卷曲的弹性蛋白分子伸展拉长；除去外力后，弹性蛋白分子又恢复为卷曲状态。弹力纤维富于弹性而韧性差，多与胶原纤维交织缠绕在一起，并环绕皮肤附属器与神经末梢。弹力纤维在乳头层与表皮垂直走向基底膜带，在网状层则排列方向与胶原纤维束相同，与皮面平行，使胶原纤维束经牵拉后恢复原状，赋予皮肤弹性，并能缓冲外界机械性损伤。

3. 网状纤维 是幼稚纤细的胶原纤维，分支多，交织成网，呈黑色。表面被覆蛋白多糖和糖蛋白。多分布在结缔组织与其他组织交界处，如表皮下、毛囊、腺体、皮下脂肪细胞和毛细血管周围。创伤愈合中或肉芽肿处可大量增生。

（二）基质

基质是一种无定形均质状物质，充填于纤维和细胞间。构成基质的大分子物质包括蛋白多糖和糖蛋白。蛋白多糖是由蛋白质与大量多糖结合而成，是基质的主要成分。其中多糖主要是透明质酸，其次是硫酸软骨素、硫酸角质素、硫酸乙酰肝素等。立体的蛋白多糖复合物形成有许多微细孔隙的分子筛，小于孔隙的水和溶于水的营养物、代谢产物、激素、气体分子等可以通过，便于血液与细胞之间进行物质交换。大于孔隙的大分子物质，如细菌等不能通过，使基质成为限制细菌扩散的防御屏障。基质具有亲水性，是各种水溶性物质及电解质等交换代谢的场所，并参与细胞的增殖、分化及迁移等生物学作用。

（三）细胞

真皮中含有成纤维细胞、肥大细胞、巨噬细胞、淋巴细胞及少量真皮树突状细胞、噬黑素细胞、朗格汉斯细胞。成纤维细胞能产生胶原纤维、弹力纤维、网状纤维和基质，同时是皮肤组织深层损伤后的主要组织修复细胞。肥大细胞与变态反应有密切关系。

三、皮下组织

皮下组织位于真皮下，由疏松结缔组织和脂肪小叶构成。因脂肪小叶中含有脂肪细胞，胞浆透明，含大量脂质，故又称"皮下脂肪层"。皮下组织内有汗腺、毛囊、血管、淋巴管及神经等穿过。皮下组织有缓冲外力冲击、保温、储备能量，参与体内脂肪代谢等功能。皮下组织厚薄因营养状况及分布部位而异。皮下脂肪过度沉积，可造成肥胖，影响形体美。

第三节 皮肤附属器

皮肤附属器是由外胚层分化、表皮衍生而来，包括皮脂腺、小汗腺、顶泌汗腺、毛发、甲（指、趾）等。

一、皮脂腺

皮脂腺是由一个或几个囊状的腺泡与一个共同的短导管构成的泡状腺，属全浆分泌腺，能合成和分泌皮脂，位于立毛肌与真皮毛囊夹角之间，开口于毛囊上部1/3处。除掌跖与指（趾）屈侧外，遍布全身，以头、面、胸背上部较密集，也称"皮脂溢出部位"。分布在颊黏膜、唇红、乳晕、阴蒂、大小阴唇、包皮内板、龟头等处的皮脂腺，直接开口于皮肤表面，称"独立皮脂腺"。皮脂腺腺体呈分叶状，没有腺腔，由多层细胞构成，外围一薄层基底膜带和结缔组织。成熟的腺细胞内充满大量脂质微滴，腺细胞解体破碎连同释出的脂质团块，组成皮脂（此称为"全浆分泌"），经过在毛囊上1/3

处的开口进入毛囊，立毛肌收缩，由毛囊排至皮肤表面。独立存在的皮脂腺则经单独的导管开口，将皮脂排至皮面。皮脂的重要成分是甘油二酯和甘油三酯，约占 50%，其次还含有胆固醇、蜡脂和鲨烯，携带棒状杆菌、酵母菌、螨虫等常驻微生物。其分泌受性激素和肾上腺皮质激素的影响，青春期分泌活跃，具有润泽皮肤、毛发及抑菌作用。多数人体皮脂分泌量适中，女性绝经期后及男性 70 岁后，皮脂分泌量会明显减少。皮脂分泌过多、过少或排泄不畅淤积等均有碍皮肤美感。

二、小汗腺

小汗腺，又称"外泌汗腺"，具有分泌汗液，调节体温和电解质平衡，排泄机体代谢产物，保护和润泽皮肤的作用。除唇红、甲床、乳头、龟头、包皮内侧、阴蒂和小阴唇外，遍布全身，160 万~400 万个，以足趾（$600/cm^2$）、腋窝、前额等处较多，背部较少（$64/cm^2$）。小汗腺属局浆分泌腺（腺细胞分泌汗液，细胞质未见损失）。小汗腺由分泌部和导管部构成。分泌部位于真皮深层及皮下组织中，分泌细胞有亮细胞和暗细胞两种，其中亮细胞稍大，胞质中含较多的糖原颗粒，为分泌汗液的主要细胞。小汗腺导管部也称"汗管"，由两层小立方形细胞构成，螺旋状上升开口于皮嵴汗孔。小汗腺分泌的汗液除大量水分，还有钠、钾、氯化物、尿素等，分泌功能受胆碱能神经、激素、温度等因素影响。室温条件下排汗量少，称"不显性出汗"；气温升高到 30℃ 以上时，排汗增多，称"显性出汗"。根据不同的刺激因素，又分为温热性排汗、精神性排汗和味觉性排汗几种类型。

三、顶泌汗腺

顶泌汗腺，又名"大汗腺"，属顶浆分泌腺（腺细胞分泌时，富含分泌颗粒的细胞顶部突向腺腔，从细胞脱落，分解成为分泌物，这种分泌方式称为"顶浆分泌"）。能合成与分泌乳样液。顶泌汗腺主要分布于腋窝、乳晕、脐窝、肛门及外阴等处。外耳道的耵聍腺、睑睫腺、乳腺属于变异的顶泌汗腺。顶泌汗腺是较大的管状腺，大小约为小汗腺的 10 倍。分泌部位于皮下组织内，导管部与小汗腺相似，螺旋状上升开口于毛囊内皮脂腺开口的上部，少数直接开口于表皮。顶泌汗腺分泌受性激素影响，青春期后分泌旺盛。顶泌汗腺分泌物呈较黏稠的乳液状，无菌、无臭，含有水、蛋白质、糖类、脂肪酸和色原（如吲哚酚）等。病理情况下可出现臭汗症或色汗症。

四、毛发

毛发是由表皮角化蛋白堆积排列形成，具有触觉感应、调节体温、抵御紫外线照射、机械性保护等重要作用，其外形、色泽、长短表达着不同气质美感，所以赋有重要的美化修饰功能。

按不同生理阶段，毛发分为胎毛、终毛。胎儿期毛发细软色淡，称胎毛；成熟期毛发粗长而黑，含有髓质，称终毛。终毛又分长毛和短毛，头发、胡须、阴毛和腋毛为长毛，眉毛、睫毛、鼻毛和外耳道毛为短毛。

按分布部位，布于面、颈、躯干、四肢等全身光滑皮肤的较细毛发，无髓质，为毳毛，俗称"汗毛"。

按毛发的基本结构，分为毛干、毛根、毛囊、毛球四部分。露出于皮肤以外的部分为毛干，在皮内部分为毛根，包裹毛根的上皮和结缔组织形成的鞘为毛囊，毛根和毛囊的下部融合膨大部分为毛球。毛球底部向内突出的真皮组织为毛乳头，内含有神经、血管与结缔组织，为毛发与毛囊提供营养物质。毛乳头上部有一层柱状细胞为毛基质，间有黑素细胞，相当于表皮基底层，是毛发与毛囊的生长区。

毛囊由内毛根鞘、外毛根鞘和结缔组织鞘构成，含丰富的神经末梢，是灵敏的触觉感受器。分为上下两段三个部分。毛囊口至皮脂腺开口处称毛囊漏斗部；皮脂腺开口处至立毛肌附着处称毛囊峡部；这两部分亦称毛囊的上段，以下为毛囊的下段，包括毛囊茎部与球部。在毛囊的稍下段有立毛肌，属平滑肌，受交感神经支配，立毛肌下端附着在毛囊下部，上端附着在真皮乳头层，神经紧张及寒冷可引起立毛肌的收缩，即所谓的起"鸡皮疙瘩"。

毛发的外形与民族、遗传、营养及相关疾病有关。常见的毛发形态有直形、蜷曲形、螺旋形和波浪形。黄种人头发多为直形；黑种人头发多为蜷曲或螺旋形；白种人头发可直形或波浪形。

毛发的颜色与黑素的含量有关，黄种人与黑种人是黑头发，黑素含量相对较多，白种人是金黄色发或灰白发，黑素含量较少。

毛发的生长呈周期性，分为生长期、退行期、休止期三个阶段。生长期 3~6 年，退行期 3~4 周，休止期 3~4 个月，头发每日生长 0.27~0.4mm，平均约 0.37mm，可长至 50~60cm，脱落后再长新发。眉毛、睫毛较短，生长期不超过 6 个月。正常人有少量毛发脱落属生理现象，会有相等数量的新发生长，使人体皮肤始终保持一定数量的毛发。毛发的周期性生长受各种因素影响，其中激素的影响最为明显。

五、甲

甲位于指（趾）末端伸侧，是由多层紧密的角化细胞形成的硬角蛋白性板状结构。分甲板和甲根两部分，外露部分为甲板或甲体，伸入近端皮肤中的为甲根。正常甲板略呈长方形，透明板状，比较坚硬，保护指（趾）末端，并协助手指抓挤小物体，是健康状态和某些疾病的外显标志；覆盖甲板周围的皮肤皱襞为甲襞，甲板与甲襞之间的沟为甲沟；甲板下组织是甲床；甲根之下和周围的上皮是甲母质，属于甲的生长区。甲板近心端半月形淡白色区域为甲半月，是甲母质细胞层较厚所致。成人指甲的生长速度约每日 0.1mm，趾甲生长速度为其 1/3~1/2。其生长呈持续性。健康美丽的指（趾）甲呈平滑、亮泽、半透明，起美化装饰作用。疾病、营养状况、环境及生活习惯等可影响甲的外观，破坏甲的美感。

第四节 皮肤的血管、淋巴、肌肉及神经

一、皮肤的血管

皮肤的血管分布在真皮及皮下组织中，主要有三个血管丛：①深部动静脉大血管丛，并行排列在皮下组织深部。②真皮下血管丛，动静脉分支，血流供给腺体、毛囊、神经和肌肉。③乳头下血管丛，位于真皮乳头下层，供给乳头内血流及表皮内营养物质。皮肤含有能调节体温的血管结构即血管球，是由指（趾）、耳郭、鼻尖等处真皮内丰富的动、静脉吻合而形成。随着温度变化，血管球在神经支配下，扩张或收缩，改变控制血流，从而调节体温。

二、皮肤的淋巴

皮肤的毛细淋巴管的盲端起源于真皮乳头的结缔组织间隙，与毛细血管伴行向下汇集成真皮浅层及深层淋巴管网，在皮下组织内形成较大淋巴管，并与所属淋巴结连接。皮肤毛细淋巴管内的压力较毛细血管及其周围组织间隙压力低，通透性强，组织液、游走细胞、病理产物及细菌等均易进入淋巴管而到达淋巴结，淋巴结则可吞噬消灭有害物质，发挥防御免疫功能。

三、皮肤的肌肉

皮肤的肌肉主要是平滑肌，如最常见的立毛肌，还有阴囊肌膜、腺体周围肌上皮、乳晕和血管壁等均属于平滑肌。面部表情肌和颈部颈扩肌属于横纹肌。

四、皮肤的神经

皮肤内含丰富的神经末梢，分布于血管、腺体和平滑肌，调节腺体的分泌和平滑肌的收缩，感受触、压、痛、温度等各种刺激。皮肤的神经与中枢神经系统相连，分为感觉神经和运动神经两大类。皮肤的感觉神经可分三类，即末端变细的游离神经末梢、末端膨大的游离神经末梢、有囊包裹的神经末梢，这些感觉神经可接受冷觉、压觉、痛觉、痒觉等。皮肤的运动神经来自交感神经的节后纤维。其中，交感神经的肾上腺素能纤维支配立毛肌、血管、血管球、腺体的肌上皮细胞；交感神经的胆碱能纤维支配小汗腺分泌细胞。两种神经纤维属不随意性神经，可调控血管收缩、汗腺分泌及毛发竖立。面神经属于随意性神经，可随意支配调控面部横纹肌，呈现不同面部表情。

复习思考题

1. 简述皮肤解剖和组织构成。
2. 简述皮肤的表皮分层及作用。
3. 简述皮肤真皮纤维的分类及作用。
4. 简述皮肤附属器的分类及其功能。

扫一扫，知答案

第三章　人体皮肤的生理功能 ▷▷▷▷

皮肤是人体直接接触外界环境的最大器官，参与和完成机体的新陈代谢，具有屏障、排泄、吸收、感觉、调温、代谢、免疫、微生态平衡等诸多特定的生理功能。

第一节　屏障防护功能

皮肤是机体内外环境之间的第一道屏障，能保护机体组织和器官免受机械性、物理性、化学性或生物性因素的侵害，防止体内水分、电解质和营养物质的丢失，维护机体内环境的稳态。

一、屏障防护机械性损伤

人体皮肤的表皮、真皮及皮下组织共同形成一个坚韧、柔软、具有一定张力和弹性的屏障，对外界的各种机械性刺激，如摩擦、牵拉、碰撞等有一定的防护损伤的能力。皮肤机械性防护功能是皮肤各层组织、肌肉与神经等共同参与完成的。皮肤表皮角质层，柔韧致密，对机械性刺激有很强耐受力。真皮层内的胶原纤维、弹力纤维和网状纤维相互交织成网，具有一定的弹性和伸展性，使皮肤抗拉能力增强。皮下组织中，脂肪层丰厚，使皮肤富有缓冲功能，减低外力冲击和挤压，起到防护作用。当外界刺激太强烈时，皮肤还可以通过保护性的神经反射动作，回避外力刺激及冲击，避免损伤；一旦造成损伤，还能通过再生进行修复。皮肤对机械性损伤的防护能力因身体部位、年龄、性别及环境的不同而有所差异，如皮下脂肪层或表皮角质层厚的部位防护能力较强。

二、屏障防护物理性损伤

健康的皮肤能屏蔽和抵御物理性因素如电、磁、紫外线、高温、寒冷等有害刺激。皮肤是电的不良导体，能屏蔽电流刺激，对电流的防御能力与电压高低及皮肤角质层含水量的多少等因素有关。角质层含水量越少，电阻越大，因此干燥的皮肤不易导电，潮湿皮肤电阻变小，易受电击伤害。皮肤是防御紫外线的主要屏障。皮肤的角质层可反射日光，吸收短波紫外线，棘层和基底层能吸收长波紫外线，并清除紫外线产生的自由基，从而保护皮肤。

三、屏障防护化学性损伤

表皮的角质层细胞具有完整的脂质膜，富含角蛋白，有较强的斥水性及抗弱酸、弱碱的作用，能较好地防止水溶性物质、有害气体和其他有害物质的入侵，是防止外来化学物质进入体内的第一道防线和屏障。皮肤的化学防护作用是相对的，有些化学物质仍可通过皮肤屏障进入体内。如皮肤受到浸渍、局部发生糜烂、溃疡或药物外用剂量过大、时间过长时，其防御功能就会减弱甚至丧失。

四、屏障防御生物性损伤

防御生物性损害主要体现在以下几个方面：致密的角质层及板层状结构能机械性阻碍一些致病微生物的侵入；皮肤表面干燥和弱酸环境对微生物生长繁殖不利；皮脂腺分泌十一烯酸等不饱和脂肪酸可抑制真菌的繁殖；皮肤角质层的脱落更新也有利于寄生于皮表的微生物的清除。

五、屏蔽阻止体液丢失

完整的皮肤可屏蔽阻止体液丢失。皮肤角质层具有特殊的半通透性。皮肤除了汗腺、皮脂腺分泌和排泄，角质层水分蒸发及脱屑外，能屏蔽和阻止营养物质及电解质等物质的丢失。正常状态下，成人每天通过皮肤丢失的水分为 240～480mL（不显性出汗），如果角质层丧失，水分的丢失可增加 10 倍以上，若烧伤等原因导致表皮丧失，体液会大量流失。

第二节　吸收功能

人体皮肤虽有屏障防护作用，但不是绝对无通透性的，它能够有选择地吸收接触皮肤的固体、液体、微量气体等物质。

一、吸收途径

皮肤吸收功能主要通过角质层细胞、角质层细胞间隙和毛囊、皮脂腺及汗管口三条途径完成，其中以角质层细胞为主要吸收途径。如果角质层甚至全表皮丧失，物质也可通过真皮较完全地被吸收。外源物质通过皮肤吸收、渗透或透入，又叫"经皮吸收"，在皮肤病的外用药物治疗及皮肤美容养护方面有着重要的意义。

二、影响皮肤吸收功能的因素

（一）皮肤的结构和部位

皮肤的吸收能力与角质层的厚薄、完整性及其通透性有关。不同部位皮肤，角质层厚薄不同，吸收能力有很大差异，吸收力大小一般依次为：阴囊>前额>下肢屈侧>上臂屈侧>前臂>掌跖。婴儿皮肤角质层较薄，吸收能力强于成人；黏膜无角质层，吸收能力较强，皮肤糜烂、溃疡等损伤时，屏障作用降低，经皮吸收能力也加强。

（二）皮肤角质层的水合程度

皮肤角质层的水合程度越高，皮肤的吸收能力越强。药物外用时封包，可阻止局部汗液和水分的蒸发，使角质层水合程度提高，吸收系数提高 100 倍。因此在医院或美容院使用封包式湿敷、外用软膏或外用塑料薄膜封裹，可以提高角质层水合度，加强物质成分吸收，提高疾病治疗或皮肤养护效果。

（三）被吸收物质的理化性质

物质的理化性质对吸收率有重要影响。完整的皮肤只吸收很少量的水分和微量气体，水溶性物质不易被吸收，电解质很少吸收，脂溶性物质吸收良好。皮肤对油脂类物质有较好的吸收能力，吸收强弱顺序为：羊毛脂>凡士林>植物油>液状石蜡。可见貂油、羊毛脂等动物脂肪对皮肤有良好的滋养作用。皮肤对一些可增加渗透性的有机溶剂如二甲基亚砜、丙二醇、乙醚、氯仿等吸收能力也较强。皮肤对药物的吸收受药物剂型的影响，同种物质不同剂型，吸收率差距甚大。软膏剂及硬膏可促进药物的吸收，霜剂次之，粉剂、水溶液则很少吸收。皮肤对铅、汞等重金属有一定的吸收能力，若长期涂搽含重金属的化妆品，可出现黑斑、皮疹等皮损。皮肤表皮还可以通过皮表弥散吸收氧气，氧吸收量约占总呼吸的 1%～1.9%。

（四）外界环境因素

环境温度升高可使皮肤血管扩张、血流速度增加，加快物质弥散，从而使皮肤吸收能力提高。按摩皮肤、敷热膜、蒸气喷面等均可增高局部皮肤温度，促进营养物质的吸收。环境湿度也可影响皮肤对水分的吸收，当环境湿度增大时，角质层水合程度增加，皮肤对水分的吸收减少，对其他物质的吸收能力加强。

第三节　排泄功能

皮肤主要通过汗腺和皮脂腺完成分泌和排泄功能。汗腺包括小汗腺和顶泌汗腺（大汗腺）。

一、小汗腺的分泌和排泄

小汗腺分泌和排泄汗液。正常室温下，只有少数小汗腺处于分泌状态，不易被人们察觉，称为"不显性出汗"；当环境温度高于临界水平 30℃时，分泌性小汗腺增多，排汗明显，称为"显性出汗"。大脑皮质功能活跃，如过度恐慌、兴奋等可引起掌、趾、额、颈等部位出汗，称"精神性出汗"；进食过快或辛辣热烫食物可使口周、鼻、面、颈、背等处出汗，称"味觉性出汗"。

正常情况下，汗液是无色透明的酸性低渗溶液，pH 值为 4.5～5.5，大量出汗时，pH 值可增加到 7.0 左右。汗液中 99.0%～99.5%是水，0.5%～1.0%为无机盐与有机物，无机盐以氯化钠为主，此外还有钙、镁、磷、锌和钾等，有机物中一半为尿素，还有乳酸、肌酐、尿酸、多种氨基酸等。通过小汗腺分泌和排泄汗液，能促进人体的新陈代谢。皮肤排汗，可散热降温，以维持正常体温。汗液与皮脂混合，形成乳状脂膜，能滋润养护皮肤；汗液使皮肤表面呈酸性，可抑制微生物繁殖；此外，部分药物如酮康唑等抗真菌药亦可通过汗液分泌发挥作用。汗液与肾的部分排泄产物相似，因此小汗腺的分泌和排泄补充了肾脏的排泄功能。另外汗腺在二氧化碳释放中可能发挥一定作用，显性出汗时，二氧化碳释放增多。

二、顶泌汗腺的分泌和排泄

顶泌汗腺主要分布于腋窝、乳晕、会阴、肛门等处。大部分腺体于晨间分泌旺盛，夜间减低，感情冲动时分泌增加。顶泌汗腺分泌液的成分有固体和液体两种，液体主要为水分，固体则包括脂质、胆固醇、铁、荧光物质等。有的人还分泌一些有色物质导致汗液呈现黄、绿、红或黑色，使局部皮肤或衣服染色，引发"色汗症"。当腋窝处分泌液被皮肤表面细菌分解时易产生特殊臭味，形成狐臭。

三、皮脂腺的分泌与排泄

皮脂腺除掌跖、指（趾）屈侧外遍布全身，分泌和排泄皮脂。分泌方式为"全浆分泌"，即整个皮脂腺细胞破裂，胞内物全部排入管腔，然后分布于皮肤表面，形成皮面脂质。皮脂腺分泌受内分泌系统的调控，雄激素及长期大量应用糖皮质激素可使皮脂腺增生肥大，分泌活动增加；雌激素可抑制皮脂腺的分泌活动。另外，皮脂腺的分泌活动还受性别、年龄、人种、营养、温湿度及皮肤部位等因素影响。

皮脂由甘油酯、蜡脂、游离脂肪酸等多种脂类物质混合而成，具有润泽毛发，防止皮肤干裂的作用。若皮脂腺、毛囊及周围组织炎症反应，皮质排出受限，可引起痤疮、脂溢性皮炎等损美病症。

第四节 感觉功能

皮肤中广泛分布着感觉神经的神经末梢和感受器，感知体内外各种刺激。皮肤的感觉分单一感觉和复合感觉两大类。单一感觉，如触觉、痛觉、压觉、冷觉、温觉等是指神经末梢或特殊感觉小体的感受器接受体内外单一刺激，沿相应的神经纤维传入中枢，产生不同性质的感觉；复合感觉如干燥、潮湿、光滑、粗糙、坚硬、柔软等，是指多种不同类型的神经末梢或感受器共同感知复杂形状或刺激，传入中枢后，由大脑综合分析形成的感觉。皮肤的各种感觉中痛觉最敏感，温觉最迟钝。

皮肤的感觉功能，有的产生非意识反应，如手触到烫物的回缩反应，使机体免遭进一步伤害；有的经大脑分析判断，有益于机体做出保护性反应，在工作、生活及日常保健等方面发挥重要作用。

第五节　调温功能

体温调节是指温度感受器接受体内、外环境温度的刺激，通过体温调节中枢的活动，相应地引起内分泌腺、骨骼肌、皮肤血管和汗腺等组织器官活动的改变，从而调整机体的产热和散热过程，使体温保持在相对恒定的水平。

皮肤的调温功能主要体现两方面，一是作为外周感受器，感知外环境的温度变化并及时传达到体温调节中枢，来发挥体温调节功能；二是作为效应器，通过辐射、对流、传导、蒸发及皮肤血流的改变对体温进行调节。

皮肤中分布着许多热敏感受器和冷敏感受器，分别接受来自外界的冷、热刺激，并将这种刺激传递到下丘脑的体温调节中枢，通过交感神经，调节皮肤血管的收缩和扩张，从而改变皮肤中的血流量及热量的扩散，调节体温。

皮肤血管的结构特点也有利于体温的调节。皮肤真皮乳头下层有动脉网，毛细血管异常弯曲，形成丰富的静脉丛，手、足、鼻、唇和耳处皮肤还有丰富的血管球，这种结构使皮肤的血流量有很大变化。在热应激或血管完全扩张的情况下，动静脉吻合开通，皮肤血流量增加 10 倍，散热随之增多；在冷应激时，交感神经功能加强，血管收缩，皮肤血流暂时中断，散热随之减低，从而有效的调节体温。

皮肤汗腺功能对体温调节有重要影响。皮肤小汗腺遍布全身，分泌汗液，每蒸发 1g 汗液可带走 2436J 的热量。在热应激时，皮肤排汗量多，可达 3L/h～4L/h，散热量为平时的 10 倍。在寒冷环境中，皮肤减少排汗及热量散失，保持体温恒定。另外，皮下脂肪组织有隔热作用，在寒冷环境中可以减少体热散失。

皮肤通过辐射、传导、对流、蒸发等方式进行散热，发挥温度调节效应。其中辐射散热占全部散热的 60%左右；由于皮肤是热的不良导体，所以传导散热所占比例不大；对流散热是通过气体或液体来交换热量的一种方式，空气的流动有利于对流散热，在寒冷环境中，约有 15%的热量通过对流而散失；当外界温度高于或等于皮温时，蒸发成为机体唯一的散热途径。

第六节　代谢功能

皮肤除完成自身的新陈代谢，如角质形成细胞的分裂及分化、黑素合成与分泌等，还参与整个机体水、电解质、糖、蛋白质等物质复杂的代谢过程，来保障机体生理功能的正常进行。

一、水和电解质代谢

皮肤是水和电解质重要的储存库之一。皮肤中的水分主要储存于真皮内。全身皮肤的含水量约占人体体重的 18%～20%，女性略高于男性，儿童高于成人。皮肤的水代谢对整个机体的水分调节起到重要作用。当机体脱水时，皮肤可提供其水分的 5%～7%以维持循环血量的稳定；当体内水分增多时，皮肤的水分也增多。皮肤的排出水量为每24 小时 300~420mL。

皮肤的电解质含量约占皮肤重量的 0.6%，对维持细胞的晶体渗透压和细胞内外的酸碱平衡起着重要的作用；K^+可激活某些酶，Ca^{2+}可维持细胞膜的通透性和细胞的稳定性，Zn^{2+}缺乏可引起肠病性肢端皮炎等疾病。Cu^{2+}与糖酵解及色素代谢有密切关系；在角蛋白形成过程中，Cu^{2+}亦起重要作用，Cu^{2+}缺乏时，可出现角化不全及毛发卷曲。

二、糖代谢

皮肤中的糖类有糖原、葡萄糖和黏多糖等。其中糖原的合成主要在皮肤表皮细胞的滑面内质网完成，皮肤糖原含量在胎儿期最高，到成人期含量明显降低。皮肤中葡萄糖含量为 3.33~4.50mmol/L，相当于血糖的 2/3 左右，表皮中的含量高于真皮和皮下组织。黏多糖在真皮中含量丰富，对于促进胶原纤维的合成，阻止细菌和毒素等入侵细胞，加强细胞之间的相互作用有重要影响。

三、蛋白质代谢

皮肤含有纤维性和非纤维性两种蛋白质，前者包括角蛋白、胶原蛋白和弹力蛋白等，后者包括细胞内的核蛋白以及调节细胞代谢的各种酶类。蛋白质的分解在蛋白水解酶的作用下完成，一是参与表皮和真皮细胞蛋白质的正常分解代谢，包括细胞内蛋白质的消化作用，表皮角化过程中的蛋白质分解和细胞外胶原纤维的降解；二是参与某些病理情况，如炎症中的趋化性肽的释放，血管通透性的增加，结构蛋白的降解和周转，细胞的分离以及对细胞的细胞毒作用等。

四、脂类代谢

皮肤中的脂类包括脂肪和类脂，总量占皮肤总重量的 3.5%~6%，最低为 0.3%，最高可达 10%。真皮和皮下组织中含丰富的中性脂肪，主要功能是储存能量和氧化供能。表皮中最丰富的必需脂肪酸为亚油酸和花生四烯酸，参加皮肤防御与屏障。类脂质是细胞膜结构的主要成分和某些生物活性物质合成的原料。表皮细胞在分化的各阶段，其类脂质的组成有显著差异，如由基底层到角质层，胆固醇、脂肪酸、神经酰胺含量逐渐增多，而磷脂则逐渐减少。血脂代谢异常也可影响皮脂代谢，产生皮损。

五、黑素代谢

黑素是由黑素细胞合成的一种蛋白质衍生物，有真黑素、赤褐素、异黑素三种。人体皮肤中的黑素指真黑素，呈褐色或黑色，因其含有吲哚，亦称吲哚黑素；赤褐素呈黄红色，存在于动物的红色毛囊、羽毛、皮毛等部位。异黑素存在于植物的果实、种子皮等处。

黑素代谢过程，包括黑素细胞内黑素体的形成，黑素体的黑素化，黑素体被分泌到角质形成细胞内黑素体的转运、降解或排出四个方面。受内皮素、酪氨酸酶、微量元素、内分泌因素和紫外线照射等多种因素影响。如果代谢异常，就会导致黑素合成速度、数量、分布的异常，而引起色素代谢障碍性皮肤病。

六、表皮更新与代谢

表皮细胞具有自我增殖、分化及更新的能力，使表皮不断地新陈代谢。表皮基底细胞不断增殖，向上移动产生坚韧的纤维角蛋白，形成角质形成细胞。角质形成细胞不断分裂、分化，在表皮浅层内形成基底细胞层、棘细胞层、颗粒细胞层、透明层和角质层。表皮基底层细胞从基底层移行至角质层脱落约需 28 天，这个周期性的更新代谢过程称"表皮通过时间或更替时间"。这一过程中，基底细胞分裂速度与角质脱落的速度一致，表皮厚度与细胞数目在生理条件下保持相对的恒定状态，皮肤展现健康外观。如果表皮细胞的增殖、分化受到各种内外因素如基因变异、激素、酶等影响，即会导致角化异常类皮肤病。

第七节　免疫功能

皮肤是人体免疫系统的重要组成部分，是免疫反应的效应器官，主动参与启动和调节皮肤相关免疫反应。完整的皮肤免疫系统由细胞成分和生物分子成分组成，细胞成分包括角质形成细胞、淋巴细胞、朗格汉斯细胞、内皮细胞、肥大细胞、巨噬细胞及真皮成纤维细胞；生物分子包括细胞因子、补体、神经肽、免疫球蛋白等。皮肤的各种免疫细胞和免疫因子共同形成一个复杂的网络系统，并与体内其他免疫系统相互作用，共同维持着皮肤微环境和机体内环境的稳定。

第八节　微生态平衡功能

在正常人皮肤表面及与外界相通的腔道中，寄居着多种微生物。一类为常驻菌群，较固定地寄生于皮肤，数量和菌种的组成相对稳定；另一类为暂驻菌群，主要存在于暴露部位皮肤，其数量和种类变化较大。此外，还有一些微生物偶尔存在于少数人体表上，仅在短时期内附着于皮肤并增殖，称为偶存菌。常驻菌群寄生在皮肤角质层表面和表皮的最外层，有微球菌属（葡萄球菌等）、棒状微生物、丙酸菌属、运动不能菌、糠秕孢子菌属等。在生理情况下，皮肤微生态保持动态的平衡。微生物对机体不产生危害，属正常微生物群，通称正常菌群，起着有益的生理作用。①生物拮抗：寄居的正常菌群通过受体和营养竞争以及产生有害代谢产物等方式抵抗致病菌，使之不能定植或被杀死。②营养作用：正常菌群与宿主的物质代谢、营养分解和合成有密切的关系。③免疫作用：正常菌群能促进宿主免疫器官发育，刺激免疫应答，产生免疫物质，一定程度的抑制或分解致病菌。

皮肤正常菌群的微生态平衡遭受破坏，如寄居部位的改变，机体的局部或全身的免疫功能降低（如大面积的烧伤，因皮肤受损，铜绿假单胞菌可引起化脓感染），长期应用免疫抑制剂及激素，不恰当的抗菌药物治疗等，都会造成菌群失调，微生态失衡，正常菌群变成条件致病菌，引发皮肤病。

复习思考题

1. 皮肤的生理功能有哪些？
2. 皮肤屏障防护功能体现在哪几方面？
3. 皮肤的吸收途径有哪些？
4. 影响皮肤吸收功能的因素有哪些？
5. 皮肤对体温的调节功能体现在哪些方面？

扫一扫，知答案

第四章　皮肤美学 ▷▷▷▷

皮肤是人体美的载体，是反映人体美感的第一观察对象。了解皮肤美学的相关理论和知识，熟悉基本的皮肤医学美学分析和评价技能，是学习皮肤医学美容学专业知识的基本需要。

第一节　皮肤美学功能

一、承载人体美学要素

皮肤是人体美的载体，承载诸多的美学要素。健美的皮肤是人体在形式、结构、心理功能、生理过程和社会适应方面，处于健康状态的标志，是刺激审美主体产生愉悦感的物质基础。皮肤呈现的肤色、弹性、光泽、细腻、纹理和体味等美学要素，综合起来会呈现皮肤整体的美感。

生命活力美感信息是通过皮肤美学要素表达释放的。个体性别、年龄、职业、种族和情感状态不同，美感要素所表达的信息不同。例如，女性的皮肤细腻、光泽、柔嫩和圆润，蕴含着女性的阴柔。男性的皮肤因血管充盈、体格坚实，充满弹力和内张力，释放男性阳刚之美。

二、反映健美状态

皮肤美学第一标准就是健康。生命机体的健康是皮肤健美的根本所在。健美的皮肤是人体健康状态的反应。光滑润泽、细腻柔嫩、富有弹性而充满生命活力，令人愉悦，是人体皮肤健美的最高表现形式。反映机体各项生理功能正常，生命活动旺盛。当内外各种因素影响侵害人体或疾病时，皮肤就会反映出人的病理信息，呈现损美状态。如色斑、丘疹、囊肿、瘢痕等各种类型的皮损，皮肤皱纹、干燥粗糙、暗沉等衰老信息的表达。

三、表达心理情感

美感的表达具有直觉性、愉悦性、形象性、生动性的情感特征。皮肤健美能刺激审美主体产生直觉上的审美愉悦感与心理满足感。

人体皮肤，特别是人体面部的皮肤，是人的心理活动和情感变化的汇集区，是美感效应的起点，表达着其主观心理情感和内在的生命状态。健美状态的皮肤富有活力质感，光滑润泽、细腻弹性，向审美主体传递健康、美丽和自信等积极的心理情感。具有活力的美感信息能刺激审美主体的"情感中枢"，产生美感效应，激发调动机体生理功能达到最佳状态，使人情感高涨，心理满足，处于美好愉悦的情感状态。在这种美好心理情感的作用下，更能激励人们去追求美、热爱美、发现美和创造美。机体受到病理或外界事物的不良刺激，生理功能或生命活动受到影响，皮肤就会通过肌纤维的收缩、皮纹的牵拉、肤色的改变、表情的变化等而表达出寂寞与无奈、忧伤与悲哀、焦虑与愤怒等消极的心理情感。

第二节　皮肤美学特点及美学要素

一、美学特点

（一）形式美与内容美统一

人体皮肤的健美是形式美组合规律的最佳体现，是皮肤外在形式美与机体内在组织结构及生理功能状态高度统一所显现的表征。机体的内部结构和生理功能状况，以正相关的关系在皮肤外表反映出来，如以色调、光泽度、和谐、对称与均衡等诸多要素来表现皮肤状态。机体内部组织结构健全及生理功能旺盛，皮肤则体现出健美状态；反之，则会表达出病理信息。

（二）气质美与形态美统一

皮肤健美是人体形态美的外在表现形式之一。形态美与气质美密切相关，是体质、遗传、社会、环境等因素的综合反映。具体的人体形态美是气质美的外化表现。气质美往往会通过一个人的职业形象、生活态度、爱好兴趣、言行举止、性格情绪等来综合反映。深刻的社会认知能力、渊博的知识储存、广泛的兴趣爱好、良好的个性特征、亲和的人际吸引力等行为方式能表达出高雅气质，会以具体形式体现出人体形态美，例如宽阔的额头闪耀着智慧的灵光；炯炯有神的双眼表达着精神的内涵；口唇及唇角的形态还可生动地表现出温柔的性格、端庄的神情、内心的赞叹或悲喜的状态等。这些外化形态都与皮肤健美密切相关，所以健美的皮肤是气质美与形态美的和谐统一。

（三）共性美与差异美统一

正确的人体皮肤美学观是共性美与差异美的相互统一。健美的皮肤以光滑细腻、富有弹性、肤色红润等为共性特征，但不同地域、不同种族、不同的历史时期，皮肤美学观具有差异性。例如，在存在种族歧视的年代，浅白色皮肤是地位、身份的象征，代表贵族血统，如白种人；而深黑色皮肤往往是体力劳动者的象征，如黑种人。在当代，随着女性地位的提高及审美观念的变化，女性也以黝黑皮肤为美并成为一种时尚。皮肤修饰美化的妆容、服饰的美学趋势也随着时代流行趋势而变化。

二、美学要素

（一）肤色

肤色能表达视觉审美，是皮肤美学第一要素，是体现皮肤美学特点的重要标志。肤色的变化，能引起视觉审美心理的强烈反应。肤色往往因种族、性别、年龄、部位等不同而有所差异。正常情况下，欧洲白种人则肤色浅白；亚洲黄种人的肤色以微红稍黄为健美。病理情况下，肤色有所改变，如黄疸、黄褐斑、白癜风等病症肤色异常。通过妆容修饰，肤色也能够美化。

（二）光泽

皮肤光泽表达视觉与触觉审美，是机体生命活力的具体体现。皮肤光泽度良好，表示皮肤结构与功能处在最佳状态，传递光泽柔嫩肌肤质感，显现容光焕发、生机勃勃、精神饱满而自信的良好状态；皮肤晦暗无泽，则表示机体疲劳、疾病影响等不良状态，给人情绪低落、精神萎靡、消极自卑的感官信息。

（三）滋润

滋润度是皮肤代谢功能的外在表达，能展示出皮肤的细腻、柔嫩、光滑和富有弹性等特征，是水、电解质、性激素等代谢良好的反映。表达触觉审美。皮肤的滋润度能反映垂体代谢功能。性激素与皮肤及其附属器内的特异受体相结合，可促进皮肤细胞生成透明质酸，使皮肤保持滋润。性激素代谢与年龄、遗传、健康状况、心理状态、情绪等密切相关。良好的情绪和稳定平和的心理状态能促进腺垂体分泌性激素而提升皮肤的滋润程度，传递出诱人的美感信息。所以，皮肤滋润度也是情绪、心理状态的一种表征。

（四）细腻

皮肤细腻是皮肤美学特点的重要表征之一。表达视觉和触觉审美。细腻的皮肤给人以无限的美感和质感。细浅的皮沟、小而平整的皮丘、细小的汗腺孔和毛孔、多姿多彩的皮纹，给人体披上了美丽的霓裳。细腻而光洁的皮肤，传递出机体青春、健美，富有生命活力的美感信息。

（五）弹性

皮肤弹性表达皮肤的质感。具有弹性的皮肤，坚韧、柔嫩、富有张力，表明皮肤含水量适中、血液循环良好、新陈代谢旺盛，展示诱人的质感与动感。质感是通过触觉、视觉去判断皮肤的软硬度，是更高层次的美学意识；是人体形态美神韵与动感的统一，体现人体皮肤完美的力学平衡。当皮肤的结构发生了改变，如炎症浸润、组织增生、老化等，皮肤弹性降低，不能很好地展示质感与动感，人体皮肤的美感表达则受到破坏。

（六）体味

体味是指人体散发出来的种种气息，也是皮肤重要的美学要素，表达嗅觉审美。体味主要是由皮肤的分泌物所产生，也可由呼吸道、消化道、尿道、生殖道的分泌物或排泄物产生。这些气息的总和形成了人的体味。体味因人而异，不同的体味传递着不同的人体信息。体味有生理性、病理性、情感性三种。生理性体味是人体健康的信息反映，例如生理期、运动后、刺激性食物等，体味明显。病理性体味则是人体疾病状态的信息反映。人在经历某些特殊的情感刺激时，机体会散发出特殊诱人的芬芳气息，尤其在情绪高昂时，分泌物会释放更浓烈的气味，流露出剧烈的情感变化，这类体味可称为"情感性体味"。可见，人的体味美也是一种生命信息的传递。在生活中使用香水，制造宜人的气氛，能缓解疲劳、放松神经、美化环境和增进感情。

（七）完美的结构与功能

皮肤的结构美，体现着人体旺盛而强健的原本生命力。皮肤的功能美，蕴涵着人体的优美与崇高的本质力量。人体皮肤的结构与功能的完美，是人体皮肤所具有的自然属性。健康的皮肤，其结构与功能必须是完整、有效和相互协调的。皮肤的结构与功能美，是审美对象的感性形式和精神内涵的完美统一。红润柔嫩、光滑细腻的肌肤，使人感受到血肉之躯的质感、动感与活力，激发出人们对人体审美的激情，激励着审美主体去感悟生命之美。

第三节　皮肤审美与美学分析

一、审美观

所谓审美，指的是主体（人）对客观事物的审美意识，是人们在社会实践中逐步积累起来的审美情感、认识和能力的总和。它包括审美感受、审美趣味、审美观念、审美能力和审美理想等内容。审美观是一个人以一定的审美观点、审美态度，运用相应的审美方法对自然景观、社会生活、文学艺术等进行审美活动的总称，是一个人审美情趣和审美理想的集中表现。

希波克拉底曾经说过，医学美是一种相对独立的审美形态，它是在探索自然美的过程中，借助想象力而发展起来的一种美的高级形式，它的根基是"生命之美"。从医学角度来看，评判人体美首先要达到健康与美的和谐统一。健康是人体美的基础。如果人体生理功能异常，会直接影响到外在的容貌美，并有可能形成生理缺陷，引发心理问题，从而影响人体整体美感。基于以上大的审美观，人体皮肤的审美观可归纳为整体观和健康观两个基本观点。

（一）整体观

人体审美最基本的观察是整体观察。皮肤是人体重要组成部分，皮肤审美整体观要求审美主体对皮肤审美对象进行整体性观察和整体性认识。例如黄褐斑，只进行局部祛斑对症治疗难收良效。除对色素斑的形态、部位、深浅、颜色局部分析，还需结合影像学、实验室等资料整体分析，中西医结合用药。

（二）健康观

医学美学认为，人体之美是建立在健康基础上的一种美的最高形态。皮肤美是人体美的重要组成部分，也应建立在健康观基础上，达到健康与美的和谐统一，

综合两方面，包含在医学人体美之中的皮肤审美是整体观与健康观的统一，并包含人文修养和心理健康元素。医学人体美的含义如下。

容貌美：身体健康，面色红润，身姿挺拔，步履矫健；身体和谐对称，比例适度，五官端正，整体上具有美感；运动协调，色彩、形体、声音有节奏感，体现出生命的活力。

风度和气质美：与文化修养、经济收入、职业、年龄有关。自信，热情，幽默，乐观，衣饰妆容得体，处事灵活，乐观进取，情绪稳定。

生命活力美感：由彭庆星教授首次提出，他认为生命是人体美的载体，形态结构完整、生理功能健全是构成人体美的两个基本要素，生命活力才能赋予人体真正的美感，生命活力美感是医学人体美追求的核心。

二、皮肤美学标准

皮肤作为美的载体，其美感以人体健康为基本前提，通过皮肤的色泽、滋润度、弹性等要素及皮肤附属器的具体特征来表现。皮肤美学标准一般从整体观察、局部观察及体味几个方面进行评价。

1. 整体观察

（1）头发浓密，发际线清晰、流畅。眉毛位置标准，浓淡相宜，眉型与眼型相协调。毛发分布正常，具有明显性别特征。女性眉毛较细呈弓形，无胡须，体毛细短不明显，阴毛呈倒三角分布。男性眉毛浓密呈方形或剑形，胡须明显，分布标准，体毛较长明显，阴毛呈菱形分布。

（2）肤色均匀一致。除特殊部位外，皮肤的颜色均匀一致，无色素异常。我国人体皮肤颜色白皙微红或稍黄。

（3）皮肤平滑无皱纹，无异常凸起和凹陷，无赘生物、瘢痕、鳞屑等瑕疵。

（4）皮肤滋润而有弹性、光洁度高、质感好。

2. 局部观察

（1）毛发光亮，发丝柔韧富有弹性，无开裂、分叉、毛躁等。

（2）指甲饱满，表面光滑，甲床红润，弧影清晰。

（3）面颊部皮肤红润，张力适中，表情自然。

（4）皮肤柔软、细腻，纹理纤细而浅，润泽而富有弹性。

（5）毛孔和汗腺孔细小。无异常分泌。

3. 体味

体味清爽，无异味和汗味，皮肤表面散发出淡淡的清香。

三、美学分析

皮肤形态结构受损或病理因素，形成不同的皮损，破坏了皮肤美感。以美学角度对常见皮损进行初步分析，能便于岗位应用。

1. 色素障碍类皮损 色素障碍可分为色素增加与色素减少两类，主要影响皮肤色泽，破坏视觉审美。色素障碍破坏皮肤的色相、彩度及明亮度，与正常肤色形成强烈的对比，从而损害肤色和谐健康的整体形式美感。

2. 隆起皮面的皮损 隆起于皮面的皮损包括丘疹、水疱、脓疱、结节、囊肿及增生性瘢痕等。因其高出皮面、凹凸不平、粗糙发硬、颜色各异甚至脓血溢出，发出病理信息，形成病理性的雕刻度，使审美对象与审美主体产生距离。同时破坏了皮肤光滑、细腻、柔嫩、匀称、和谐的健康美，损害皮肤的视觉审美和触觉审美。

3. 影响皮肤弹性的皮损 常见影响皮肤弹性的皮损有各类炎性斑丘疹、脓肿、结节、瘢痕、皮肤硬化、皮肤变薄、皮肤及其附属器萎缩和皮肤老化等，皮肤呈现结缔组织增生、弹力纤维变性、胶原纤维增生和硬化、表皮过度角化等病理改变。皮肤失去弹性，影响皮肤的质感、触感，破坏皮肤的触觉及视觉审美。

4. 甲病损 常见的甲病损有甲肥厚、甲萎缩、甲周炎、嵌甲、杵状甲、甲床肿瘤等，使甲失去光泽、红润和透明感的美学功能，影响形态美，破坏视觉审美和触觉审美。

5. 毛发病损 毛发标志着机体的健康与活力，表达人的气质美与形象美。也是观察皮肤健美的表征之一。毛发出现病损，破坏视觉审美，给学习、求职、社交、婚恋等带来不良影响，也会造成患者审美心理障碍。

6. 面部与其他暴露部位的皮损 面部和其他暴露部位皮损的程度会对求美者造成严重的心理障碍。如女性及窗口行业、影视文艺界人士对面部与暴露部位皮损的重视程度及心理障碍的程度往往较重，常表现出羞愧、自卑和绝望等，甚至产生精神异常、性格变态、美容心理障碍等。

7. 病理性体味 病理性体味的释放，直接影响人体皮肤的嗅觉审美与视觉审美。当人体皮肤结构与功能发生病理改变时，释放出不同的体味并传递不同的病理信息，表达出健康美和嗅觉美受到破坏。

复习思考题

1. 简述人体皮肤的美学要素。
2. 试述人体皮肤的美学标准。
3. 如何对皮肤色素障碍进行美学分析？
4. 简述皮肤的美学特点。

扫一扫，知答案

第五章　皮肤美容诊断 ▷▷▷▷

皮肤是人体容貌美的主要部分，承载诸多美感要素，具有重要的屏障防护、营养吸收、物质代谢等生理功能。当人体健康状况异常，皮肤、黏膜及皮肤附属器受到各种致病因素侵害时，其正常结构、形态和功能受到破坏，就会产生皮损，影响皮肤的外在美感。因此了解皮肤损美的常见因素、案例诊断和采集方法对指导皮肤病损治疗、修复皮肤功能，重塑人体美感具有重要意义。

第一节　皮肤损美因素

皮肤损美体现多种多样，形成因素和机制异常复杂。有的皮损有明确且相对单纯的病因，有的皮损则病因复杂，可能涉及多种致病因素，有些皮损的病因迄今尚未被阐明。

一、一般因素

（一）年龄因素

不同年龄，生理特点不同，发病病种有所差异。如婴儿和儿童易患湿疹，青年易患痤疮，而老年则常见脂溢性角化症和瘙痒症。另外随着年龄的增长，皮肤呈现皱纹、干燥、肤色暗黄、色素沉着等自然老化现象，而影响美感。

（二）性别因素

部分皮肤病损的发生有明显的性别差异。如黄褐斑、化妆品皮炎、玫瑰痤疮等易发于女性；雄性激素性脱发易发于男性。

（三）职业因素

职业因素会导致特定皮肤病损的发生。如化工工人易受化学物质的刺激或对化学物质敏感而发生接触性皮炎；煤矿工人易发生真菌性皮肤病；户外工作者因日晒、面部及手足暴露，易发生日光性皮炎、手足皲裂等。

（四）季节因素

皮肤也常受到季节气候的影响而发生损害。夏季炎热潮湿，易发生真菌感染；秋季常见多形红斑、玫瑰糠疹；冬季易发生冻疮，而银屑病多在冬季加重或发病。

（五）种族遗传因素

种族不同，皮肤组织结构、地域、生活习惯等有所差异，发病倾向不同。如黄种人皮脂腺及顶泌汗腺的组织结构及功能与白种人相比有一定的差别，患痤疮及腋臭的比率较低，且病情也较轻。白种人患日光角化病、恶性黑素瘤的比率较黄种人高。黄种人和黑种人患瘢痕疙瘩的比率较白种人高。

（六）生活因素

生活方式不良会引发多种皮损。讲究个人卫生，可较少发生细菌、寄生虫及真菌感染。过多使用肥皂，热水者，则易发生皮肤干燥、瘙痒或皲裂。长期睡眠不足、情绪不良、营养不佳，会影响皮肤的色泽、弹性、光滑度等，出现皱纹、干燥、脱屑、色斑等。嗜食辛辣油腻，易发痤疮、脂溢性皮炎等。

二、主要因素

（一）物理因素

皮肤、黏膜或附属器受到摩擦、挤压、冷、热、光线等物理因素侵害，会发生多形性的皮损。如压力及摩擦可引起胼胝、鸡眼；温度异常可引起烫伤、冻疮；放射线可引起急、慢性放射性皮炎；接触日光、紫外线引起日光性皮炎、慢性光化性皮炎等。长期潮湿或浸渍、过度干燥、过度热水洗烫和搔抓等，皮肤则出现瘙痒、苔藓样变等。

（二）化学因素

接触某些农药、染料、化工原料及家庭日用化学物品（如染发剂、劣质化妆品、洗涤剂等）可能产生接触性皮炎。

（三）生物因素

生物因素是一类比较常见的病因，主要包括病原微生物（如细菌、病毒、真菌等）和寄生虫等对人体皮肤的侵害。

1. 细菌感染　主要以致病球菌（葡萄球菌、链球菌等）感染为主。其中葡萄球菌易引起毛囊炎、疖、痈、脓疱疮等；链球菌易引起丹毒、蜂窝织炎。

2. 病毒感染　以人类乳头瘤病毒和疱疹病毒感染为主，如疣、带状疱疹。

3. 真菌感染　由对人类致病性真菌引起，分为浅部真菌病和深部真菌病两大类。浅部真菌侵犯皮肤及其附属器，引发头癣、体癣、股癣、手足癣、花斑癣和甲癣等；深部真菌主要侵犯人体内脏器官、骨骼及中枢神经系统，也可侵犯皮肤、黏膜。

4. 寄生虫感染　是人体接触感染寄生虫所致。如疥螨、螨虫、蜱虫感染引发疥疮、螨皮炎等。

（四）免疫因素

某些个体免疫系统对一些抗原刺激发生异常强烈的反应，引起皮肤组织、细胞的损伤和生理功能障碍，出现皮肤免疫性损害。如接触性皮炎、湿疹、荨麻疹、药疹等。

（五）营养因素

机体健康，皮肤营养充分，呈现光滑细腻、润泽弹性的健美状态。如若蛋白质、脂类、维生素等各种营养素缺乏，皮肤则会表现为粗糙、脱屑、松弛、皱纹等一系列损美表征。

（六）内分泌因素

内分泌系统可分泌各种激素，和神经系统一起调节人体的代谢和生理功能。内分泌系统功能失调（某种激素过多或过少），会引起相关皮损。例如库欣综合征患者可出现痤疮、多毛及萎缩等；多囊卵巢综合征患者可出现痤疮、多毛；雌激素水平失调患者可发生或加重黄褐斑。

（七）精神心理因素

精神心理因素能使机体内分泌功能失调，促使血管壁或组织细胞释放缓激肽、组胺等介质，诱发新皮损或加重原有病症。如长期精神抑郁、心理压抑可诱发斑秃、多汗症；精神愉快、主动配合治疗，则有利于皮损修复和治愈。因此，精神心理调养在皮肤美容中不可忽视。

（八）皮肤结构异常

因先天发育不良或后天营养不足，造成皮肤结构异常，出现损美病症。比如角化不良引起的角化性皮肤病、鱼鳞病等。

三、加重因素

使病情发展或皮损加重的一类因素。如搔抓、热水烫洗、肥皂水洗涤、用药不当、化妆品使用不当、进食刺激性食物（如酒、辣椒、蒜、葱等）或异种蛋白性食物（如羊肉、鱼等）、日晒、过劳等。

四、中医病因病机

中医学认为，皮肤病的病因病机归纳起来不外乎内外二因。外因主要是风、湿、热、虫、毒；内因主要是七情内伤，其病机主要因气血不和、脏腑失调、邪毒结聚而致生风、生湿、化热、化燥、致虚、致瘀及伤阴等。

（一）病因

引起皮损的常见病因有六淫之邪、虫邪、毒邪、外伤损害、饮食所伤、七情内伤、瘀血痰凝、体质偏颇等。

1. 六淫之邪　六淫致病各有特点，多合而发病，且有季节性。邪之所凑，其气必虚。

（1）风邪　风邪是六淫之首，最易侵袭人体皮肤。其可以单独致病，也可与他邪合而致病。风邪致病具有发生迅速、骤起骤消、游走不定、泛发全身或多发头面、皮肤干燥、脱屑、瘙痒等特点。常见皮损有风团、丘疹、疣目、脱屑等。

（2）湿邪　分外湿与内湿，两者往往相合致病。湿邪侵入肌肤，郁结不散，与气血相搏，多发生疱疹、瘙痒、渗液、糜烂等。常患病于下部，或浸淫四窜，滋水淋漓，病程缠绵，难以速愈。

（3）火（热）邪　为阳邪，热为火之渐，火为热之甚。外感热邪，或脏腑实热，蕴郁肌肤，不得外泄，熏蒸肌表，发生皮损。火性炎上，发病暴速，多发于人体上部，常见病损如痤疮、红斑、皮炎、湿疹等。

（4）暑邪　暑为夏季的主气，暑邪独见于盛夏，而无内暑。暑邪所致的皮肤症状为丘疹、水疱等。

（5）燥邪　燥邪多见于秋季，内燥每因体内津血亏虚所化生。燥邪致病的皮肤症状有皮肤干燥、粗糙等。

（6）寒邪　寒邪伤阳，易使气血凝滞，阻于经脉，使肌肤失养，毛窍收缩气血不充等，出现皮肤温低、皮损色白或青紫、结节、结块及疼痛等病损。

2. 虫邪　因虫致病多种多样。一为寄生虫直接接触致病，如疥虫引起疥疮；一为昆虫的毒素侵入或过敏引起，如蚊虫、臭虫、蠓虫、虱子叮咬所致的皮肤损伤和虫咬皮炎。此外，尚可由肠道寄生虫过敏及禽类寄生虫毒、桑毛虫毒、松毛虫毒等引起。

中医文献记载，部分皮肤病是虫蚀所致。《诸病源候论》中记载因虫所致皮肤病11种，谈及有虫者约占10种。古代将真菌所致皮肤病也归为虫蚀为患，或以虫来形容瘙痒，如"痒如虫行"，而皮损中实非有虫，应予以区别。虫邪致病实指寄生虫症，其症皮肤瘙痒甚剧，有的糜烂，有的伴局部虫斑，脘腹痛，便中可查到虫卵、有的互相传染等。

3. 毒邪　从致病因素理解，毒是对机体损伤较大的致病物质，毒是诸多病邪的进一步发展，邪盛生毒，毒必兼邪，无论其性质为何，均可概称为"毒邪"。毒邪分外来和内生两种。外来毒邪，如特殊之毒、热毒、火毒等；内生毒邪，如痰毒、湿毒、瘀毒等。

常见引起皮肤病的毒邪为食物毒、药物毒、虫毒、漆毒等，为中其毒邪或禀赋不耐对其过敏而成。由毒邪引发的皮肤病，发病前有食"毒"物史或曾内服某种药物，或接触某种物质，或有毒虫叮咬史。皮损表现为灼红、肿胀、丘疹、水疱、风团、糜烂等多种形态，或痒或痛，轻症则局限一处，重症则泛发全身，甚则危及生命，不可忽视。

4. 外伤损害　广义外伤泛指物理、化学、机械、生物等一切外源性损害。狭义外伤主要指跌扑、刀刃所伤。可直接造成局部红斑、水疱、糜烂、坏死、溃疡等。

5. 饮食所伤 因饮食不节,损伤脾胃而致。过食生冷或暴饮暴食,脾虚水湿内停,外发肌肤,而发生湿疹、带状疱疹等;过食或偏嗜鱼虾海味腥发之物,脾运失常,内生湿热,致使皮肤出现红斑、丘疹、水疱等皮损,常见病如湿疹、过敏性皮炎等;过食辛辣油腻肥甘食物,生湿化热,湿热上蒸,熏于颜面,而生痤疮、酒渣鼻、脂溢性皮炎等病。

6. 七情内伤 喜、怒、忧、思、悲、恐、惊七情过激,引起脏腑功能失常、阴阳气血失调,导致皮损发生,破坏肌肤及容貌美感。如忧思郁怒,日久郁而化火,火热搏结营血,外发肌肤,而出现红斑、丘疹、鳞屑等症,多见于银屑病、神经性皮炎;肝郁化火、血热生风,风动发落,引发斑秃;暴怒伤肝,气滞血瘀,则面部黄褐斑加重。

7. 瘀血痰凝 津血本属同源,血以津液生,津以血液存,在病理状态下,可以津凝为痰,血滞为瘀,痰与瘀常可兼夹同病。瘀血、痰凝属病理产物,又可致病。痰与瘀常相兼致病,互为因果。所致病变范围广,脏腑、皮肉、筋骨、关节均可发病。常见如包块、囊肿、结节、瘀斑、瘀点、疼痛等。慢性经过,多顽固难愈。

8. 体质偏颇 体质是人群及个体在遗传的基础上,在环境的影响下,在生长、发育和衰老的过程中形成的结构、功能和心理特征上相对稳定的特殊状态。包括机体阴阳平衡、气血调和、脏腑功能旺盛的体质平和状态,也包括人体对某些疾病的易感性和发病的倾向性。体质偏颇及特异性与皮肤病损的易感性及发展过程密切关联,如湿热质常易发痤疮、脂溢性皮炎、酒渣鼻等,血瘀质易发黄褐斑等。

(二)病机

中医学认为,阴阳失调是发病之总纲,气血失和、脏腑功能失常是根本。

1. 阴阳失调 皮肤病病机千变万化,但总不外乎阴阳失调。《外科正宗》中"痈疽阳证歌""痈疽阴证歌",系统明确地把阴阳学说作为外科疾病的辨证原则;《疡医大全·论阴阳法》强调:"凡诊视痈疽,施治,必须先审阴阳,乃医道之纲领,阴阳无谬,治焉有差。医道虽繁,而可以一言蔽之者,曰阴阳而已。"进一步指出阴阳在外科病证辨证论治的重要性。

2. 气血失和 气血是构成人体的基本物质,是脏腑进行生理活动的物质基础。也是人体皮肤赖以滋养荣润的物质来源。气血调和,则面色容润,肌肤润泽细腻,呈现生机和美感,反之则形容枯槁,色衰气怯,并导致多种损美病症。气血失调包括虚、实两方面,虚证包括气虚、血虚、气血两虚、气不摄血等,虚则经脉空虚,肌肤不荣,而发虚损病症如皮肤干枯、皱纹、白发、脱发、白斑、紫斑、甲枯等;实证包括气滞、血瘀、血热、气滞血瘀等,实则经脉阻滞,气血壅塞,而发瘀滞病症如斑疹、肿块、结节、痤疮等。

3. 脏腑功能失常 脏腑功能与皮肤健美关系密切。皮肤肌腠依靠脏腑所生成的气血来温煦濡养,脏腑功能失常,肌肤失于温养,就会出现病损。引起脏腑功能失常的因素很多,年龄长幼、体质强弱,或罹患其他疾病,六淫,七情,饮食等对脏腑功能都有一定影响,进而影响脏腑功能表达于外的皮肤状态。如心火炽盛,皮肤出现红斑、丘疹；肺气不足，不能宣发卫气津液于皮毛，可使皮毛枯槁、皮肤干燥，面容憔悴；肝胆湿热熏蒸，出现皮肤潮红、肿胀、红斑、水疱、糜烂；肝血不足，肌肤失养，出现皮肤干燥、脱屑、瘙痒、爪甲失荣；脾虚水湿停聚，引发丘疹、水疱、糜烂、渗液；肾精不足，则出现面色黧黑、皮肤衰老脱发、白发等。

第二节　损美案例诊断

损美案例的分析判断是防治病症、修复皮损、重塑美感的关键，是医学皮肤美容技术应用的关键环节。本环节包括案例信息采集、皮损特征与症状分析、常用检查方法三方面。

一、损美案例采集

损美案例采集是获得疾病信息的首要方法，是案例分析诊断的首要步骤。信息采集时应耐心仔细，态度和蔼，翔实记录，建档立案。主要包括如下内容。

（一）信息录入，建档立案

1. 一般信息　姓名、性别、年龄、籍贯、种族、职业、爱好、婚姻状况、联系方式等。

2. 主要诉求　求美者来诊的主要愿望、要解决的主要问题和皮损状态描述，包括皮损部位、形态、性质、自觉症状及持续时间等。

3. 案例详细信息　可以自制表格完成信息填写。一般按时间顺序记录。主要内容为现症皮损部位、形态、大小、数目、发生的时间、诱因、伴随症状、进展速度与病情演变过程、诊疗情况（包括就医机构、治疗过程及效果等）、皮肤美容及化妆品使用情况、既往与皮损相关的患病使、过敏史、个人史、生育史、家族史等。

（二）皮损诊察

1. 诊察要求　环境整洁，自然光线充足，室温适宜，诊察医师着工作服、戴口罩、手套，备好消毒棉签、纸巾、放大镜、叩诊锤等用具。从不同角度和距离观察，准确描述形态外观。

2. 诊察方法　检查皮损需视诊与触诊并用，有些皮损还需采用某些特殊的检查方法，如玻片压诊法及皮肤划痕试验等。

（1）视诊　观察皮损部位与分布、构形及排列、颜色、大小、数目、表面与基底状态、边缘与界限等。

（2）触诊　判断皮损大小、形态、深浅、硬度、弹性感及波动感；有无浸润增厚、萎缩变薄、松弛、凹陷等；轮廓是否清楚；有无粘连或移动；有无触压痛、感觉过敏或减弱；局部皮温是否正常；表浅淋巴结有无肿大、触痛或粘连；皮面干燥或湿润，出汗是否正常；皮脂增多亦或减少。

3. 全身诊察　部分皮损常因内脏或全身性疾病引起，或伴发其他系统疾病，必要时应做全身体格检查。

二、皮损与自觉症状

自觉症状是个体自我感知的主观不适，他觉症状是客观存在的病理信息。就本学科而言，他觉症状即皮肤损害，亦称"皮损"或"皮疹"，是案例诊断的重要依据。

（一）皮损

皮损即指能看到或触到的表现在皮肤或黏膜的局部损害，包括原发性皮损和继发性皮损。原发性皮损是指由皮肤病病理变化直接产生的最早出现的局部皮肤损害；继发性损害是指由原发性皮损演变而来或经过搔抓、感染或治疗不当等进一步产生损害或治疗好转的结果。两类皮损往往不是孤立的，并非都能截然分开，经常是先后或同时存在，有时由一种皮损演变为另一种损害。例如色素沉着斑在黄褐斑是原发性损害，在固定性药疹则是继发性损害，对某些皮损应根据具体情况进行分析。

1. 原发性皮损

（1）斑疹　指局限性皮肤颜色改变，既不隆起，也不凹陷，能看见但触摸不到，一般直径不超过 1cm。若直径超过 1cm 时，称为"斑片"。病理改变多在表皮和真皮浅层。

（2）丘疹　系局限性、隆起性、实质性损害，一般直径不超过 1cm。单个丘疹扩大或者多个丘疹融合，直径大于 1cm 时，则称"斑块"。可由炎症浸润、代谢异常或皮肤变性所致。病理改变多位于表皮或真皮浅层。其形态可呈扁平圆状如扁平疣、乳头状如寻常疣等。

（3）水疱　为高出皮面、内含液体的局限性、腔隙性损害。若大于 1cm 为大疱。水疱一般发生在表皮内，常由细菌、病毒、疥虫及变态反应引起，可见于接触性皮炎、带状疱疹等，愈后不留瘢痕。

（4）脓疱　为高出皮面、内含脓液的局限性、腔隙性损害，大小、深浅与水疱类似，周围带有炎性红晕。脓疱大多由于化脓性细菌感染所致，如脓疱疮，毛囊炎和痤疮等。

（5）结节　是圆形或类圆形较硬的局限性突起，为实质性损害，其位置较丘疹深，位于真皮或皮下组织，常为炎性浸润或代谢产物聚积所致，大小不一，结节可自行吸收，亦可破溃而形成溃疡。如皮肤结核、结节性黄色瘤及肿瘤等。

（6）囊肿　是内含液体、黏稠物质和其他成分的局限性、囊性损害。呈圆形或椭圆形，触之有弹性感。一般位于真皮或皮下组织。如腱鞘囊肿、皮脂腺囊肿等。

（7）风团　是真皮浅层急性水种所致的暂时性、局限性、隆起性团块状损害，形态、大小、数目不一，颜色或红或白，周边伴有红晕或伪足。起病急骤，一般数小时后可消退，退后不留痕迹。如急性荨麻疹等。

2. 继发性皮损

（1）鳞屑　为干性或油腻的层状角蛋白团块。当皮肤炎症或其他损害时，可形成明显的易察觉的鳞屑。鳞屑的大小、厚薄和多少因不同的皮肤病而异。花斑癣的鳞屑像糠秕状；剥脱性皮炎的鳞屑呈片状、手套状及袜套状；银屑病的鳞屑白如云母状等。

（2）浸渍　皮肤由于较长时间处于潮湿状态或浸水，角质层吸收较多水分而致表皮发白变软，甚至起皱，称为"浸渍"。表皮被摩擦后易脱落呈糜烂面或继发感染。

（3）糜烂　是水疱、浅在性脓疱、小结节或丘疹等表皮破溃而失去上皮所致，表面潮红、湿润并有渗液，愈后不留瘢痕。

（4）溃疡　是深达真皮和皮下组织的局限性组织缺损。溃疡的大小、形状及深浅，随病因和病情发展而异。表面可有浆液、脓液和坏死组织，或有痂皮覆盖，边缘常不规则。愈后可留有疤痕。感染性皮肤病如疖、痈、放射性损伤等可引起溃疡。

（5）抓痕　是搔抓引起的线条状或点状表皮或部分真皮的损伤。可引起出血，形成血痂。如皮肤瘙痒症、慢性单纯性苔藓。

（6）痂　是水疱、脓疱以及糜烂面等皮肤损害的浆液、脓液、血液及脱落坏死组织所致的皮损，干涸后形成浆液痂、脓痂及血痂等。痂的厚薄、颜色、大小可因病变情况而异。

（7）皲裂　是深达真皮的条形皮肤裂隙，并伴有疼痛和出血。当皮肤增厚并因炎症和干燥而失去弹性时最易出现。多发生于掌、跖、足跟边缘或关节部位。

表浅性皲裂愈后可不留瘢痕，深达真皮的皲裂愈后可留有条形瘢痕。

（8）瘢痕　为真皮或真皮以下组织缺损或破坏，由新生结缔组织修复而成。表面光滑，无皮纹，亦无毛发等皮肤附属结构，皮损缺乏弹性。分增生性（肥厚性）瘢痕和凹陷性（萎缩性）瘢痕，前者较硬而高出皮面，后者较正常皮肤稍凹陷，表皮薄、柔软而发亮。

（9）苔藓样变　有些慢性瘙痒性皮肤病，由于长期刺激、摩擦、搔抓等，可使皮肤增厚、粗糙，皮沟加深，皮嵴突起，呈多角形片状扁平丘疹，群集或融合成片，似皮革样变，亦称"苔藓化"。如神经性皮炎及慢性湿疹。

（10）萎缩　是皮肤组织的一种退行性变所引起的皮肤变薄，严重破坏人体皮肤的形态美。可发生于表皮、真皮或皮下组织。表皮萎缩正常皮纹多消失，表皮变薄，皱纹增多。真皮萎缩常伴有皮肤附属器的萎缩，表现为局部皮肤凹陷、变薄，但皮纹正常。皮下组织萎缩表现为局部皮纹正常，但凹陷明显。

（二）自觉症状

皮损发生的同时，伴随出现的患者主观感觉到的症状，即自觉症状，如痒、痛、灼热、麻木、蚁行等局部症状，发热、畏寒、肌肉酸痛等全身症状。

1. 瘙痒　是最常见的自觉症状，痒的程度轻重不一，有阵发性和持续性，局限性和广泛性。有的夜间明显。瘙痒常见于湿疹、荨麻疹、神经性皮炎、扁平苔藓等。头皮、阴部、耳部及趾缝等处常发生局限性瘙痒。老年瘙痒症常见于冬季，有的与皮肤干燥有关。

2. 疼痛　痛的性质各异，可为刺痛、跳痛、割痛、钝痛、剧痛或电击样痛。疼痛常见于急性感染性皮肤病，如疖、丹毒，病毒性皮肤病，如带状疱疹等。

3. 灼热感　皮肤表现出一种烫热的主观感觉，又称"烧灼感"。如灼痒或灼痛。可单独出现，亦可与瘙痒或疼痛同时出现。

4. 麻木　是指机体失去痛、触、热、冷等知觉的表现。主要是由于感觉神经末梢受损、功能减退或丧失所致，如股外侧皮神经炎、麻风等。感觉的消失顺序是痛觉、冷觉、热觉，最后是触觉消失。

5. 蚁行感　自觉皮肤表面如虫爬、如蚁行，奇痒难忍，夜间尤甚。见于维生素 B 缺乏症等。

三、常用检查

（一）诊疗室辅助检查

在诊室进行的提供诊断信息的特殊检查，以辅助诊断。要求无菌操作。

1. 玻片压诊法　用玻片在皮损上按压 10~20 秒后观察皮损的变化。如为炎性红斑或毛细血管扩张，按压可使红色消退，当玻片松开后红色复现。如为瘀点、瘀斑，则玻片按压后颜色不变。寻常狼疮结节压诊时呈现特有的苹果酱色，有一定的诊断价值。

2. 皮肤划痕试验　用钝器如压舌板划压皮肤，在 1~3 分钟内钝器划过的地方可出现三联反应。

（1）划后 3~15 秒在划痕处出现红色线条，可能由真皮肥大细胞释放组胺引起的毛细血管扩张所致。

（2）划后 15~45 秒后在红色线条两侧出现红晕，为一种神经轴索反应，由小动脉扩张而引起。麻风损害处不产生这种红晕。

（3）划后 1~3 分钟在划过处隆起苍白色风团性线条，可能是组胺引起水肿所致。此反应可见于皮肤划痕症及某些荨麻疹患者。

3. 感觉检查　要检查温度觉、痛觉、触觉是否消失、减退或正常。具体方法如下。

（1）温觉　取两个玻璃管，一管盛冷水，另一管盛热水，先后分别接触患处，如患者不能区分即温觉消失，如反应迟钝即温觉减退。

（2）痛觉　用针尖刺皮损，如患者不感觉疼痛或疼痛感较正常皮肤差，即为痛觉消失或减退。

（3）触觉　用少许棉花纤维做成的细纤维束在皮肤上轻轻擦过，如患者不知或分辨迟钝，即为触觉消失或减退。

4. 斑贴试验

（1）适应证　接触性皮炎、职业性皮炎、手部湿疹、化妆品皮炎等。

（2）方法　根据受试物的性质配制成适当浓度的浸液、溶液、软膏或用原物作试剂；将受试物置于 4 层 1cm×1cm 大小的纱布上，贴于前臂屈侧或背部健康皮肤上，其上用一稍大的透明玻璃纸覆盖，用橡皮膏固定边缘。24~48 小时后取下试验物并观察结果（试验后一旦出现痒、痛或炎症反应时，应立即取下试验物并用清水洗净及做适当处理）。于第 4~5 天时评价试验结果则更为可靠。如同时用多个不同试验物时，每两个之间的距离至少为 4cm，同时必须设阴性对照。

（3）结果判定 24~48 小时后观察结果。

阴性反应："−"表示受试部位无任何反应。

阳性反应："±"为可疑，皮肤出现痒或轻微发红；"+"为弱阳性，皮肤出现单纯红斑、瘙痒；"++"为中度阳性，皮肤出现水肿性红斑、丘疹；"+++"为强阳性，皮肤出现显著红肿伴丘疹或水疱。

（4）临床意义 阳性反应表示患者对试验物过敏，也可能是由于原发性刺激或其他因素所致的阳性反应，但后者一旦将试验物除去则反应可很快消失，而阳性反应则在试验后 24~48 小时内反应，一般是增强而不是减弱。阴性反应则表示患者对试验物无敏感性。

（5）注意事项 注意假阴性反应。假阴性与试剂浓度低、受试物与皮肤接触时间太短等有关。另外，受试前 2 周和受试期间服糖皮质激素、受试前 3 天和受试期间服用抗组胺类药物均会出现假阴性。应注意区分过敏反应及刺激反应。不宜在皮肤病急性发作期做试验，不可用高浓度的原发性刺激物做试验。如果在试验后 72 小时至 1 周内局部出现红斑、瘙痒等表现，应及时到医院检查。

5. 皮内试验 主要根据 I 型速发超敏反应或 IV 型迟发超敏反应原理，将待测物直接注入皮内的方法，以测定机体对变应原致敏性或判断机体免疫力。

（1）方法 先配备适当浓度的皮试液（变应原）0.01~0.05mL，于前臂内侧皮内注射，形成 0.2~0.3cm 的皮丘。两个以上变应原检测时，间距应大于 3cm。同时注射于对侧肢体以作对照。

（2）结果判定 15~30 分钟观察结果。

阴性反应："−"表示为受试部位无任何反应。

阳性反应："±"为可疑，皮丘直径无改变，周边有红晕；"+"为阳性，皮丘直径在 0.3~0.5cm 之间，周边有红晕；"++"为中度阳性，皮丘直径在 0.5~1.0cm 之间，周边有较明显的红晕；"+++"为强阳性，皮丘直径在 0.8~1.5cm 之间，周边有红晕和伪足；"++++"为极强阳性，皮丘直径>1.5cm，周边有明显的红晕和伪足。

（二）特殊仪器检查

1. 滤过紫外线检查 也称"伍氏（Wood）灯"检查，在暗室中进行。由美国物理学家罗伯特·威廉姆斯·伍德（Robert Welliams Wood）发明。应用波长为 320~400nm 的长波紫外线通过含氧化镍的石英玻璃后对损害皮肤、毛发或其他物质进行照射，可使某些被照射物体发出特殊的荧光，从而有助于某些皮肤病的诊断与鉴别。比如头癣检查，黄癣为暗绿色荧光；白癣为亮绿色荧光等。

2. 皮肤检测仪检查（VISIA） 运用先进的光学成像，能够即时测出和定量分析对皮肤斑点、皱纹、纹理、毛孔、毛细血管状况、紫外损伤、油脂分布等特征，提供分析数据。

3. 皮肤测试仪检查　由紫外线光管和放大镜构成。主要用于测试皮肤性质，以便鉴别皮肤类型，为制定个性化治疗和护肤方案提供依据。见表5-1。

表5-1　不同情况的皮肤在皮肤测试仪下的表现

皮肤情况	皮肤测试仪下的表现
健康中性皮肤	青白色
干性皮肤	青紫色
超干性皮肤	深紫色
敏感皮肤	紫色
油性皮肤	青黄色
粉刺皮脂部位	橙黄色
粉刺化脓部位	淡黄色
色素沉着部位	褐色、暗褐色
皮表角质老化	悬浮的白色
灰尘或化妆品的痕迹	亮点

4. 皮肤镜　皮肤镜（dermoscope），又称"皮肤表面透光式显微镜"，能观察皮肤浅表及深部组织的无创性显微图像分析技术。包括便携手持式、连接智能手机式、全身扫描式等。其特点为无创、实时、动态。

（1）工作原理　依靠特定波长光源通过一定介质、借助专用方法，将光源穿透到皮肤一定深度；利用光在皮肤不同层次的颜色显示，结合光学镜头的放大，感光元件的高清成像；观察到表皮、表皮和真皮交界及真皮乳头层、甚至深层等人肉眼不可见的颜色和微细结构。

（2）适应证　①皮肤肿瘤的诊断及鉴别诊断，如色素痣、黑素瘤、基底细胞癌、脂溢性角化病等。②色素性疾病的辅助诊断，如黄褐斑、白癜风等。③红斑鳞屑性疾病的辅助诊断，如扁平苔藓、银屑病与脂溢性皮炎等。④常见毛发及甲相关疾病的辅助诊断，如斑秃、甲下出血、甲黑素瘤等。⑤相关疾病的监测、疗效评估。⑥皮肤病理切除范围选择。

5. 反射式激光共聚焦显微镜（皮肤CT）　反射式激光共聚焦显微镜，俗称皮肤CT，以830nm半导体激光点光源作为场光源，使探测点与照明点相对于物镜焦平面是共轭的，由此而实现同一个深度（XY轴）和同一点不同深度（Z轴）的成像，检测深度在200~300μm，在生理状态下无创性地观察皮肤结构。皮肤CT特点是以细胞作为基本单位进行研究，一处皮损多次成像，对其发展变化、治疗前后的状态实时动态观察。维持了细胞组织的正常形态和生理功能，最大优点是无创无痛苦。

（1）图像特点　灰度图像是基于皮肤组织内微结构的折射系数、反射系数等光学特征的差异。如黑素、含氧血红蛋白及细胞器等对光的折射率不同而呈明暗程度不等的灰度图像。①高折光：亮（白色，黑素细胞、含黑素较高的基底细胞及噬黑素细胞及痣细胞等）。②较高折光：较亮（角质层、分叶核细胞）。③中等折光：中等亮（颗粒层、棘层、单一核细胞）。④较低折光：较暗（黑，正常皮肤的真皮乳头）。⑤低折光：暗（显著水肿如水疱形成时）。

（2）应用范围　协助诊断及鉴别诊断，确定病变切除范围，评估疾病疗效。如白癜风、白色糠疹、无色素痣鉴别，白癜风治疗前后色素恢复情况等。

（三）实验室检查

1. 真菌检查

（1）标本采集　浅部真菌病的标本有毛发、皮屑、甲屑和痂等。深部真菌病的标本有痰、尿液、粪便、脓液、口腔或阴道分泌物、血液、脑脊液、各种穿刺液和活检组织。采集时应注意无菌操作。

（2）检查方法

1）直接涂片检查：为最简单而重要的诊断方法。取标本置玻片上，加 1 滴 10% KOH 溶液，盖上盖玻片，在酒精灯上微微加热，轻轻加压盖玻片使标本透明即可镜检。先在低倍镜下检查有无菌丝或孢子，再用高倍镜证实，主要用于明确真菌感染是否存在，通常不能确定菌种类型。目前多使用经真菌荧光染色液（酶联荧光法）染色后的镜检，检出率得到相应提高。

2）真菌培养：可提高真菌检出率，并能确定菌种。将标本接种于培养基上，置室温下培养 1~3 周，以鉴定菌种。菌种鉴定常根据菌落的形态及显微镜下形态等进行综合判断，某些真菌有时尚需配合其他生化反应、分子生物学等方法加以确定。

2. 蠕形螨检查

（1）挤刮法　选取鼻唇沟、颊、颧等皮损区，用刮刀挤压，将挤出物置于玻片上，滴一滴生理盐水，盖上盖玻片并轻轻压平后镜检。

（2）透明胶带法　将透明胶带贴于受检部位，数小时或过夜后取下胶带，贴于载玻片上后镜检。

（四）组织病理学检查

皮肤组织病理学检查可纵向观察全层组织，是鉴别诊断疑难皮肤病和特殊皮肤病的首选方法。在病理室由专业人员进行。

1. 适应证　皮肤肿瘤、癌前病变、角化性皮肤病、某些红斑性皮肤病、病毒性皮肤病、大疱性皮肤病、结缔组织病、肉芽肿性皮肤病、代谢性皮肤病、某些深部真菌病等可找到病原微生物者。

2. 皮损选择与取材　由专业医师操作。一般应选择未经治疗的成熟皮损。天疱疮及感染类疾病则选择早期皮损如水疱及含有病原体的损害，以保持皮损特性。环状肉芽肿、溃疡性疾病则选择带有活动性边缘的皮损。取材时应包括皮下组织，不宜过浅，另外应包括一小部分正常组织以便与病变组织相对照。同时存在不同的皮损时应各取其一做检查。取材方法有手术取材和钻孔取材。注意避免在颜面部或关节活动部位取材，以免影响容貌美观和关节功能。

复习思考题

1. 如何理解损美性皮肤病致病因素中"毒邪"致病？
2. 原发皮损、继发皮损分别有哪些？各有何特点？
3. 损美性皮肤病常用的实验室检查有哪些？

扫一扫，知答案

第六章　皮肤美容防治 ▷▷▷

本章概要介绍损美性皮肤病症的中西医药物疗法、皮肤美容疗法及皮肤美容养护技术，为各论中常见皮肤损美病症的防治指导、皮肤美容治疗技术应用及美容养护指导奠定理论基础。

第一节　西医药物疗法

一、内服药

（一）抗组胺类药物

组胺可使皮肤毛细血管扩张，血管通透性增加，腺体分泌增加，平滑肌收缩，甚至血压下降，致使出现皮肤异常症状。抗组胺类药物能与体内组胺竞争效应细胞上的组胺受体而发挥抗组胺的作用。抗组胺类药物是美容皮肤科的常用药，正确选择抗组胺类药物对于实现安全、高效的治疗目标非常重要。抗组胺药分为 H_1 受体拮抗剂和 H_2 受体拮抗剂两大类。

1. H_1 受体拮抗剂　此类药物可以和组胺争夺效应细胞上的 H_1 受体，使组胺不能与之结合，从而有减少渗出、减轻炎症和缓解平滑肌痉挛等作用。此类药物还有镇静及止痒作用，主要用于变态反应性的损美皮肤病，如接触性皮炎、荨麻疹、湿疹、药疹等。目前常用新一代 H_1 受体拮抗剂，如氯雷他定、依巴斯汀、西替利嗪等，此类药物不通过血脑屏障，较少有中枢镇静及抗胆碱能作用。

2. H_2 受体拮抗剂　此类药物与 H_2 受体有较强的亲和力，使组胺不能与该受体结合，具有收缩血管、减少炎症及抑制胃酸分泌等作用，如西咪替丁、雷尼替丁。部分顽固病例可与 H_1 受体拮抗剂合用。西咪替丁还有增强细胞免疫功能及抗雄性激素的作用。

（二）皮质类固醇激素

皮质类固醇激素是由肾上腺皮质产生的类固醇的衍生物的统称，包括糖皮质类固醇激素、盐皮质类固醇激素和性激素等。其中糖皮质类固醇激素（简称糖皮质激素）临床应用较广，主要影响糖和蛋白质代谢，对水、盐代谢影响较小，具有抗炎、抗过敏、抗毒和抗肿瘤等作用。

1. 用法及适应证

（1）冲击疗法　用于急、危、重症，如过敏性休克、严重的急性荨麻疹或血管神经性水肿、重症天疱疮、中毒性表皮坏死松解症等激素常规剂量治疗无效者。在短期内，注入大量激素，以增强疗效，减少不良反应。常用甲基泼尼松龙 0.5～1.0g 加入 5%葡萄糖注射液 500mL 中静滴，持续用药 3～5 天，恢复原剂量。

（2）短程用药　用于急性过敏反应，如急性荨麻疹、药疹、接触性皮炎等，待症状明显改善后，可较快减量或停药。

（3）中程用药　用于某些病情较重的疾病，如重症多形红斑、重症药疹、重症过敏性紫癜等，待症状明显改善后，可逐渐减量，进而停药，疗程为 1～2 月。

（4）长程用药　亚急性或慢性病情且严重威胁患者生命，需要长期治疗的疾病，如大疱性皮肤病、结缔组织病、淋巴瘤等，应早期、足量、持续用药，待病情控制后逐渐减量。病情稳定后，用泼尼松每天 5～10mg，持续用药 6～12 个月以上。某些自身免疫性疾病病情控制后，还需以最小维持量维持治疗数年。

（5）局部注射用药　可用于损美性皮肤病如瘢痕疙瘩、神经性皮炎、结节性痒疹、斑秃等。如曲安奈德注射液、复方倍他米松注射液。

2. 不良反应与禁忌　长期大剂量使用不当，可出现并发症或加重感染、消化性溃疡或合并出血及穿孔、体重增加等。消化性溃疡、糖尿病、活动性肺结核、骨质疏松、严重高血压和肾功能不全、妊娠早期和产褥期等禁用。

（三）抗生素

1. 青霉素类　主要用于球菌引起的感染，如丹毒、脓疱疮、疖、痈、蜂窝组织炎、梅毒、淋病等。青霉素的不良反应是过敏反应，严重者出现过敏性休克，甚至死亡。应用之前做过敏试验，皮试阳性者禁用。主要有青霉素 G、广谱青霉素类（阿莫西林、氨苄西林）、苯唑西林、哌拉西林等。

2. 头孢菌素类　作用机制和青霉素相似，主要用于耐青霉素金黄色葡萄球菌与一些革兰阴性杆菌所引起的感染。主要有头孢拉定、头孢哌酮、头孢噻肟、头孢克肟等。

3. 四环素类　为广谱抗生素，部分药物同时具有抗炎作用，常用于痤疮。主要药物有多西环素、米诺环素等。

4. 大环内酯类　抗菌谱与青霉素相似，除对革兰阳性菌和某些革兰阴性菌有效外，对衣原体、支原体和螺旋体亦有效，且毒性较低，可用于对青霉素过敏的患者。常见药物有红霉素、阿奇霉素、克拉霉素、罗红霉素、螺旋霉素等。

（四）抗病毒药

1. 阿昔洛韦　能选择性地与病毒的 DNA 多聚酶结合，从而干扰病毒 DNA 的合成，对正常细胞几乎无影响，尤其对疱疹病毒有效。静脉点滴每千克体重 2.5～7.5mg，每 8 小时 1 次，共 5～7 天。成人口服每次 200mg，每天 5 次，10 天 1 个疗程。肾功能不全者慎用。

2. 伐昔洛韦　是阿昔洛韦的酯化物，口服生物利用度高于阿昔洛韦。在体内通过首过效应被酯酶转化为阿昔洛韦，起到抗病毒作用。适于治疗带状疱疹、单纯疱疹、生殖器疱疹等。

3. 泛昔洛韦 是一种新的抗病毒药，口服吸收好，组织浓度高，半衰期长达 10~20 小时，只需口服 250mg，每日 3 次，即可达到阿昔洛韦 800mg、每日 5 次的疗效，不良反应为偶有头痛、恶心和腹泻。

（五）抗真菌药

1. 唑类 目前治疗系统性真菌病和浅表真菌病的主要药物为唑类抗真菌药，是人工合成的广谱抗真菌药，可口服，副作用小，常用的有克霉唑、酮康唑、伊曲康唑。

2. 丙烯胺类 主要为特比萘芬和萘替芬，后者仅作为外用药。特比萘芬对皮肤癣菌有杀菌作用，临床主要用于治疗皮肤癣菌病。成人口服剂量为每日 250mg。

（六）免疫抑制剂

此类药物对机体有非特异性免疫抑制作用，能抑制体液免疫和细胞免疫，抑制细胞的增殖及非特异性抗炎作用。如环磷酰胺、甲氨蝶呤、环孢菌素 A 等。

（七）生物制剂

生物制剂是指除辅料外不含传统化学药物的一类新型药物。近年来，随着靶向性作用于炎症性细胞因子或免疫细胞受体的中和抗体或可溶性受体分子的引入，自身免疫性疾病治疗方面取得重要改变，在某些常规治疗无效的疾病中取得明显效果。此类制剂可用于银屑病及银屑病性关节炎、大疱性类天疱疮、瘢痕性类天疱疮、白塞病、坏疽性脓皮病、化脓性汗腺炎、中毒性表皮坏死松解症以及严重的荨麻疹、特应性皮炎等。常用的有英夫利昔单抗、阿达木单抗等。

（八）其他

1. 氨甲环酸 为止血促凝药，近来发现有干扰酪氨酸酶活性或减少色素合成的作用，用于黄褐斑的治疗有一定的效果。每次 0.25g，每日 2~3 次，口服，6 周后可出现疗效。

2. 维 A 酸类 与天然维生素 A 结构类似，具有溶解角质、纠正表皮的角化过度、抑制皮脂分泌及抗细胞增生的作用，同时可调节免疫功能并抗炎。主要副作用是致畸、唇炎、血脂升高、肝损害等。用于治疗严重的银屑病、鱼鳞病、毛发红糠疹、掌跖角化病等。如异维 A 酸、阿维 A、维胺酯。

3. 维生素类 皮肤科常用的维生素主要有维生素 C、A、E、B_6、B_{12} 等。维生素 C 是较强的抗氧化剂，对色素沉着有促进其消退功能，并能降低血管通透性。维生素 A 促进表皮正常角化，维持上皮细胞功能。维生素 E 维持血管通透性、抗氧化、抗衰老。

4. 钙剂 能降低毛细血管通透性，有抗过敏、抗炎的作用。注射时速度要慢，以防引起心律不齐。

5. 羟氯喹　能降低皮肤对紫外线的敏感性，有抑制细胞免疫的功能。可用于红斑狼疮、光敏性皮炎、荨麻疹、酒渣鼻等的治疗。用药期间定期检查血象和眼底。

6. 氨苯砜　有抗炎及抑制溶酶体酶释放的作用。可用于 IgA 大疱性天疱疮、结节性红斑、结节性血管炎等。不良反应有肝肾功能损害，白细胞减少、溶血性贫血等。

7. 雷公藤　具有抗炎、抗过敏、抗肿瘤、抗生育及免疫调节等作用。适用于结缔组织病、顽固难治的湿疹、银屑病等。不良反应有肝脏损害、消化道症状、白细胞减少、精子活动力降低、月经量减少或闭经等。

二、外用药

外用药物在损美皮肤病的治疗中占有重要的地位，应合理选择外用药种类、剂型和用法。

（一）种类及性能

1. 清洁剂　用来清洁皮肤的渗出物、鳞屑、痂皮及残留物的药物。常用的有生理盐水、2%~4%的硼酸溶液、0.02%呋喃西林溶液、温水肥皂、植物油或矿物油等。较厚的痂需用凡士林涂布软化后用植物油或水清洗，鳞屑多或头上附有较多软膏时用温水或肥皂水清洗，糊剂用植物油清洗，硬膏用乙醇清洗。

2. 止痒剂　使局部有清凉作用或表面麻醉作用而达到止痒的效果。常用的有 5%~10%樟脑、0.5%~1%薄荷脑、1%~2%冰片、0.25%~2%盐酸达克罗宁、0.5%~2%苯酚等。此外，抗组胺药、各种焦油制剂也有止痒作用。

3. 保护剂　保护皮肤减少摩擦，起到润滑、收敛的作用，本身无刺激性。常用的有 10%~20%炉甘石、氧化锌、滑石粉、植物油等。

4. 收敛剂　减少渗出、消除水肿、消除炎症、促进上皮恢复等。0.5%~1%硫酸铜、0.1%~0.5%醋酸铅、5%明矾、0.1%~0.2%硫酸锌等。

5. 抗菌剂　抑制和杀灭细菌。常用的有 2%氯霉素、0.5%~1%硫酸新霉素、0.2%~1%呋喃西林、0.5%~3%红霉素、2%莫匹罗星等。

6. 抗真菌剂　抑制和杀灭真菌。常用的有 3%~5%克霉唑、2%咪康唑、2%酮康唑、1%联苯苄唑、1%萘替芬等。

7. 抗病毒剂　抑制病毒复制。常用的有 3%~5%阿昔洛韦、0.1%~3%酞丁胺、干扰素、足叶草酯等。

8. 角质促成剂　促进真皮血管收缩，减少炎性渗出，使表皮角质层恢复正常。常用的有 1%~5%煤焦油、5%~10%黑豆馏油、2.5%~5%糠馏油、0.1%~1%蒽林、3%~5%硫黄、1%~3%水杨酸、钙泊三醇等。

9. 角质松解剂（角质剥脱剂）　松解角质细胞，使过度角化的角质层细胞剥脱。常用的有 5%~10%水杨酸、10%乳酸、10%~15%间苯二酚、30%~40%尿素、10%~30%冰醋酸、0.1%~1%维 A 酸、10%硫黄等。

10. 外用细胞毒性药物　用于治疗脂溢性角化、日光性角化、疣等，常用的有 1%~

5%氟尿嘧啶、0.05%氮芥、0.5%鬼臼毒素、0.5%~1%秋水仙碱。

11. 腐蚀剂　祛除局部增生的药物。常用的有纯硝酸银、纯石碳酸、10%~20%水杨酸、30%~50%三氯乙酸。

12. 遮光剂　防止紫外光透入，起到遮光、防晒的作用，使皮肤免受紫外线损伤。常用的有4%二氧化钛、5%~15%对氨基苯甲酸、3%喹啉、10%~15%鞣酸，较新的遮光剂还有N-乙酰半胱氨酸、绿茶多酚、二羟丙酮、硒化钠、维生素E等。

13. 脱色剂　能使色素沉着减轻，用于治疗黄褐斑等。常用的有3%~5%氢醌、20%壬二酸、3%~5%过氧化氢溶液、1%~2%曲酸及内皮素拮抗剂等。

14. 润肤剂　羊毛脂、丙二醇、凡士林、5%~10%尿素、尿囊素、玻璃酸酶等。

15. 抗衰老剂　胶原蛋白、透明质酸、硫酸软骨素、胎盘蛋白提取液、维生素E、维生素C，中草药人参、灵芝、当归等。

16. 糖皮质激素制剂　具有抗过敏、抑制免疫、抗增生、止痒等作用。按其作用的强弱大致分为弱效、中效、强效、超强效四级。弱效如1%醋酸氢化可的松、0.25%醋酸甲基泼尼松龙；中效如0.05%醋酸地塞米松、0.025%~0.1%曲安奈德、0.1%丁酸氢化可的松；强效如0.1%糠酸莫米松、0.025%~0.05%氟轻松、0.025%双丙酸倍氯米松、0.05%戊酸倍他米松；超强效如0.02%~0.05%丙酸氯倍他索、0.1%戊酸倍他米松、0.05%卤米松等。

17. 杀虫剂　杀灭疥螨、蠕形螨等寄生虫。5%~10%克罗米通、5%~10%硫黄、50%百部酊、2%甲硝唑等。

（二）常用剂型

不同的剂型是为了充分发挥药物的治疗作用，使其适用于不同皮损情况和不同的部位。

1. 溶液　由水及水溶性药物所组成，供局部皮损洗涤、涂搽、沐浴、湿敷等应用，具有散热、收敛、止痒、消炎及清洁的作用。适用于急性皮炎伴渗出者、二度烫伤后疱溃破的渗液面。常用的溶液有3%硼酸溶液、0.1%利凡诺尔溶液等。

2. 粉剂　是一种或多种干燥粉末状药物均匀混合制成，对局部皮损具有干燥、保护及散热的作用，适用于急性或亚急性皮炎无糜烂渗出者。常用药物有氧化锌、滑石粉、淀粉等。

3. 洗剂　是由水和适量不溶于水的粉剂（30%~50%）混合而成，用时需摇匀，然后用毛笔或棉签涂用。具有消炎、杀菌、收敛、保护及清洁等作用。适用于急性皮炎无渗液者，毛发部位不宜用。常用药物有炉甘石洗剂、氧化锌洗剂等。

4. 酊剂　由乙醇和溶于乙醇的药物组成，有消炎、杀菌及止痒的作用。适用于慢性皮炎、瘙痒症等，禁用于急性炎症或渗出糜烂者。常用的有止痒酊。

5. 乳膏剂　是油和水经乳化而成的剂型，分为油包水型（脂）和水包油型（霜）乳剂，具有滋润、保护、清凉、消炎、止痒等作用，适用于亚急性或慢性皮炎而无渗出者。外用的皮质类固醇激素制剂，大多数使用乳剂作为基质。

6. 糊剂　由粉剂（主要为氧化锌、20%~50%滑石粉）与凡士林（或加适量羊毛脂）混合而成，具有消炎、保护创面、干燥等作用，药物透入皮肤的作用较软膏弱但刺激性低。适用于亚急性皮炎有少量渗出时，毛发部位不宜使用。

7. 软膏　由基质（羊毛脂、凡士林等）和药物混合而成，具有消炎、止痒、保护、滋润、软化痂皮等作用，比乳剂透皮作用强，能深入吸收。适用于慢性皮炎无渗出者。对某些角化、慢性皮肤病（重度皲裂等）效果佳。常用的软膏如复方苯甲酸软膏、硫黄软膏等。

8. 油剂　是药物加入植物油、动物油或矿物油混合而成，具有消炎、止痒、滋润、保护等作用。适用于亚急性皮炎无糜烂、渗出者。

9. 凝胶　是由药物加入有机聚合物丙二醇凝胶和聚乙二醇中制成，局部涂用后形成一层透明薄膜，具有清凉润滑、感觉舒适的作用，无刺激性，易水洗、不油腻。适用于亚急性或慢性皮炎，可护肤、润肤。

10. 硬膏　是药物加入黏着性基质（如氧化锌橡皮膏、树枝等）上而成的剂型，具有软化皮肤、促进药物吸收、阻止水分蒸发、药效持久的作用。适用于慢性皮炎皮损肥厚者。

11. 涂膜剂　是药物和成膜材料加入挥发性溶剂中而制成的液体涂剂，具有保护皮肤、减少摩擦、防止感染的作用。适用于慢性皮炎无渗出者。

12. 气雾剂　是借助压缩气体或液化气体的压力，将药物从特制的容器中呈雾状喷出的制剂，作用同涂膜剂，使用简便，局部清爽。

（三）用药原则和注意事项

1. 正确选择外用药种类　根据病因、发病机制来选择。如细菌性皮肤病选用抗菌药物，真菌性皮肤病选择抗真菌药物，变态反应性皮肤病选用糖皮质激素或止痒剂，角化不全性皮肤病选用角质促成剂，角化过度性皮肤病选用角质松解剂，有渗出者选用收敛剂。

2. 正确选用剂型　根据皮损特点来选择外用药物的剂型。

（1）急性皮炎　若伴有糜烂、渗出者，选用溶液湿敷，若表现为红色斑疹、丘疹、未破的水疱、风团等无渗出者，选用粉剂、洗剂。

（2）亚急性皮炎　若红斑、丘疹伴有少量渗出者，选用油剂或糊剂，若无渗出伴有鳞屑者，选用乳剂或糊剂。

（3）慢性皮炎　表现为皮损增厚、苔藓样变、角化过度，选用软膏、酊剂、硬膏、乳剂、涂膜剂。

（4）单纯瘙痒而无皮损者　可选用酊剂、乳剂。

3. 注意事项

（1）用法适当。告知患者用药的次数、用量、方法及用药部位、可能出现的不良反应等，以免影响治疗效果。

（2）用量适宜、浓度得当。用药量应根据患者性别、年龄、皮损部位而选择。婴幼儿、妇女皮肤薄嫩处用量不宜过多。药物的浓度要适当，刺激性强的药物，从低浓度开始，根据患者的耐受情况，逐渐增加浓度。用药不宜过于复杂，以免发生不良反应时不易确定由何药所致。

（3）科学使用外用皮质类固醇激素类药物。皮质类固醇激素不宜长期和大面积使用，否则可致局部皮肤敏感、抵抗力降低、表皮萎缩、老化、毛细血管扩张、痤疮样损害及色素沉着等改变，此外通过皮肤吸收可引起全身性副作用。因此，外用皮质激素时，一定要注意适应证，禁止把皮质激素当作化妆品使用，以防引起激素依赖性皮炎，严重影响面部美容。

第二节　中医疗法

中医治疗损美皮肤病在重视局部治疗的同时，更强调整体治疗，即通过调整全身脏腑功能，使气血调和、经络疏通、肌肤得以滋养，从而达到局部与全身的美容治疗作用。

一、辨证

损美病症的辨证包括局部辨证和整体辨证两方面，局部辨证主要针对损美病症特有的主观自觉症状和皮损进行辨证。整体辨证是对全身证候和舌苔脉象运用八纲辨证、脏腑辨证、卫气营血辨证等方法进行辨证。需注意局部辨证和整体的关系。

（一）局部辨证

对主观自觉症状、皮损及发病部位进行辨证，综合分析其病因和病机，可为治疗提供可靠的依据。局部辨证与全身证候、舌脉不符甚至相反时，以全身证候、舌脉辨证为准。

1. 自觉症状辨证

（1）瘙痒　多由风、湿、热、虫等所致。风者，发病急，游走不定，变化快，痒无定处，遍身作痒，时作时休。湿者，有水疱、糜烂、渗出，缠绵不断，舌苔白腻，脉多沉缓或滑。热者，皮肤潮红，肿胀，灼热，舌红苔黄，脉弦滑或数。虫者，痒若虫行，多数部位固定，遇热或夜间更甚。血虚者，泛发全身，皮肤干燥，脱屑或肥厚，舌质淡或有齿痕，脉沉细或缓。

（2）疼痛　痛有定处为血瘀，皮损多为结节、肿块、色红。痛无定处、胀痛为气滞。疼痛得热则缓，遇寒加重，皮色苍白或暗紫，为寒证。疼痛得冷则轻，遇热加重，皮损红肿灼热，为热证。痛时喜按为虚痛，痛时拒按为实痛。

（3）麻木　血不运则麻，气不通则木。气血运行不畅则麻木。麻木伴有肿胀，为实证，虚麻则多知觉减退。

（4）灼热　是热毒或火邪炽灼肌肤所致，多见于急性皮肤病。

2. 皮损辨证

（1）原发皮损

1）斑疹：红斑多为热邪所致，压之褪色；紫斑多为血瘀所致，压之不褪色。红斑稀疏为热轻，红斑密集为热重，红斑带紫为热毒炽盛。白斑为气滞或气血不和所致；黑斑多为气滞血瘀或脾肾亏虚所致。

2）丘疹：急性发病，丘疹色红，瘙痒明显，多属风热或血热。慢性病程，丘疹近肤色或深暗色，多为气滞或血瘀。丘疹瘙痒有渗出者多属湿热蕴结。

3）疱疹：水疱清亮为湿邪侵袭。水疱浑浊，周围有红晕或呈大疱则为湿热。脓疱疱壁饱满，疱内脓液混浊，周围红肿，多为热毒炽盛所致。

4）风团：多与风有关。色红者属风热，色白者属风寒或血虚，色深红者为血热，色紫暗者为血瘀。此外，风团还与卫表不固、脾胃湿热、冲任失调等因素有关。

5）结节：结节色红、按之疼痛者，或为血热蕴结，或为血瘀。皮色不变、质地柔软者，属气滞，或寒湿凝滞，或痰核结聚。

（2）继发皮损

1）鳞屑：急性病后见之多为余热未清，慢性病中见之多为血虚生风。干性鳞屑属于血虚风燥或阴虚血燥，脂性鳞屑则为湿热所致。

2）糜烂：若疮面色红且渗出多者属湿热，若结有脓痂属湿热夹毒，若糜烂渗液淋漓则为脾虚湿盛或寒湿之证。

3）溃疡：急性溃疡伴红肿热痛者为热毒，慢性溃疡伴脓水浸淫者为湿毒，若溃疡经久不愈，肉色灰暗则属气血两虚。

4）痂：浆痂为湿热，脓痂为热毒结聚，血痂为血热所致。

5）抓痕：多因风盛、内热、血燥而致。搔抓后留白线者为风盛，搔抓后结血痂者为内热。

6）皲裂：可因皮肤干燥，复感风寒所致，或血虚风燥而成。

7）苔藓样变：多为血虚风燥，或气滞血瘀致肌肤失养而成。

8）色素沉着：多属肾虚或脾肾阳虚，本色显露于外，或见于急慢性皮肤损伤后期，多由气虚失和所致。

9）萎缩、瘢痕：皮肤萎缩多为脉络闭塞气血不运所致。瘢痕多为局部气血凝滞不散或气血不足所为。

3. 部位辨证　是指按外科疾病发生的上、中、下部位进行辨证的方法，又称"外科三焦辨证"。损美性皮肤病也可参照采用部位辨证。清代外科学家高锦庭在《疡科心得集》例言中云："盖疡科之证，在上部者，俱属风温风热，风性上行故也；在下部者，俱属湿火湿热，水性下趋故也；在中部者，多属气郁火郁，以气火之俱发于中也。其中间有互变，十证中不过一二。"与其他辨证方法相互补充、相互联系，具有简洁而有效的指导作用。

（1）上部辨证

发病部位：头面、颈项、上肢。

病因特点：风邪易袭，温热多侵。风邪易袭阳位，温热其性趋上，故病因多风温、风热。

发病特点：一般来势迅猛。因风邪侵袭常发于突然之间，而起病缓慢者，风邪为患则较少。

常见症状：发热恶风，头痛头晕，面红目赤，口干耳鸣，鼻燥咽痛，舌尖红而苔薄黄，脉浮而数。

证型特点：常见有风热证、风温证，实证、阳证居多。病变可涉及心肺等脏。

（2）中部辨证

发病部位：病发于胸、腹、胁、肋、腰、背。

病因特点：七情内伤、五志不畅可致气机郁滞，过极则化热生火，或由于饮食不节、劳伤虚损、气血郁阻、痰湿凝滞而致脏腑功能失和，多为气郁、火郁。

发病特点：中部疾病的发生，常于发病前有情志不畅的刺激史，或素有性格郁闷。一般发病时常不易察觉，一旦发病，情志变化可影响病情。

常见症状：中部症状比较复杂，由于影响脏腑功能，症状表现轻重不一。概括之主要有呕恶上逆，胸胁胀痛，腹胀痞满，纳食不化，大便秘结或硬而不爽，腹痛肠鸣，小便短赤，舌红，脉弦数。

证型特点：初多气郁、火郁，属实，破溃则虚实夹杂，后期以正虚为主，其病多涉及肝胆脾胃等脏腑。

（3）下部辨证

发病部位：臀、前后阴、腿、胫、足。

病因特点：寒湿、湿热多见，由于湿性趋下，故下部疾病者，多夹湿邪。

发病特点：起病缓慢，缠绵难愈，反复发作。

常见症状：患部沉重不爽，二便不利，或肿胀如绵，或红肿流滋，或疮面紫暗、腐肉不脱、新肉不生。

（二）整体辨证

针对伴随皮损出现的全身证候和舌苔脉象进行辨证，分析寒热虚实，是确立证型的关键。

1. 八纲辨证　八纲即表里、寒热，虚实、阴阳，其中阴阳为总纲，可以总括其他六纲，即表、实、热为阳，里、虚、寒为阴。辨表里分析病位的内外和病势的深浅。辨寒热是辨别疾病性质，反映机体阴阳的偏胜偏衰。辨虚实以别邪正盛衰。辨阴阳以探究疾病的属性及变化规律，是对病症进行综合的概括。

2. 脏腑辨证　损美皮肤病常见的脏腑证候有风热犯肺证、心火炽盛证、肝脾湿热症、肝胆湿热证、肝郁气滞证、胃火炽盛证、肺脾气虚证、气血虚弱证、肝肾不足证等。

3. 卫气营血辨证　卫气营血辨证多用于急性发热性出疹性皮肤病及全身症状较重的疾病。有卫分证、气分证、营分证、血分证。

二、治法

中医对损美性皮肤病的治疗有悠久的历史和丰富的经验。中医治法以人体的整体观念为前提，采取辨证与辨病相结合，局部与整体并重的方法，以达到美容治疗的目的。

（一）内治法

皮肤病的中医内治法与中医内科基本一致，又有自己的特点。以下归纳一些常用的内治法则与方药。

1. 祛风法　风邪善行而数变，具有开发、向上、向外的特性，常侵犯人体的头面及肢体上部，导致各种损美性疾病，对美容影响最大。祛风法为常用治法，常与其他治法联合使用。常用的有疏风清热、疏风散寒、祛风固表等方法。方选消风散、荆防败毒散、银翘散、玉屏风散等。常用药物有荆芥、防风、蝉蜕、苦参、生地黄、知母、牛蒡子、生石膏、金银花、连翘、薄荷、浮萍、黄芩、杏仁、柴胡、川芎、羌活、蝉蜕、黄芪等。

2. 清热法　用于火热之邪引起的皮肤病。常用清热解毒法、清热凉血法、养阴清热法。方选黄连解毒汤、五味消毒饮、清瘟败毒饮、犀角地黄汤、清营汤、知柏地黄汤等。常用药物有黄连、黄芩、山栀子、蒲公英、紫花地丁、金银花、连翘、菊花、生石膏、知母、淡竹叶、水牛角、生地黄、牡丹皮、玄参、麦冬、知母等。

3. 祛湿法　用于湿邪所致的皮肤病。可见皮肤水疱、糜烂、渗出，或皮肤肥厚，苔藓样变皮损。治疗有祛风除湿、清热利湿、健脾化湿、滋阴除湿等。选方二妙散、萆薢渗湿汤、除湿胃苓汤、参苓白术散等。常用药物有萆薢、薏苡仁、泽泻、白术、茯苓、猪苓、黄柏、威灵仙、龙胆草、车前草等。

4. 行气法　用于气滞证。有疏肝解郁法、祛痰解郁法。方选柴胡疏肝散、逍遥散、加味逍遥散加减、逍遥散合二陈汤等。常用药物有柴胡、枳壳、香附、青皮、川楝子、夏枯草、半夏、陈皮等。

5. 化瘀法　用于血瘀证。方选桃红四物汤、血府逐瘀汤、通窍活血汤等。常用药物有桃仁、红花、当归、赤芍、香附、青皮、三棱、莪术、川芎、丹参等。

6. 润燥法　用于风燥或血燥证。有养血润燥法和滋阴润燥法。方选四物汤，当归饮子、增液汤等。常用药物有生地黄、熟地黄、玄参、天冬、麦冬、石斛等。

7. 补益法　是治疗损容性疾病和美容保健常用的方法。因各种原因引起的气虚、血虚、阴虚、阳虚均可采用补益法，通常有益气补血法、温补肾阳法、滋肾养阴法等。常用方剂有八珍汤、十全大补汤、六味地黄丸等。常用药物有党参、黄芪、当归、白术、熟地黄、生地黄、川芎、黄精、茯苓、肉桂、丹参、仙茅、仙灵脾、巴戟天、肉苁蓉、杜仲、女贞子、枸杞子、墨旱莲等。

8. 膳食疗法　膳食疗法是以中医药学基本理论为指导，采用食物或药食两用的中药，通过日常饮食，调理体质、达到辅助治疗目的的一种方法。依据药食两用中药的性、味、归经、功效等，辨质辨证施膳，日常服食。通过调理脏腑、气血、经络，调整体质状态，改善皮肤功能，辅助药物治疗，预防病症发生，以内而养外。如地龙桃花饼治疗瘀症。当今膳食疗法对各类疾病的辅助治疗日益得到医者们的青睐。

（二）外治法

1. 常用剂型及药物

（1）溻渍剂　是将单味或复方药物加水煎煮后成一定浓度，滤去药渣所得的溶液，有清洁、止痒、消肿、收敛、改善皮肤血液循环，增强机体代谢的作用，供外搽、湿敷、熏洗及药浴等应用。

（2）粉剂　将不同的药物研成粉末，按其不同的作用配制而成，具有吸湿、止痒、收敛、抑菌、消炎等作用。常用药物有青黛散、三石散、三七粉、生肌散等。

（3）洗剂 由水和按一定比例的不溶于水的药粉混合组成，具有消炎、止痒、保护、干燥的作用。常用药物有三黄洗剂、颠倒散洗剂等。

（4）酊剂 是将各种不同的药物浸泡于乙醇溶液内，按制方规律，滤过去渣而成。具有活血、消肿、祛风、止痒、杀虫等作用。常用药物有复方土槿皮酊、百部酊、复方补骨脂酊等。

（5）油剂 是将药物浸在植物油中煎熬后去渣而成，或将中药粉与植物油混合制成。具有润肌防裂、生肌止痒、解毒收敛的作用。常用有紫草油、青黛油等。

（6）软膏 是将中药细末或中药萃取物与适当的基质混合调制而成，随着主药的不同而有保护皮肤、润肤防裂、止痒、去痂、活血养肤、清热解毒、软坚散结等作用。常用药物有硫软膏、青黛膏等。

（7）糊剂 将中药加工成细末，需时用液体调制成泥糊状半固体的剂型。中医美容临床常作为面膜用。因药物和调和液体不同而具有养颜增白、活血化瘀、清热解毒等不同的作用。如玉容散、颠倒散等。

2. 中药渍渍疗法 渍是将饱含药液的纱布或棉絮湿敷患处，渍是将患处浸泡在药液中。渍渍法是通过对患处湿敷、淋洗、浸泡的物理作用，以及不同药物的药效作用，达到治疗目的的一种方法。近年来，除了治疗疾病外，渍渍法有了新用途。如药浴美容，足浴保健等。如用白檀、木香等药材制成香汤沐浴，解毒止痒、振奋精神，且能解痉、降压、抗菌。枸杞煎汤沐浴，可使肌肤光滑，防病延衰，还能消炎祛肿。菖蒲、菊花、艾叶制汤沐浴，明目、醒脑、消热、解暑，并可预防皮肤病。

3. 针灸疗法 利用毫针、皮肤针、三棱针、电针、水针等根据不同的皮肤病辨证配穴刺激人体一定部位或腧穴，以调和阴阳，扶正祛邪。具有畅通局部气血、清热、祛瘀、解毒、通络、止痒等作用。

4. 火针疗法 古称燔针淬刺，是指将针具烧红后烫烙病变部位，以达到消散、排脓、止血，去除赘生物等目的的一种治疗方法。适用于白癜风、神经性皮炎、结节性痒疹等。

5. 穴位埋线 穴位埋线是对针灸的继承和发展，主要通过对穴位的长久刺激达到平衡阴阳、扶正祛邪、行气活血、疏通经络、补虚泻实等功效，适用于黄褐斑、荨麻疹、白癜风、扁平疣、银屑病等疾病的治疗。

第三节 皮肤美容疗法

皮肤美容疗法是皮肤医学美容技术应用的重要部分，随着人们日益增强的求美需求，医院皮肤美容科、医疗美容机构及有资质的美容院对其技术的应用越来越广泛。下面介绍一些皮肤美容常见疗法。

一、物理性皮肤美容疗法

（一）激光治疗

激光是受激辐射放大的光，具有单色性、相干性、平行性等特点。大多数的激光治疗是应用光被吸收后的热能达到预期效果。可吸收激光的靶组织称为色基，皮肤最常见的色基为水、血红蛋白和色素。根据"选择性光热作用"理论，通过选择合适的波长、脉宽、足够的能量，可用于皮肤表面增生物、色素性疾病、血管性疾病、疤痕、斑秃的治疗，还可以用于脱毛。

1. 皮肤表面增生物　主要用 CO_2 激光，是以 CO_2 气体为基质的激光，波长10600nm，对生物组织的主要作用是热效应，可凝固、炭化、气化或切割组织。常用于治疗寻常疣、尖锐湿疣、丝状疣、睑黄疣、皮赘、汗管瘤、脂溢性角化等。

2. 色素性皮肤病　Q 开关激光在极短的时间内传输极高的能量产生冲击波，使大的色素颗粒变为小的片段，用于治疗文身和表皮色素性损害，如雀斑样痣、咖啡斑、Becker 痣。Q 开关激光包括红宝石（694nm）、翠绿宝石（755nm）、Nd：YAG（1064nm）及倍频 Nd：YAG（532nm）。Nd：YAG 波长较长，可以穿透较深组织，更适用于深或厚的组织治疗。强脉冲光（IPL）则为色素和血管改变所引起广泛光损伤的患者提供了极好的选择。

3. 血管性皮肤病　常用脉冲染料激光（PDL），波长595nm，位于氧合血红蛋白吸收峰值区，常应用于鲜红斑痣、毛细血管扩张症、蜘蛛痣、静脉湖、化脓性肉芽肿、玫瑰痤疮、浅表血管瘤、伴有血管明显增生的增生性疤痕的治疗。

4. 疤痕　包括痤疮疤痕、手术后疤痕等，可使用点阵激光，其原理为用激光在皮肤上均匀地打上微细的小孔，通过局限性的热作用祛除部分皮肤，使得正常皮肤能够快速进入治疗区域进行修复，使真皮层弹性纤维重新排列。

5. 脱毛　大多数激光脱毛的色基是毛囊内的黑素。半导体激光是目前比较理想的激光脱毛器之一，可以治疗各部位的多毛。翠绿宝石激光对肤色较浅而毛干色素较深的患者，临床效果更好。IPL 脱毛效果确切。

6. 皮肤黏膜慢性溃疡、糜烂　用氦氖激光，波长为632nm，对组织有较深的穿透性，可改善皮肤微循环，促进组织新陈代谢，影响机体免疫功能，促进炎症的吸收，消炎镇痛。还可用于湿疹、皮肤瘙痒症、丹毒、带状疱疹等。

（二）冷冻治疗

冷冻治疗是利用制冷剂产生的低温作用于病变组织，使之坏死或诱发生物学效应，从而达到治疗目的的治疗方法。目前最常用的制冷剂为液氮（-196℃），具有温度低、无色、无味、无毒、不易燃、不易爆、来源广、价格便宜等特点。冷冻的方法有喷射冷冻和接触冷冻，前者是将冷冻剂喷射到病变组织表面，后者是按皮损情况选择适当大小的冷冻头进行接触冷冻，或是用棉签浸蘸液氮涂于皮损上进行冷冻。

冷冻治疗适用于寻常疣、扁平疣、尖锐湿疣、结节性痒疹、脂溢性角化、化脓性肉芽肿及浅表良性肿瘤等。寒冷性荨麻疹、冷球蛋白血症、冷纤维蛋白血症、雷诺现象以及年老、体弱和对冷冻不能耐受者不宜进行冷冻治疗。

（三）光疗

光疗是利用光的生物学效能治疗疾病的一种方法，常见的有如下几种。

1. 紫外光疗法 紫外光治疗具有调节内分泌、提高机体免疫功能、促进血液循环、改善局部营养、刺激上皮生长，并有杀菌、镇痛、止痒、促进色素形成的作用。皮肤科常用长波紫外线 UVA（320~400nm）和中波紫外线 UVB（280~320nm），治疗玫瑰糠疹、银屑病、白癜风、毛囊炎、丹毒、慢性溃疡、斑秃、痤疮、带状疱疹、冻疮、和局限性皮肤瘙痒症等。

2. 光化学疗法 是以内服和外用结合光敏剂紫外线照射皮肤引起光化学反应来治疗疾病的一种方法。常用的光敏剂是 8-甲氧基补骨脂素（8-MOP）或三甲基补骨脂素（TMP），口服或外涂后，在长波紫外线的照射下可产生光敏反应，抑制表皮细胞合成，促进黑素生成，抑制全身免疫反应。用于治疗银屑病、白癜风、斑秃、蕈样肉芽肿等。

3. 光动力学疗法 利用光敏剂（如血卟啉衍生物 HPD、5-氨基酮戊酸等）注入体内，在光的作用下使机体组织发生变化而达到治疗目的的一种方法，临床用于治疗鲜红斑痣效果较好，亦可用于皮肤恶性肿瘤的治疗。近年来，光动力治疗应用于重度痤疮的疗效显著。

（四）水浴及药浴疗法

水浴是美容皮肤科重要的辅助治疗手段，恰当运用能加速疾病的痊愈。低温水浴能振奋精神，提高全身新陈代谢；温水浴（36~38℃）有镇静和良好的清洁作用；热水浴（38~42℃）能促进全身血液循环，起到祛除外邪的作用。在浴水中加入不同的药物还可以发挥不同的治疗作用。常用的水浴和药浴有以下几种。

1. 米糠浴 将 200~300g 米糠装入小布袋中，加水煮沸，倒出米糠汁，待温热用于浸泡，每次 15 分钟，可改善皮肤瘙痒症状。因米糠中含有脂肪及蛋白质，可使肌肤光洁嫩滑，其中焦油成分对皮炎、湿疹有止痒效果。

2. 矿泉浴 是指用一定温度、压力和不同成分的矿泉水沐浴，因沐浴的矿泉水多有一定的温度，故矿泉浴又称温泉浴。由于矿泉水的性质多样、类型复杂，其分类方法尚不一致。目前主要是按成分、温度、渗透压和酸碱度的不同来分类。矿泉浴有促进机体的免疫功能、健身祛病的作用。矿泉水所含的化学成分差别较大，故使用时应根据病情不同有所选择。如硫黄泉对皮肤瘙痒有效，但对失眠者用后则加重病情。对于急性发热性疾病、急性传染病、出血性疾病、活动性结核、严重的心肾疾病者等应慎用。

3. 盐浴或醋浴 将盐、白酒或醋等日用品加入浴水中，同样可收到疗伤治病的功效。盐水浴对神经系统有镇静作用，亦能使皮肤有弹性。

4. 中药洗浴熏蒸 按辨证论治原则，选择适当功效的中药进行组方，煎水洗浴或熏蒸，达到治疗目的。药浴的中药配方有多种，因病、因人而异。如用白檀、木香等药材制成香汤沐浴，具有解毒止痒、振奋精神的功效，且能产生解痉、降压、抗菌效果。用枸杞煎汤沐浴，可使肌肤光滑，防病抗衰老，还有消炎去肿的作用。用菖蒲、菊花、艾叶制汤沐浴，则有明目、醒脑、消热、解暑之效，并可预防皮肤病等。

药浴后不宜用清水冲洗，以延长作用时间。严重心血管疾病者不宜采用热水浴。严格浴盆消毒，防止交叉感染。

二、皮肤美容治疗术

（一）美容文饰术

美容文饰术是一种创伤性皮肤着色术，其原理是在皮肤原有的形态基础上，用文饰器械将色料植染于表皮内，使表皮形成一定的色块，即长期不易褪色的颜色标记或各种图形，达到美化修饰、掩饰缺陷等目的。常用的有文眉、文眼线、文唇、文发际线等。

（二）超声波美容术

超声波能清除皮肤色素沉着，嫩肤除皱、缓解毛细血管扩张、消除眼袋和黑眼圈等多种皮肤美容功效。

1. 黄褐斑及炎症后色素沉着　采用连续输出直接接触法，每次 10~15 分钟，每日或隔日 1 次，10 次为一疗程，可将维生素 C、维生素 E、氢醌、当归浸液等加入接触剂中，借助超声波的弥散和组织渗透作用，使药物渗入体内，增强治疗效果。

2. 黑眼圈及眼袋　多采用小剂量超声波治疗，每次 3~5 分钟，每日或隔日 1 次，10 次为一疗程。

3. 祛除细微皱纹　治疗前面部外涂营养霜或抗皱霜，每周 1~2 次，每次 10~15 分钟，10 次为一疗程。

（三）化学剥脱术

化学剥脱术，又称"换肤术"，是以腐蚀性药物（化学药物或中草药）涂于皮损或需剥脱皮肤，作用于表皮或真皮浅层，导致局部组织坏死、结痂，通过皮肤组织的修复和再生，达到治疗或美容目的。

浅表剥脱适用于治疗浅表的角化性疾病、轻度的表皮色素异常、黑头粉刺和极细小的皱纹。中等深度剥脱适用于治疗光线性角化病、炎症后色素沉着、文身、雀斑样痣、色素痣和细小的皱纹。深度剥脱适用于中重度的光损伤和晚期的皱纹，可产生明显的损伤。

近年来果酸换肤术应用广泛。果酸通过活化类固醇硫酸酯酶和丝氨酸蛋白酶降解桥粒，造成角质形成细胞间桥粒瞬间剥脱，加快角质层细胞脱落，可松解堆积在皮脂腺开口处的角质形成细胞，纠正毛囊上皮角化异常，使皮脂腺分泌物排泄通畅，抑制粉刺形成，同时还可激活角质形成细胞新陈代谢，更新或重建表皮，并促进黑素颗粒的排除，减轻色素沉着。应用于Ⅰ、Ⅱ度痤疮、痤疮后凹陷性疤痕、色素型黄褐斑、炎症后色沉、肤色不均、光老化、肤色暗沉、毛周角化、脂溢性角化等，还可改善细纹、粗糙、毛孔粗大。

（四）皮肤磨削术

皮肤磨削术是利用电动磨削器来消除皮肤凹凸性病变的一种治疗方法。多用于痤疮、水痘或炎症性皮肤病遗留的点状凹陷性瘢痕、雀斑、皮肤皱纹、小面积烧伤瘢痕、文身等。

第四节　皮肤美容养护

一、皮肤养护

日常皮肤养护主要包括清洁、保湿、防晒三大步骤。合理使用护肤品不仅能够发挥修复皮肤屏障和缓解炎症等作用，还能减轻皮肤干燥、灼热、瘙痒等症状，减少药物用量，预防皮肤病复发，可提高患者的生活质量。

（一）皮肤清洁

一般选用性质温和、对皮肤刺激性小的表面活性剂。弱酸性的清洁类产品更容易保护皮肤的酸化屏障。泡沫越多的产品，清洁能力越强，较适用于油性皮肤。凝胶基质的清洁产品更适合于易患痤疮的油性皮肤患者。添加了如洋甘菊、马齿苋、天然活泉水、保湿因子等的清洁产品兼有清洁和舒缓作用，可达到缓解皮肤干燥、紧绷等效果。使用时避免过度清洁，以免损伤皮肤的屏障功能。

（二）皮肤保湿

保湿剂是模拟人体皮肤中油、水、天然保湿因子的组成及比例而人工合成的复合物。常通过多个途径对皮肤发挥保湿和滋润作用：①吸湿剂原料（包括甘油、丁二醇、乳酸钠、尿素等一些小分子物质），从环境中吸收水分，使皮肤角质层由内而外形成水浓度梯度，进而补充从角质层散发而丢失的水分。②封闭剂原料（如脂肪酸、凡士林，芦荟、牛油果油等），能在皮肤表面形成疏水性的薄层油膜，加固皮肤屏障。③添加与表皮、真皮成分相同或相似的"仿生"原料如天然保湿因子，脂质屏障剂如青刺果油、神经酰胺，生物大分子如透明质酸、胶原蛋白等，补充皮肤成分不足，增强自身保湿，修复皮肤屏障。保湿产品应根据年龄、皮肤类型、季节变化及身体部位的不同来选择，每天使用1~2次。

（三）皮肤防晒

防晒类产品通过物理性遮盖、散射光线或化学性吸收紫外线来延缓皮肤光老化，并预防光皮肤病的发生。防晒剂分为物理性、化学性和生物性。防晒剂需根据个人的生活、工作环境及季节不同来选择，并需配合其他光防护措施，如打遮阳伞，穿长袖衣裤，戴宽沿帽、太阳镜等。另外，使用四环素、磺胺类、喹诺酮类抗生素，维 A 酸和女性激素等光敏性药物时，尤其应注意防晒。

二、毛发与甲保健

（一）毛发保健

健美的毛发清洁、不油腻、无头屑。润泽柔软、弹性蓬松，色泽均一，疏密适中，分布均匀，易于梳理和造型，展现人的气质美和形象美。毛发一旦受损，很难完全恢复。护理的目的在于预防头发损伤。首先避免头发受物理、化学损伤。避免牵拉和摩擦。避免烫发剂、染发剂、漂白剂等化学性刺激，以免头发含水量降低，弹性、韧性减弱。应少用电吹风，不宜过度染烫。应尽量避免日光长时间照射头发，以免头发脆弱变干及褪色。其次，避免使用劣质的洗发护发产品。可根据个体情况，选择使用适于中性头发、油性头发、干性和开叉头发以及去屑等不同功效的洗发香波。护发素可使头发表面光滑、滋润、易梳理，使头发柔软有弹性，并能减少头发静电的产生。头发定型剂是依靠有效的固形物附着在头发上，形成一层坚硬的薄膜，以保持发型，达到美发的目的。

（二）甲保健

健康甲呈半透明状，颜色红润，质地坚硬，略柔韧，甲面平滑光洁，无纵横沟纹，无凹陷或末端向上翘起等现象。

1. 指甲的基本护理

（1）修甲术　定期修甲可防止甲外伤或嵌甲。先用温水浸泡手足，软化甲板和甲缘及外侧皮肤的角质层，可避免剪甲时出现远端甲分裂。理想的甲型应当不超出指（趾）面的曲线，在修趾甲时尤为重要，否侧在受到鞋尖压迫或运动外伤时容易发生嵌甲。

（2）指甲油　可使甲板看起来均匀、光泽、美观，并因其减少甲板水分的挥发而增加甲的水分和韧性。应注意指甲油可能导致多种不良反应，常见的是甲板变色和变应性接触性皮炎。

2. 异常甲及病甲的美容修饰　指（趾）甲疾病治疗较为困难，甲板生长缓慢。因此，在看到病甲治疗效果前，甲美容作为辅助治疗能够帮助患者在数月的治疗期间保持良好的甲外观。当指甲出现不可逆性损害时，掩盖其外观的甲美容术可能是唯一的治疗选择。

三、化妆护肤品防护

护肤品作为辅助性治疗用品可应用于部分常见皮损，有助于药物消炎、止痒、消肿、保湿、滋润等，还能促进激光、化学剥脱等术后皮肤修复，并延缓光老化。

1. 皮肤屏障受损 皮肤红斑、毛细血管扩张、干燥、脱屑、瘙痒等，多选择舒缓类、清洁类、保湿和皮肤屏障修复类护肤品。

2. 敏感性皮肤 主要包括敏感性或不耐受性亚健康皮肤、劣质化妆品或化妆品使用不当致皮肤屏障破坏、医源性损伤如激光等微创术后、各种药物治疗造成的皮肤不耐受如激素依赖性皮炎等。多选择舒缓类、清洁类、保湿或皮肤屏障修复类的护肤品。敏感性皮肤应避免过度清洁，提倡使用舒敏保湿类护肤品中较为温和的清洁剂，不使用含有皂基及偏碱性、表面活性剂剂量较高、含有酒精的清洁剂。在使用过程中应依据患者的症状及诱因合理选择。

3. 皮脂溢出性皮肤 常表现为痤疮、脂溢性皮炎、玫瑰痤疮等皮损。多选择控油类、清洁类，控油和抗粉刺类护肤品，舒缓类或皮肤屏障修复类护肤品也具有良好的辅助治疗作用。例如，以粉刺为主的痤疮可使用角质溶解或剥脱的抗粉刺类护肤品，阻止粉刺发展为丘疹、脓疱。应用抗炎、抗菌类护肤品，可减少抗菌药物使用、预防色素沉着、避免或减少细菌耐药的产生。使用具有修复皮肤屏障功能的护肤品，可减轻某些药物或非药物治疗痤疮导致的皮肤屏障受损。

4. 皮肤色素障碍 色素增加如黄褐斑、炎症后色素沉着、黑变病等，辅助应用美白祛斑类护肤品，并配合保湿类、舒缓类护肤品进行基础护理，外涂防晒霜。色素减退或脱失如白癜风，在药物治疗疾病的同时，可选用遮瑕类护肤品遮盖皮损，通过合适的遮盖，使皮损外观与正常皮肤一致，通过改善患者生活质量，提高治疗效果。

5. 皮肤光损害 包括光敏性皮炎、多形性日光疹、慢性光化性皮炎、红斑狼疮、皮肌炎、皮肤光老化等。护肤品选择应强调防晒功能，同时应用保湿剂改善皮肤干燥、脱屑的症状，延缓皮肤的光老化。

6. 皮肤激光或其他微创术后 选择舒缓类湿敷面膜、保湿类或皮肤屏障保护类产品用于基础护理。促进创面愈合的护肤品可加速皮肤修复功能，急性期后也要使用防晒类护肤品。

7. 其他 对腋臭和多汗症可使用抑臭止汗类护肤品，某些类型脱发患者可使用育发类护肤品。

复习思考题

1. 外用药物的常用剂型有哪些？
2. 如何正确选择外用药物？
3. 损美性皮肤病中医辨证与内科病辨证有何不同？
4. 色素性皮肤病如何合理选择激光治疗？
5. 试述果酸换肤术的原理和适应证。

扫一扫，知答案

下 篇　　**常见皮肤损美病症的美容诊治指导**

第七章　皮肤化妆品损害 ▷▷▷▷

化妆品是用于皮肤及黏膜、颜面五官、毛发、指甲等体表部位，具有清洁、养护、美容、修饰作用的一类日用化学品的统称。包括日常洗护品、功能性产品、彩妆、香氛等，通过维护塑造人的容貌美、形象美、气质美，提升生命活力美感和自信心，是体现生活品质和精神文明的重要载体，使用化妆品已经成为生活的重要组成部分。但是，随着化妆品的广泛使用，新原料、新产品的不断涌现，不良反应的风险也越来越高，对皮肤的损害也越加复杂，甚至引起化妆品皮肤病，如化妆品接触性皮炎、化妆品光感性皮炎、化妆品皮肤色素异常、化妆品毛发损害、化妆品甲损害、化妆品接触性荨麻疹、化妆品不耐受等。本章主要介绍几种较常见的皮肤化妆品损害。

第一节　化妆品皮炎

【概述】

化妆品皮炎是指人们在日常生活中使用化妆品引起的皮肤及其附属器的多形性炎症性损害，以灼热、痒痛、潮红、肿胀、红斑、丘疹、水疱等为主要表现，严重者出现渗液、糜烂、结痂，造成疤痕和色素沉着等。多发于中青年女性，尤其敏感皮肤者。发病前有明确的化妆品接触史，皮肤损害的原发部位与使用化妆品的部位相符。中医学未见具体描述，散见于"粉刺""黧黑斑""面游风"等病症中。

其主要发病机制是化妆品成分含有刺激物、致敏物、非法违禁成分或超标准限用成分等直接刺激破坏皮肤屏障功能或引起变态反应，出现一系列炎症性损害。

引发化妆品皮炎常见的物质有，防腐杀菌剂如酚、苯脲、苯胺、双硫酚醇等，焦油色素如红219（苏丹苯偶氮基-萘酚）、红505（苏丹Ⅱ）、红221（甲苯胺红）、黄204（喹宁黄）等，香料如苯甲基柳酸盐、依兰油、纯茉莉、佛手柑油等，化妆品基质如羊毛脂、丙二醇、界面活性剂、两面活性剂等，染发剂如对苯二酚（强烈致敏物），冷烫液中的硫甘醇酸、硫基乙酸、稀氨溶液、火碱等，化学药物或中草药成分，重金属铅、汞等。

引起化妆品皮炎的物质种类不同，发病类型也不同。70%以上表现为化妆品接触性皮炎，包含刺激性皮炎（长期反复应用产生累积刺激效应，破坏皮肤屏障）和变应性接触性皮炎，化妆品变应原中香料最为常见，其次是防腐剂、表面活性剂等。10%～30%为皮肤色素异常，因香料、染料、铅、汞、砷等通过干扰色素代谢而引起。3.5%～10%为化妆品痤疮，因化妆品中的润滑剂、豆蔻酸异丙基及其类似物、羊毛脂及其衍生物、某些清洁剂和颜料等引起。化妆品皮炎中还包括1%～1.5%的化妆品光感性皮炎，10%～15%的化妆品毛发损害，0.5%～1%甲损害。还有些患者因过度使用清洁剂或频繁更换化妆品致使皮肤屏障功能减退，化妆品不耐受而出现炎症性皮损。

中医学认为，本病多因湿热蕴结或肺胃热盛所致，日久则血虚风燥，肌肤失养。

【美容诊断】

（一）损美表现

在化妆品直接接触部位，尤其颜面、头皮、颈部等，出现局部弥漫性潮红、肿胀、红斑、丘疹、丘疱疹，重者可出现水疱或糜烂，眼睑明显红肿。部分患者在前额、两颊、下颌等皮脂溢出部位出现粉刺、丘疹、脓疱或结节等痤疮样皮损。反复发作者，可有弥漫性色素沉着或黄褐斑，皮肤干燥、萎缩、变薄，伴有毛细血管扩张，呈典型"红脸人"。具体有以下几种典型表现。

1. 瘙痒型　最为多见。油彩上妆或卸妆后，在直接接触化妆品部位，如颊、额、鼻、眼睑等，局部出现轻重不等的刺痒、灼热或刺痛感，但皮损不明显。可于卸妆后数小时逐渐减轻或消退。

2. 皮炎型　在颊、眼睑，眉、颧、额、鼻及下颌部，上妆约1小时后，出现蚁行感、刺痒或灼痛，卸妆后局部出现潮红、肿胀，界限模糊，可在红肿基础上出现密集针头大小的炎性丘疹。重者眼睑明显红肿，甚至可出现丘疱疹、水疱或糜烂，但情况较为少见。

3. 色素沉着型　多见于皮炎反复发作之后，但亦可见于无明显皮炎发生者。在接触化妆品部位，如眼睑、内眦角、颞、颧、鼻旁及耳前等，出现对称分布的弥漫性红色、灰色或青褐色色素沉着斑，边缘境界不清，大小形状不一，少数在颞部、耳前见有网状色素减退或正常皮肤，伴有毛细血管扩张。若与皮炎并发则基底及周缘呈暗红色。

4. 痤疮型　皮疹形态与寻常痤疮相似。颊、额、颏、下颌等部位出现黑头粉刺和炎性丘疹，一般以毛囊性炎性丘疹为主。中青年演员多见。油性皮肤易发生毛囊炎。

（二）其他表现

本病常伴瘙痒、灼热或疼痛。若机体高度敏感或皮疹广泛者可出现发热、畏寒、头痛等全身症状。以炎症为主的病症，病程在5～7天。若反复接触刺激物或处理不当，病情迁延，可变为亚急性或慢性炎症，病程数日数月不等。皮肤萎缩、黑变、色素沉着、毛细血管扩张等。病程漫长，至少半年以上。

（三）美学分析

化妆品皮炎为多形性损害，颜面部红斑、丘疹，影响容貌，破坏视觉审美。因对多种化妆品不耐受，使患者精神紧张，情绪低落、焦虑、烦躁，严重影响患者的身心健康，给患者的工作生活带来很大的困扰。

（四）相关检查

1. 斑贴试验 查找致敏原。

2. 实验室检查 必要时做血常规、免疫学、细菌学检查，以辅助鉴别。

（五）病症鉴别

1. 急性湿疹 发病与化妆品无直接关系。发病较为迅速，皮损表现为弥漫性红斑、丘疹、丘疱疹、水疱、糜烂、渗出、结痂等多形性损害，伴有剧烈瘙痒。可发生于身体任何部位，以头、面、四肢远端、阴囊多见，呈对称性，严重者可泛发全身。

2. 接触性皮炎 接触物为刺激性、毒性和致敏性，包含化妆品接触。局部红斑、丘疹或水疱，皮损范围和接触部位一致，边界清楚，脱离接触物可较快治愈，再次接触则复发。化妆品皮炎是接触性皮炎的特殊类型。

【治疗指导】

（一）西医治疗

1. 全身用药

（1）抗组胺 以 H_1 受体拮抗剂为主，如盐酸西替利嗪、氯苯那敏、赛庚啶等，可选择 2~3 种联合应用。

（2）非特异性抗敏 静脉推注维生素 C、10% 葡萄糖酸钙、10% 硫代硫酸钠等。

（3）抗感染 继发感染者，可用抗生素，如罗红霉素、克拉霉素等口服。

（4）糖皮质激素制剂应用 重症患者短期应用。如泼尼松或氢化可的松，病情控制后，逐渐减量至停用。

2. 局部治疗 外用药宜简单温和无刺激。使用前需做斑贴试验。

（1）红斑、丘疹、潮红、肿胀，无渗出者，选择膏剂或膜剂。氢化可的松软膏、糠酸莫米松软膏、氧化锌油或抗生素软膏等。

（2）水疱、糜烂，渗出者，3% 硼酸溶液、生理盐水冷湿敷。

（3）干燥、脱屑者，松馏油、黑豆馏油等焦油类软膏或激素类软膏涂搽。

（二）中医治疗

1. 内治法

（1）湿热蕴阻证 清热利湿止痒，萆薢渗湿汤加减。

（2）肺胃热盛证 清热解毒，消肿止痛，枇杷清肺饮加减。

（3）血虚风燥证 滋阴养血，润燥养颜，地黄饮子或六味地黄丸加减。

2. 外治法

（1）以潮红、丘疹为主者，外搽三黄洗剂，或青黛散凉水调敷。

（2）肿胀、糜烂、渗出明显者，用10%黄柏溶液湿敷，或蒲公英水煎湿敷。

（3）糜烂结痂者，可选清热解毒中药马齿苋、白鲜皮、苦参、金银花、大黄等，中药溻渍。

【美容指导】

炎症期间停用一切化妆品，清洗皮肤表面残留物，生理盐水湿敷后，使用抗过敏的霜剂外用。避免热水洗烫、肥皂水擦洗、涂抹刺激性强的药物、搔抓皮肤等。皮肤干燥，脱屑时可涂无刺激性的护肤霜。鳞屑和痂皮应让其自然脱落，避免过早用力剥脱产生瘢痕。切忌乱用化妆品及频繁更换化妆品，敏感性皮肤者，初次使用化妆品前应先做斑贴试验。无渗出糜烂或继发感染者，可到医疗美容机构，进行专业皮肤护理。视情况进行冷喷、脱敏精华导入、镇静、止痒、消炎、增白皮肤修复项目。一般不作皮肤按摩治疗。

【预防指导】

1. 化妆品宜选择成分简单，稳定性好，安全性强、有质量保证的品种。避免同时使用几种化妆品。使用前，应先做皮肤试验。

2. 温水洁面，避免热水烫洗。

3. 饮食清淡，保证睡眠，加强锻炼。

4. 注意防晒。避免外出活动，如若外出建议进行物理防晒。

5. 放松心情，保持积极乐观的心态。

附 糖皮质激素依赖性皮炎

【概述】

糖皮质激素依赖性皮炎，通称"激素依赖性皮炎"，是指皮肤局部长期反复滥用或误用含糖皮质类固醇激素的外用药物或化妆品引起的急慢性炎症反应。其特征是对激素产生依赖，出现"反跳"现象，即皮损在使用激素类产品后可见好转，一旦停用，导致原有皮损复发、加重或出现新的皮损，迫使患者不得不继续使用激素类产品，形成依赖。近年来，激素依赖性皮炎的发生率呈上升趋势，患者多为中青年女性，最常见于面部皮肤。

激素依赖性皮炎也属于化妆品皮炎的一种。本病主要病因是使用糖皮质激素时，用药种类、部位、剂量及疗程等不正确，适应证及禁忌证不明确等，造成激素使用不当、使用过度，或误用含皮质激素成分的化妆品而发病。

激素依赖性皮炎有四类病理变化，即表皮和真皮变薄、血管显露、色素异常和炎症反应。激素能干扰表皮分化，抑制角质形成细胞增殖，角质层形成减少，真皮胶原蛋白的原纤维间黏附力减弱，胶原合成减少，最终导致表皮与真皮变薄。角质层层数减少，迁移到角质形成细胞的黑素也随之减少，即可导致色素减退。激素激活黑素细胞再生，黑素合成增加，又可造成色素沉着。真皮胶原纤维间黏附力减弱可导致血管变宽，加之真皮胶原纤维消失则导致表皮血管显露。强效激素还可使皮脂腺增生，毛囊上皮退化变性，毛囊口堵塞，皮脂排出不畅，病原体增殖，引起痤疮样、玫瑰痤疮样炎性皮损或使得原有皮损加重。

中医学无专门记载。中医学认为皮质类固醇激素为助阳生热之品，而激素依赖性皮炎多发于面部，故其病机主要为风湿热毒邪蕴结肌肤，日久耗伤阴血，使肌肤失养而致。

【美容诊断】

（一）损美表现

任何部位均可发生，面部多见，尤以使用激素类化妆品者。皮损为多形性损害，一般以1~2种为主。常见有：①面部皮肤高度敏感型：接触冷热、日光、涂搽药物或化妆品时，面部弥漫性潮红、红斑、肿胀、紧绷，或伴丘疹、毛细血管扩张。②痤疮样皮炎型：面部皮肤密集分布的粉刺、丘疹或脓疱，或有玫瑰痤疮样皮损。③皮肤老化型：面部皮肤干燥、脱屑、皱纹增多，常伴有面部皮炎表现。④色素沉着型：弥漫性或局限性淡棕色或灰褐色色素沉着斑，重者可呈黑色或蓝黑色、黑变病样改变。⑤毳毛增生型：面部皮肤可见毳毛增粗变长，常伴有毛细血管扩张、色素沉着或表皮萎缩。

（二）其他表现

自觉局部皮肤紧绷、干燥紧缩、灼热、刺痛、剧烈瘙痒。无明显全身症状。病程慢性，反复发作。对化学品、清洁剂等高度敏感，机械摩擦、搔抓、日晒、风吹、炎热及进食刺激性食物后症状加重。

（三）美学分析

本病颜面部出现红斑、丘疹、毛细血管扩张、毳毛增生、色素沉着、干燥、脱屑等，皮肤老化，肤色不匀，与正常肤色、肤质形成强烈对比，严重破坏了皮肤的外观形式美感和容貌美。重度依赖，反复发作，治疗周期长，给患者带来紧张、焦虑和烦躁等不良情绪，自尊心、自信心受损，给患者工作生活带来苦恼，甚至影响就业、社交和婚恋等。

（四）相关检查

1. 皮肤镜检查　观察表皮真皮等改变。

2. 组织病理学检查　表皮可见湿疹样的变化、轻微的棘层增厚等，真皮偶可见上皮样细胞肉芽肿和极少的朗汉斯巨细胞。

3. 实验室检查　血液检查，大致正常或嗜酸性粒细胞升高。必要时做免疫学检查，以辅助鉴别。

4. 斑贴试验　明确可能的致敏原。

（五）病症鉴别

1. 玫瑰痤疮　俗称酒渣鼻，皮损多分布于鼻尖、鼻周、面颊，局部常伴有毛细血管扩张，晚期形成鼻赘。无糖皮质激素长期外用史。

2. 脂溢性皮炎　发生在皮脂溢出部位的一种慢性丘疹鳞屑性、浅表炎症性皮肤病。典型皮损为油腻性鳞屑性黄红色斑片。无糖皮质激素长期外用史。

3. 寻常痤疮　好发于青少年，皮疹主要发生于颜面和胸背部，皮疹以黑头、白头粉刺，炎性丘疹、脓疱为主。而激素依赖性皮炎的痤疮样皮炎的皮损较密集，多以粉刺丘疹为主伴红斑或毛细血管扩张，皮损持续存在，有外用糖皮质激素史。

【治疗指导】

（一）西医治疗

1. 全身用药

（1）撤停激素　逐步撤停含激素的外用药物和洗护化妆品。可换非糖皮质激素制剂代替。作用较强的糖皮质激素要逐步撤停，如氢化可的松开始每日 2 次，症状控制后减为每日 1 次，1 周后减为隔日 1 次，再用 1 周后减为每隔 2 日 1 次，连续 3 次后停药。作用较弱的糖皮质激素制剂可立即停用。

（2）抗组胺　瘙痒较重者，以 H_1 受体拮抗剂为主，如盐酸西替利嗪、氯苯那敏、赛庚啶等，可选择 2~3 种联合应用。

（3）非特异性抗敏　静脉推注维生素 C、10% 葡萄糖酸钙、10% 硫代硫酸钠等。

（4）抗感染　多西环素口服，每日 100~250mg，疗程 3~4 个月。儿童予口服红霉素或甲硝唑。可配合低剂量的异维 A 酸，每天 5mg，连用 3 个月。

2. 局部治疗

（1）外用钙调磷酸酶抑制剂，如他克莫司、吡美莫司。在一定程度上改善因长期外用糖皮质激素所致的毛细血管扩张、多毛、皮肤变薄等问题，对皮肤屏障有一定修复作用。

（2）红肿渗出者，可用硼酸液冷湿敷。止痒可用盐酸丙马卡因外用。也可用非甾体类药物如氟芬那酸丁酯、乙氧苯柳胺等，抑制多种炎症介质的合成和释放，控制急性皮肤炎症，渗出或毛细血管扩张者还可以使用氦氖激光。

（3）干燥者，使用保湿剂、滋润霜，如硅霜、维生素 B_6 软膏。脱屑者，可用松馏油、黑豆馏油等焦油类软膏。

（4）色素沉着者，可用脱色剂，如氢醌霜。

（5）强脉冲光（IPL）治疗。这是近年来的一项新技术，可通过光热效应使血红蛋白变性凝固，血管闭塞，减少毛细血管扩张，可激活成纤维细胞，刺激胶原蛋白合成，减轻炎症。局部照射红光 15~20 分钟，或用 JDZ-3 型综合激光治疗仪照射，每日 1 次，连续 10~15 次，可收到较好疗效。

（6）刺激症状明显者，通过局部冷敷或液氮冷敷可迅速缓解。

（二）中医治疗

1. 内治法

（1）风热证　疏风清热，桑菊饮或枇杷清肺饮加减。

（2）热毒证　清热解毒，凉血解毒汤或清营解毒汤加减。

（3）阴虚证　养阴清热，青蒿鳖甲汤或大补阴丸加减。

（4）血燥证　养血润燥，四物消风饮或当归饮子加减。

2. 外治法　使用前应做斑贴试验。

（1）邪热炽盛　用盐酸黄连素油与硼酸洗液交替外搽，每日 5 次，或用蒲公英、地丁、大黄、黄芩等清热解毒中药煎水熏洗或溻渍。

（2）血虚风燥　硅油膏、芦荟霜、甘草油等。或用当归、白芍、白鲜皮等养血祛风润燥中药制成膏剂、膜剂外用。

【美容指导】

逐步撤停激素制剂或化妆品。日常以温水洁面、冷喷或冷敷、保湿、营养为原则。使用能恢复皮肤屏障功能的防敏、保湿医学护肤品，以降低皮肤敏感性。出现毛细血管扩张，用冷热毛巾交替敷面，先热后冷，使皮肤恢复对温度刺激的正常反应，并可兼施面膜、倒膜，改善血管微循环，配以收敛性化妆水，使毛孔收缩。到美容会所或医疗美容机构，应按敏感性皮肤进行调治。选用成分单一、有抗敏功效的产品，如甘草、芦荟、洋甘菊的提取液等。避免使用含有果酸类成分和酒精成分的产品。使用前应在耳后进行皮肤敏感测试，确保安全后方可使用。避免采用蒸汽美容及某些芳香疗法、红外线照射等。护理操作时，美容师手法应尽量轻柔、简单，时间不宜过长，一般不超过 10分钟。可视具体情况采取激光和物理治疗。

【预防指导】

1. 停用一切糖皮质激素外用制剂。对患者进行心理辅导，帮助患者解除应用糖皮质激素的心理依赖。

2. 合理使用糖皮质激素类药物，用药过程中应遵循递减原则。若面部皮肤疾病需外用激素制剂治疗时，应在专业医师指导下用药。

3. 应多吃富含维生素 C 的蔬果及钙制品、乳制品，降低皮肤毛细血管的脆性，增加皮肤的弹性。避免过量食用糖、蛋白质、脂肪及辛辣刺激性食物，忌饮烈酒。

4. 注意季节或环境变化。避免日光、冷热、洗涤剂等刺激。冬季保暖，夏季防晒。

第二节 换肤综合征

【概述】

换肤过度或换肤术后护理不当导致皮肤敏感、痤疮、栗丘疹、毛细血管扩张、色素沉着、瘢痕等多形性后遗症，称为"换肤综合征"。采用物理或化学方法剥脱表皮角质层，促进新细胞更替，使皮肤呈现细腻光泽、焕然一新的状态，仿佛更换皮肤，此类美容术通常称为"换肤术"。中医学未见确切记载。

化学换肤术的作用原理，是通过将化学试剂涂在皮肤表面，导致皮肤可控地被破坏和剥脱，促进新的皮肤再生，使黑素分布更均匀。当换肤溶液到达真皮层时，将启动伤口愈合机制，使皮肤发生重建，变得更光滑。因此化学换肤术有抗皮肤老化作用。此外，浅层换肤中常用的羟基乙酸，可以渗透到真皮，直接加速纤维母细胞合成胶原，并通过刺激角质形成细胞释放细胞因子来调节基质降解和胶原生成。

化学浅层换肤安全性较高，恢复时间短，改善效果较为有限。但浅层换肤由于安全、方便，成为目前临床上最常使用的换肤术。对于表浅性的色斑及轻度的皱纹有效。深的皱纹、瘢痕及较严重的皮肤老化还需要使用中层甚至深层的换肤，深层换肤虽然效果明显，但恢复期长，对皮肤伤害较大，易导致瘢痕，留下色素沉着，所以临床很少采用。

换肤综合征的发病机制尚未完全清楚。一般认为，长期过度换肤、换肤术操作不规范、术后护理不当、持续使用添加大剂量剥脱剂的美容产品或含违规成分的化妆品等，可导致表皮过度剥脱，皮肤屏障受损，抵御能力下降，各种外界环境因素如灰尘、日光、微生物等侵袭刺激，即产生红斑、毛细血管扩张，甚至炎症反应及色素沉着等。

【美容诊断】

（一）损美表现

以颜面为多发。以皮肤敏感、接触性皮炎、痤疮样炎症、色素异常四类皮损为主，表现为潮红、刺痒、干燥、紧绷、红斑、粉刺、丘疹、水疱、结痂、脱屑、色斑、疤痕、毛细血管扩张等多形性损害。三三两两，轻重不一。继发感染者伴有红肿、脓疱、糜烂、溃疡等。

（二）其他表现

全身自觉症状不明显，继发感染者可伴有发热。部分患者局部有瘙痒、刺痛。常术中感到刺痛或痒感，1~2天后，出现局部损害，一周左右可能出现结痂或脱屑。果酸换肤可造成直接灼伤，出现皮肤充血、水肿、潮红、灼痛、流水等。控制不当，可发生感染甚至化脓、结疤。中层和深层换肤后在颈、手背、手臂和其他皮肤附属器不丰富的部位容易出现肥厚性瘢痕。

（三）美学分析

换肤综合征颜面出现红斑、毛细血管扩张、色沉等，严重影响患者的容貌美。由于操作不规范，破坏了皮肤正常生理结构，皮肤变得敏感，对外界环境易感，且反复发作，致使患者焦虑、烦躁，产生沉重的心理负担。

（四）相关检查

1. 斑贴试验　术前、术后选择产品前需进行斑贴试验，确定合适产品。

2. 光敏感试验　测试皮肤对阳光的敏感程度。

3. 实验室检查　必要时做细菌学、免疫学检查，以辅助鉴别。

（五）病症鉴别

1. 激素依赖性皮炎　激素依赖性皮炎有明确外用糖皮质激素病史，皮损表现为多形性损害，如红斑、毛细血管扩张、痤疮样皮损、色素沉着等；换肤综合征虽也有类似皮损，但有明确的不正规美容史，且以红斑、毛细血管扩张为主要的临床表现。

2. 接触性皮炎　有明确的接触史，接触物有刺激性、毒性或致敏性，瘙痒明显，治疗后皮损易消退；换肤综合征虽有接触性皮炎样的皮损表现，但有明确的换肤术史，瘙痒不明显，且病程较长，反复发作。

3. 瘢痕　在烧、烫、手术、炎症等外伤或感染下，使得由胶原蛋白构成的真皮层组织缺损和胶原蛋白结构错乱，表皮被撕裂，伤及真皮，伤口只能由结缔性组织修复，即成瘢痕，引起外观形态和功能改变。换肤综合征所产生的瘢痕有明确的换肤治疗史。

【治疗指导】

（一）西医治疗

1. 全身用药

（1）抗组胺药　皮肤敏感者，给予盐酸西替利嗪、氯苯那敏、赛庚啶等，可选择2~3种联合应用。光敏试验阳性者，可同时口服羟氯喹等抗敏。

（2）抗生素药　激发感染、炎症反应者，可服用四环素类药物，如米诺环素、多西环素等。

（3）脱色及抗氧化剂　色素沉着者，可静滴还原型谷胱甘肽。口服维生素C、维生素E胶丸等。

（4）激素制剂　若病情严重，可短期服用糖皮质激素，如口服泼尼松、地塞米松等。

2. 局部治疗　以修复皮肤屏障，保湿抗敏为主。

（1）粉刺、丘疹等痤疮样损害　可外用阿达帕林凝胶或过氧苯甲酰凝胶等药物。

（2）色素沉着或色素减退　色素沉着外用氢醌霜。色素减退外用他克莫司乳膏或其他增加黑素生成的药物。

（3）皮肤敏感或毛细血管扩张　表皮生长因子制剂外用。含 EGF 及 bFGF 的皮肤修复营养霜或配合芦荟制剂。

（4）皮损较重时　可外用不含氟糖皮质激素制剂。

（二）中医治疗

痤疮样损害者，肺经风热证，酌情应用枇杷清肺饮加减联合火针治疗。

【美容指导】

立即停用导致皮肤损害的可疑化妆品，尤其是剥脱剂。温水清洁或防敏类洗面奶洁面，柔软毛巾搽拭，洁面后选用防敏系列护肤品，如轻拍防敏润肤水，涂搽防敏润肤霜（或乳），外用柔和隔离霜等。尽量少用彩妆，减少对皮肤的刺激。可以使用舒缓安全的医学护肤品，配合红黄光、冷喷、冷敷等物理治疗。

【预防指导】

1. 换肤术前，做好测试评估。科学制定换肤方案，规范操作。
2. 注重术后皮肤护理。冷水洗脸，加强保湿，避免曝晒。
3. 养成良好的睡眠习惯，勿熬夜，保证充分休息和睡眠质量。
4. 忌食辛辣、刺激性食物，减少面部冷热刺激。
5. 加强宣传教育，调整心态。接受规范服务。

复习思考题

（一）简答题

1. 化妆品皮炎有哪些发病类型？
2. 化妆品皮炎的鉴别病症有哪些？
3. 简述换肤综合征的皮损特点。
4. 试述糖皮质激素依赖性皮炎的损美表现。
5. 简述糖皮质激素依赖性皮炎的预防指导。

扫一扫，知答案

（二）案例分析

李某，女，34 岁，主诉"颜面部红肿、瘙痒 3 天"。自诉 1 周前曾去当地某美容院做面部护理并使用该院护肤品。3 天后晨起发现鼻两侧皮肤出现潮红、肿胀，自觉瘙痒，无其他不适。查见两侧颜面部有边界清楚的红斑，未见水疱，肿胀明显。舌红苔腻，脉滑数。

扫一扫，知答案

1. 请给出初步的美容诊断（中医诊断、西医诊断）。
2. 请给出治疗指导、美容指导和预防指导方案。

第八章 皮肤光损害 ▷▷▷

皮肤光损害是物理性皮肤病的一种，是皮肤因日光因素导致的炎症反应或慢性老化现象。光辐射主要来源于太阳产生的紫外线、可见光和红外线。日光中的紫外线具有促进维生素 D 合成、杀菌、抗皮肤感染等有益的生理作用。皮肤中的黑素细胞能吸收和反射紫外线，保护皮肤屏障。当光辐射累积过量，并有外源性光敏物质参与时，可诱发或加重某些皮肤病。急性者引起光毒反应，日久或反复接触光刺激，可引起光变态反应、皮肤光老化，甚至肿瘤。本章介绍几种美容临床常见的皮肤光损害。

第一节 日光性皮炎

【概述】

日光性皮炎，又称日晒伤、晒斑、日光红斑或日光水肿，是指正常皮肤因强烈日光过度照射后产生的一种急性炎症反应。表现为急性红斑、水肿、水疱和色素沉着、脱屑。本病春末夏初多见，好发于儿童、妇女、滑雪者及水面作业者，其反应的强度与光线强弱、照射时间、个体肤色、体质、种族等有关。属中医学"日晒疮"范畴。

本病的致病光谱主要是中波紫外线 UVB，波长 281~320nm。UVB 长时间或高强度照射正常皮肤后，产生光毒性反应，使表皮角质形成细胞的结构、功能发生改变，释放各种炎症介质如前列腺素、组胺、5-羟色胺、血清素和激肽等，激发炎症反应，作用于表皮各层，导致真皮血管扩张，血管通透性增高，血浆渗透性增加，引起组织水肿。受 UVB 刺激，黑色素合成增加，致使皮肤出现色素沉着。有研究显示，日光性皮炎与遗传因素有关，约15%患者有家族史。

中医学认为，本病因禀赋不足，肌肤腠理不密，不能耐受盛夏酷暑日光暴晒，阳毒热邪，侵袭肌肤而成。轻者阳热毒邪侵袭肌表，蕴郁肌肤，重者阳毒与暑湿搏结，蕴蒸化腐，热毒炽盛。

【美容诊断】

（一）损美表现

本病好发于日光曝晒部位，如面、颈、手臂等。少数过敏体质人群一般有 2~3 周不等的致敏期。急性期皮肤迅速出现红斑，丘疹，水疱及丘疱疹，边界清楚。严重时渗液，糜烂及皮肤肿胀，逐渐转为慢性，出现皮肤干燥、结痂、脱屑或色沉。

（二）其他表现

自觉灼痛、瘙痒。重者可有发热、畏寒、头痛、乏力、恶心等全身症状。本病发病较急，常于日晒后 2~6 小时出现皮损，12~24 小时达到高峰，3~5 天后皮损可逐渐消退，1 周内可痊愈，但会遗留色素沉着及脱屑等，如反复发作可形成苔藓样的慢性炎症反应。

（三）美学分析

日光性皮炎好发于暴露部位，如面、颈、手臂部等处。暴晒后皮肤立即出现红斑、水肿甚至水疱、大疱及渗出、糜烂。影响了皮肤的完整性，破坏了容貌美。遗留脱屑及色素沉着，破坏了皮肤白皙、细腻和光滑的皮肤美感，还会因为瘙痒和疼痛影响工作和生活，带来一定的心理负担。

（四）相关检查

1. 光敏感试验 可以检测日光性皮炎。

2. 实验室检查 必要时做细菌学、免疫学检查，以辅助鉴别。

（五）病症鉴别

接触性皮炎 接触性皮炎发病前有明确的接触某种毒性、刺激性或致敏性物质的病史，而且与体质有关。皮损表现以接触部位的红斑、肿胀、丘疹、水疱、大疱，伴剧烈瘙痒为特征。皮损形态与接触物形态大小相符。若祛除接触物后皮损可以很快消退，若再接触，皮炎可再次发生。

【治疗指导】

（一）西医治疗

1. 全身用药

（1）抗组胺药 有全身症状者可口服氯雷他定、西替利嗪或赛庚啶。也可配合 H_2 受体拮抗剂，如西咪替丁、雷尼替丁等。

（2）糖皮质激素 严重者可口服泼尼松 20~30mg，每日 1 次。

（3）止痛药 阿司匹林口服，0.3~0.6g，每日 3 次。

（4）维生素 维生素 C、维生素 B_6 等。

2. 局部治疗 以安抚、消炎、止痛为原则。

（1）外搽炉甘石洗剂、糖皮质激素霜，有明显减轻局部炎症的作用。

（2）渗出者，以 2.5% 吲哚美辛溶液外搽。大疱、渗出液多时，可用 2%~4% 硼酸溶液、冰牛奶、生理盐水等进行湿敷，每次 15~20 分钟，每日 2~3 次。

（3）严重晒伤者，简单清创，生理盐水清洗创面后，祛除污物及皱褶死皮。污染明显的创面用 1% 苯扎溴铵溶液消毒，无菌纱布蘸干创面后，润湿烧伤膏均匀涂于创面，厚约 1.0mm，每 4~6h 换药 1 次，以保证创面洁净、湿润，不浸渍。以暴露治疗为主，不宜包扎。

（4）皮炎后期，皮肤干燥、结痂、脱屑、色沉者，可选择保湿剂、角质软化剂、防晒剂等外用，如硅霜、焦油类软膏、氢醌霜等。

（二）中医治疗

1. 内治法

（1）热毒证 清热解毒、凉血消肿，犀角地黄汤合白虎汤加减。

（2）湿热证 清热利湿、凉血解毒，龙胆泻肝汤加减。

2. 外治法 红斑或水疱未破溃者，可用蒲公英 30g，野菊花 20g，或生地榆、马齿苋各 30g，或青蒿 60g，煎液冷湿敷。

3. 其他疗法 曲池、血海、足三里、三阴交等毫针泻刺。还可取耳穴肾上腺、肺、内分泌、大肠穴等，王不留行籽贴压。

【美容指导】

日间养护可温水清洁、保湿，涂晒后修复霜。由专业美容师实施美容养护。先用棉片小心清洁，再用冷喷仪、冰纱布、冰袋等对皮肤进行镇静，补充角质层细胞水分，软化角质，使之柔和脱皮。可使用油、水充分的无刺激的滋润修复类面膜贴敷。禁用去角质、按摩等较刺激的美容术。可酌情使用冰球疗法。

【预防指导】

1. 避免日晒。夏季 6~8 月份的 10~14 时是日光中的紫外线照射最强时间，此时应尽量避免外出。外出时应穿长袖长裤，采取涂防晒霜、戴遮阳帽和遮阳伞等防晒措施。

2. 避免外涂和服用有光敏作用的药物和食品，如灰菜、苋菜、泥螺等。可多食用富含维生素 A、E、C 的蔬果及有清热解暑作用的食物。

3. 平时增加户外锻炼，增强皮肤对日光的耐受。

4. 注意自我心理调适，保持心情舒畅，避免因皮损而产生焦虑情绪。

第二节 慢性光化性皮炎

【概述】

慢性光化性皮炎是指内服或外用光敏物质后，又受到日光照射而出现的慢性光过敏性皮炎炎症反应，是一组好发于中老年男性，慢性、持续性在曝光和非曝光部位出现慢性皮炎改变的病谱性疾病。90 年代将这组疾病统一命名为慢性光化性皮炎。包括持久性光反应、光敏性湿疹、光敏性皮炎和光线性类网织细胞增生症四种类型，以光敏性皮炎或湿疹样皮损为特征。严重者表现为光线性类网织细胞增多症。

本病虽不常见，但全球均有报道，以温和气候地区多见。大约 90% 患者为男性。据统计在北苏格兰地区的发病率为 1∶6000，平均发病年龄为 65 岁。近来发现合并感染人类免疫缺陷病毒（HIV）的患者发病率逐渐升高。我国云南正常人群患病率为 0.18%。

本病发生与光敏感物质关系密切，是一种内源性光变应原引起的皮肤迟发型超敏反应。光敏物质经皮肤接触或内服等途径，通过血液循环到达皮肤，接受日光（UVA、UVB）照射而致病。在这种光变态反应中，由于紫外线的光化学作用和光毒性氧化作用，使皮肤中某些正常成分（内源性蛋白）发生变更，形成新抗原，持续刺激免疫系统而引起延迟性超敏反应。所以本病还与免疫调节功能紊乱、色氨酸代谢障碍、过敏素质等有关。现已知的光敏物质包括化妆品、清洁剂中的香料、防腐剂，化学类物质如染料、苯胺等，香豆素类如补骨脂、白芷等，内服药如磺胺类、雌激素等，植物如灰菜、紫云英等，均可引发本病。中医学未见确切记载。

【美容诊断】

（一）损美表现

皮疹多位于光暴露部位，严重者可累及遮光部位。表现为散在小片红色小丘疹的湿疹性损害或为弥漫性红斑水肿，可略伴渗出，继而浸润加重，呈浸润增厚的苔藓样丘疹和斑块，或伴少量鳞屑的暗红到灰黑色的浸润斑。皮损一旦发生，多数持久存在，夏季或日晒后加重。偶有患者最终发展为皮肤 T 淋巴细胞瘤。

（二）其他表现

自觉烧灼感、疼痛、瘙痒感。病程多呈慢性、持久性，终年难愈。

（三）美学分析

慢性光化性皮炎除好发于日光暴露部位，还可累及非暴露部位，皮损长期存在，常年不愈，破坏了皮肤光滑、细腻、肤色均匀的和谐美感，严重影响了容貌美及全身整体美。还带来沉重的心理负担。

（四）相关检查

1. 光敏试验　可协助诊断。

2. 组织病理学检查　急性期可出现棘细胞层水肿、真皮乳头血管周围淋巴细胞浸润。慢性期为皮肤 T 淋巴细胞瘤样改变，棘层肥厚，角化过度，真皮可见网状层淋巴细胞密集浸润，有时可见非典型的淋巴细胞，还可见类似 Pautrier 微脓肿样的损害。免疫组化示 T 淋巴细胞为主，CD4/CD8 比率降低，以 CD8 淋巴细胞占优势。

（五）病症鉴别

湿疹　湿疹患者无光敏感史，与日光照射无明显关系。湿疹的皮损无特定好发部位，但常对称分布，皮损特点表现得更加多形性、渗出倾向更明显，伴剧烈瘙痒。

【治疗指导】

（一）西医治疗

1. 全身用药

（1）抗组胺药　氯雷他定、氯苯那敏、赛庚啶、特非那丁等，同时应口服维生素 C 及 B 族维生素。

（2）免疫抑制剂　硫唑嘌呤，每日 50～150mg，病情控制后减量维持 3 个月；羟基氯喹，每日 200～400mg，分 2 次口服；反应停，每日 150mg，病情控制后减量维持 3 个月。或口服雷公藤多苷片。

（3）糖皮质激素　病情严重者，可使用糖皮质激素进行系统性治疗。对病情反复者，糖皮质激素联合使用羟氯喹或硫唑嘌呤可增加疗效。

（4）抗生素　如合并感染，应加用相应的抗生素。

2. 局部治疗

（1）渗出明显者，可用 3% 硼酸溶液、0.1% 依沙吖啶溶液、生理盐水冷湿敷，每次 30 分钟，每日 3～5 次；湿敷间期可用氧化锌油剂外涂。

（2）弥漫性红斑、水肿，病情较重者，可外用糖皮质激素乳剂或软膏外搽，但不宜长期使用。

（3）苔藓样丘疹和斑块者，可用氧化锌油、氧化锌糊、5% 糠馏油糊等，或糖皮质激素霜剂配合焦油类制剂。病情控制后，改用弱效激素制剂或非糖皮质激素类药物。

（4）PUVA 或 PUVB 光脱敏治疗，开始剂量低于最小红斑量，逐渐增加至获得保护作用。

（二）中医治疗

1. 内治法

（1）湿热证　凉血解毒，清热除湿，龙胆泻肝汤加减。
（2）血燥证　养血润肤，祛风止痒，养血润肤饮加减。

2. 外治法

（1）渗出者，单味地榆或马齿苋煎汤，10% 黄柏溶液、三黄洗剂等外洗并冷湿敷。每日 2 次。

（2）红斑、丘疹、瘙痒者，三黄洗剂外搽或用黄柏六一散外搽。

（3）肥厚斑块、苔藓样变，外用皮炎外洗Ⅱ号，黄连皮炎膏、青黛膏或 5%～10% 硫软膏等外搽患处。

【美容指导】

日常以温冷水清洁，补水、保湿、抗敏为原则。清洁沐浴，宜用含亲水油、不含碱的洁肤品，忌用碱性浴液、肥皂等。补水保湿选用含天然保湿因子、不含酒精的产品，如透明质酸、乳酸和乳酸盐、海藻多糖、神经酰胺等，应避免使用可疑致敏物质。急性期以保湿、镇静、修复、舒缓原则为主，如含甘菊、芦荟等成分的软膜，或冰球按摩，镇静舒缓。症状缓解后再行美白护理。慢性期，外搽具有保湿、滋润的保湿剂以恢复皮肤屏障，如油包水型的膏霜类或浓稠的乳霜类保湿剂。皮损较厚或苔藓样变，可用封包疗法。

【预防指导】

1. 注意防晒避光，减少外出，外出时需戴太阳帽、遮阳伞、穿长袖衣服、外搽防晒护肤品等。

2. 避免接触光敏感物质，如药物、化妆品、某些食物等。可进行光斑贴试验和斑贴试验明确致敏原。对光线极度敏感者，照明可用白炽灯，深色窗帘，尽量减少光刺激。

3. 多食用富含维生素的新鲜蔬菜和水果，避免辛辣刺激性食物，注意多饮水。

4. 加强运动，提高自身免疫力。

5. 避免精神紧张焦虑，保持心情愉悦。

6. 保证睡眠。

第三节　皮肤光老化

【概述】

皮肤光老化是由于皮肤长期受到日光紫外线照射所引起的皮肤老化性损害，是自然老化和紫外线辐射共同作用的结果。人体皮肤的老化，是指皮肤因内外源性因素影响而出现的皮肤外部形态、内部结构和功能衰退等现象。内源性老化是指随着机体的衰老而自然老化，与遗传基因有关。外源性老化主要由日光紫外线、吸烟、化学物质等环境因素引起。皮肤老化有20%源于自然老化，80%源于光老化。皮肤覆于体表，时时刻刻都暴露在日光下或日光灯下，表皮层和真皮层一直承受光的刺激和损害，所以皮肤光老化发生率极高。

皮肤光老化是外源性老化中最常见的现象，是皮肤衰老过程中，由光线特别是紫外线损伤所致。临床主要表现为皮肤干燥、粗糙、毛细血管扩张、松弛、皱纹、不规则色素沉着等。不但严重影响美观，也会增加皮肤疾病的风险。

引起皮肤光老化的主要因素为紫外线。紫外线对皮肤细胞损伤的机制包括：①皮肤细胞的凋亡相关基因的过度表达以及受紫外线抑制的转录后产物的表达，从而调控细胞信号途径的转导。②皮肤暴露于紫外线下，可引起成纤维细胞胶原蛋白降解，使皮肤弹性下降、皱纹增加。③皮肤细胞参与氧化应激产生的高反应性自由基，可与各种细胞内结构相互作用造成细胞和组织损伤。大量研究表明，氧化应激也是皮肤光老化发生的重要机制之一。氧化应激是指机体在遭受各种有害刺激时，如寒冷、失水、脱盐、营养缺乏、UVB辐射等，体内过氧化物、超氧化物、氧自由基等氧化产物增多，超过机体承受范围，氧化还原动态平衡被打破，从而对细胞、组织、系统造成损伤。

中医学未见相应病名。中医学整体观念认为，光老化虽是皮肤外观的改变，与机体阴阳失衡，脏腑功能失调，气血津液运行失常密切相关。正所谓"藏居于内，形见于外"。禀赋不耐、光毒外袭，精血亏虚、肾气虚衰均可致老。

【美容诊断】

（一）损美表现

发于中老年人群，多见于农民、海员和高山地区居民，男性多于女性。好发于面部、颈部、前胸、后背与两上肢前臂，表现为皮肤松弛、色泽黯淡，干燥、粗糙、脱屑、皱纹增多，毛孔增粗、色素沉着斑、毛细血管扩张等多种衰老表征，可发生各种良性、癌前期或恶性肿瘤。

目前，临床上用 Glogau（格洛高）分类法以指导诊断分型。该法将光老化分四型。Ⅰ型："无皱纹"，早期光老化。年龄 20~30 岁，表现轻微色素沉着，没有角化，少有皱纹，可不用或少用化妆。Ⅱ型："运动中皱纹"，早期到中度光老化。年龄 30~40 岁，角化可触及但看不清，可有早期老年性雀斑样痣，口角开始出现笑纹，可经常化一些基础妆。Ⅲ型："静止中皱纹"，晚期光老化。年龄 50~60 岁，表现为明显的色素异常，毛细血管扩张，角化明显，可见静止中皱纹，可常化厚重基础妆。Ⅳ型："只有皱纹"，重度光老化。60~70 岁，全面部皱纹，无正常皮肤，肤色黄灰，可有皮肤恶变，呈"饼状或碎裂状"，化妆无用。

（二）其他表现

无明显自觉症状。或有瘙痒、脱屑。也有出现湿疹样皮炎、脂溢性角化病、日光性雀斑样痣、光化性角化病等光老化重症。日光性雀斑样痣，又称"日光性黑子"，是皮肤光老化最常见的色素沉着性皮损。皮损从 30 岁开始出现，位于面部、手部和前臂伸侧等长期日光暴露的部位。皮损数目和大小随年龄增长而增加。光化性角化病，又称"日光性角化病"，为表皮癌前病变。常见于老年人皮肤曝光部位，临床表现多样，最常见的是角化过度型。

（三）美学分析

面颈、前臂等出现的皮肤干燥、粗糙，皱纹，色素沉着、毛细血管扩张等光老化损害，破坏了皮肤的色相、彩度和亮度，使皮肤失去了弹性、光滑、细腻、白皙的美感，造成视觉和触觉的不良感受。光老化有加剧衰老和恶变的可能，给人带来沉着的心理负担。

（四）相关检查

1. Glogau 分类法　判断类型。

2. 组织病理学检查　辅助鉴别。

（五）病症鉴别

1. 大量皮肤脱屑　正常人皮肤每天新陈代谢，表层不断地更新，角化，皮肤少量脱屑，属生理现象，无不适感觉。如果皮肤出现大量皮肤脱屑现象，则应视为病理表现。除脱屑还可伴有皮肤干燥、瘙痒、皲裂等，应做相应检查。

2. 其他皮肤病 光老化重点在于日光引起的皮肤老化且伴随自然衰老而加剧。其他皮肤病有不同的病因，皮损表现也有疾病本身的特征。应用相应的检查可与鉴别。

【治疗指导】

（一）西医治疗

1. 全身用药

（1）抗氧化 常用的抗氧化剂有维生素 E、维生素 C、胡萝卜素等，可试用常规口服剂量坚持服用。

（2）抗自由基损伤 还原性谷胱甘肽、复方甘草酸单铵、复方甘草酸二铵等，清除自由基，增加超氧化物歧化酶活性。

2. 局部治疗

（1）维 A 酸类 0.05% 全反式维 A 酸润肤霜，目前唯一被美国食品和药物管理局批准的可用于光老化治疗的产品。可改善局部皱纹、点状色斑及皮肤粗糙。

（2）抗氧化剂 过氧化物歧化酶（SOD）、辅酶 Q10、烟酰胺等加入化妆品中外用。如辅酶 Q10 外用，能渗透到表皮各层，有效对抗紫外线照射引起的氧化应激反应，防止紫外线对 DNA 的氧化破坏，还能抑制成纤维细胞中胶原酶的过度表达，有助于对抗光老化。

（3）防晒剂 氧化锌、对氨基苯甲酸及其酯类、水杨酸酯类等。物理性和化学性防晒剂联合使用效果较好。

（4）皮肤磨削术 即在局麻或冷冻后用牙钻带动磨头和高速电动机磨削受损的皮肤。疗效肯定。治疗后患者皮肤外观有不同程度的改善。其机制可能是磨削后，老化变质的表皮细胞脱落，刺激皮肤生长层吸氧和血液循环，加速组织发育，促进胶原蛋白和弹性蛋白的生成，使皮肤变得细腻柔软，富有弹性光泽。

（5）激光治疗 目前用于除皱及改善光老化的激光包括，脉冲 CO_2 激光、铒激光、非损伤性 CO_2 激光、强脉冲光和脉冲染料激光。光子嫩肤仪配合激光治疗、速热柔光技术、激光点阵等都是目前疗效较为肯定的新技术。

（6）注射填充 用于治疗深度皱褶和非动力性皱纹。软组织填充物注射可改善光老化引起的粗糙皱纹和组织容量减少。生物降解材料，永久填充物和自体脂肪移植等均可作为软组织扩充物。常用的如 A 型肉毒素、透明质酸或胶原蛋白等。经 FDA 批准的仅 2 种，即牛胶原蛋白和透明质酸。效果仅可维持 3~6 个月，且副作用较多，价格昂贵且需要重复注射，极大限制其临床应用。目前有采用硅胶作为替代剂，但尚未得到FDA 的批准。

（7）化学剥脱 也叫化学剥蚀，其操作较简便，治疗效果较好，目前应用较为广泛。常用的化学剥脱剂按照剥脱创伤的程度分为 3 类，即浅表剥脱剂、中等度剥脱剂和深度剥脱剂。

（8）靶向治疗　是一种新趋向。最新研究发现，脂肪衍生干细胞的条件培养液不仅可抑制 B_{16} 黑素瘤中的黑素生成、保护成纤维细胞避免由于日光或其他化学物质引起的氧化应激反应，还能刺激胶原蛋白合成和真皮纤维迁移，从而加速皮肤产生皱褶和促进伤口愈合。

（9）其他　冷冻治疗和光动力疗法也是常用方法。手术治疗可以改善光老化引起的皱纹和皮肤松弛等，但对于光老化的色斑、丘疹、毛细血管扩张和皮肤弹性下降等效果不佳。术后恢复时间长，有一定风险，是光老化治疗的最后选择。

（二）中医疗法

1. 内治法

（1）气血虚弱证　益气补血，滋阴养颜，八珍汤或十全大补汤加减。

（2）肾虚证　补肾延衰养颜，六味地黄丸、金匮肾气丸、归肾丸等加减。

2. 外治法

（1）中药贴敷　选择白芍、牡丹皮、当归、人参、甘草等具有美容养颜功效的中药膜粉，调和贴敷。或水煎溻渍。

（2）经络抗衰　辨证循经取穴，针灸或按摩。如面部局部皱纹处，沿皱纹方向排针法。足三里、三阴交、印堂、阳白等穴位按摩，增强肌肉弹力，消除皱纹。

【美容指导】

科学清洁、科学养护、科学防晒、科学防老化。洁面乳应选用保湿且油脂成分较多的乳剂，次数不宜过多。水温适宜。洗面后需用双重保湿水滋润。在选择护肤品时可考虑功效性的化妆品。对于不同肤质选用适宜剂型的防晒剂，敏感性皮肤选用无酒精无刺激性的产品。可用含活化老化皮肤、抑制黑色素成分的美容品，如维生素 A 酸、A 醛、果酸、外用高浓度左旋维生素 C、B 柔肤酸、艾地苯、烟碱酰胺、泛醇、泛酸、苯二酚、熊果素、鞣酸、壬二酸等。中重度光老化可到专业美容机构采用激光、注射、磨削等进行调治。

【预防指导】

1. 多食用抗衰老的食品，如富含维生素 A、维生素 E 及胶原蛋白等营养成分的食物。适量摄取富含维生素 C、胡萝卜素的食物，有助于抗氧化，增强皮肤抵抗力。经常吃豆制品。异黄酮有助于维持皮肤光泽细嫩。少吃重口味的食物。

2. 注意防晒，防晒剂的使用不可间断。

3. 保证充足睡眠。熬夜、过度疲劳及抽烟均可加速皮肤衰老。

4. 保持正常体重，保持皮肤足够的脂肪。

5. 加强锻炼，增强新陈代谢，保持心情舒畅。

复习思考题

（一）简答题

1. 试述日光性皮炎的美学分析。

2. 简述日光性皮炎西医局部治疗。

3. 简述慢性光化性皮炎的西医局部治疗和美容指导。

4. 试述皮肤光老化的美学分析及局部治疗。

（二）案例分析

扫一扫，知答案

孙某，女，38 岁，主诉"皮肤灼热痒痛 2 天"。自诉 2 天前结伴外出漂流后，出现面部、颈部及双上肢等暴露部位皮肤红肿，灼热疼痛，上肢皮损处伴散在小水疱。舌红苔黄，脉微数。

1. 请给出初步的美容诊断（中医诊断、西医诊断）。

2. 请给出治疗指导、美容指导和预防指导方案。

扫一扫，知答案

第九章　皮肤色素异常 ▷▷▷

皮肤色素异常是指皮肤或黏膜色素代谢障碍，常导致皮肤或黏膜色素增加或色素减退，从而使皮肤或黏膜颜色改变，破坏肤色均匀和谐的美感。皮肤色素异常分为色素增加和色素减退两类。正常皮肤颜色主要由黑素（黑褐色）、胡萝卜素（黄色）、血液中氧化血红蛋白（红色）及还原血红蛋白（蓝色）的含量多少来决定，其中黑素是决定皮肤颜色的主要色素。在色素生成、转移与降解过程中，黑素含量增多或减少超出正常范围，即可导致黑素沉着或脱失，引起皮肤色素异常。皮肤色素异常发生的主要机制有表皮基底层的黑素含量增多，导致皮肤色素增多沉着，如黄褐斑。感光作用促进表皮内黑素小体增多，如雀斑。炎症或日晒后色素沉着，如扁平苔藓、湿疹、日晒斑等。内分泌疾病影响黑素合成，如阿狄森氏病。酪氨酸酶活性降低或缺陷，使黑色素或黑色素体生物合成缺陷，色素减退，如白化病。表皮黑素细胞损伤或破坏，色素减退，如白癜风。此外抗肿瘤药物，重金属砷、铋、金、银等，染料，化妆品，文身，系统性疾病（如黄疸）亦可导致皮肤色素异常。

第一节　色素增加

色素增加主要是指黑色素增加，皮肤黑素过度沉着，使皮肤或黏膜局部色泽加深。黑素沉着于皮肤各层，由于深浅不同，会出现视觉上的颜色差异。黑素沉着于表皮时，局部皮肤呈黑色、褐色，如黄褐斑、雀斑。沉着在真皮上层，呈灰蓝色，如太田痣。沉着在真皮深层，呈灰青色，如蒙古斑、太田痣。黄褐斑、雀斑、太田痣、蒙古斑均在正常皮肤上发生，继发性色素沉着症的皮损则常见于炎症区、植入区。本节主要介绍黄褐斑、雀斑、太田痣、色素痣、继发性色素沉着症等几种常见病症。

一、黄褐斑

【概述】

黄褐斑是指因皮肤色素引起的颜面片状淡褐色或黄褐色色素沉着斑，多对称分布于双侧面颊、额部，形如蝴蝶，亦称"蝴蝶斑"。本病成年女性多见，好发于育龄期妇女，少数男性也可发生。属于中医学"黧黑斑""肝斑""面尘"等范畴。

目前，黄褐斑发生的病因尚不十分清楚，可受多种因素影响。西医学认为本病与妊娠、某些药物影响、内分泌紊乱、某些慢性疾病、微量元素缺乏、日晒、化妆品使用不当、精神紧张以及遗传等因素有关。其中妇女妊娠期引起的黄褐斑，又称为"妊娠斑"，大多数在分娩后月经恢复时逐渐消失，认为其与雌激素、孕激素和垂体黑素细胞刺激素水平增加有关。妇女口服避孕药，本病发生率可达 20% 或更多，常于口服 1~20 个月之后出现，认为是雌激素和孕激素的联合作用所致。长期应用药物如苯妥英钠、氯丙嗪等也可诱发本病。某些妇科疾病如痛经、月经不调、不孕症、子宫附件炎等，全身慢性疾病如慢性肝炎、慢性酒精中毒、甲亢、结核病、内脏肿瘤等，被认为与卵巢、垂体、甲状腺等内分泌失调有关。紫外线照射、皮肤损伤、化妆品中的重金属均可增强酪氨酸酶活性，从而加速色素合成而引起本病。维生素 A、C、E、烟酸、氨基酸及微量元素铜、锌缺乏对本病的发生也有一定影响。精神紧张、焦虑、失眠等，刺激垂体分泌大量促黑素细胞激素也可引发本病。研究还发现黄褐斑皮损区有菌群改变，推测黄褐斑发病与皮肤微生态失衡有关。据资料显示，30% 黄褐斑患者有家族史，特别是男性患者，遗传可能是主要病因之一。

中医学认为本病发生是由于肝、肾、脾三脏功能失常，导致气血不能上荣于面所致。情志不遂，肝气郁结，血行不畅，气滞血瘀而上积于面；或饮食不节，劳倦过度，损伤脾胃，脾土亏虚，气血不足，颜面失养；脾失健运，清阳不升，浊阴不降，浊气上犯于面；或房劳过度，年高体弱，肝肾阴亏，冲任不调，虚火燥结，滞于颜面，或外受风邪，气血不和，拂郁于面，均可发生黄褐斑。

【美容诊断】

（一）损美表现

本病多发于 25 岁至 45 岁青壮年女性。发于颜面部，尤以颧部、前额、颊部、鼻背最为明显，对称分布，呈蝶翼状，少数见于眉弓、颏部和上唇部，一般不累及眼睑、口腔黏膜。皮损为淡褐或棕黑色，片状，边缘清楚或呈弥漫性，大小不定，表明光滑，平摊于皮肤之上，抚之不碍手，无炎症及鳞屑。

（二）其他表现

本病无自觉症状。病程较久，发展缓慢，可持续数月或数年，精神忧郁、焦虑、熬夜、劳累、日晒等因素可加重，部分患者分娩后或停用避孕药后可消退，并随季节而变化，一般夏季加深，冬季减轻。

临床上，黄褐斑按皮损面积可分轻重两类。轻者，皮损占面部皮肤的 1/3 以下，色素沉着较浅淡；重者，皮损占面部皮肤的 1/3 以上，色素沉着较深、较浓。按皮损发生部位分为四型。①蝶形型：皮损主要分布在两侧面颊部，呈蝶形对称性分布。②面上部型：皮损主要分布在前额、鼻部和颊部。③面下部型：皮损主要分布颊下部、口周和唇部。④泛发型：皮损泛发在面部大部分区域。

（三）美学分析

健康的皮肤以红润有光泽，颜色均匀为美，而黄褐斑皮损表现为淡褐色、深褐色色素沉着，与正常皮肤形成了强烈的对比，破坏了皮肤的亮度、色相及彩度和均匀和谐的美感。且皮损位于面部，严重影响容貌美。同时黄褐斑好发于育龄期妇女，极易造成患者不同程度的心理障碍，如自卑、消极、绝望等，从而影响心身健康。

（四）相关检查

1. wood 灯检测　可以观察黑素沉着部位深浅。wood 灯照射检查对指导临床治疗有现实意义，表皮型黄褐斑使用脱色剂祛斑效果较好，真皮型黄褐斑使用脱色剂祛斑效果不理想。

（1）表皮型　色素沉着于表皮层，外观呈浅褐色。wood 灯下表皮色素加深。皮损处与正常皮肤颜色反差较大。

（2）真皮型　色素沉着主要在真皮浅层，外观呈蓝灰色，或在真皮深层，呈灰青色。wood 灯下表皮色素并不加深，改变不明显。

（3）混合型　色素既在表皮内，又在真皮浅层，外观呈深褐色。wood 灯下两者均有显现。

（4）不确定型　部分皮损呈褐色或黑色斑，与光斑相似。wood 灯下不能准确分类。

2. 皮肤镜检查　补充 wood 灯检测不足。

3. 实验室检查　原发病相关检查及性激素六项检查。

4. 组织病理学检查　表皮基底层和棘层黑素增加，但无黑素细胞增殖，真皮上部可见游离的黑素颗粒或被噬黑素细胞所吞噬，无炎症细胞浸润。

（五）病症鉴别

1. 雀斑　色斑呈点状，分布散在而互不融合，一般呈对称性，多在 3～5 岁出现，数目随年龄增长渐增，有明显家族史。

2. 太田痣　色斑为片状，呈蓝灰色，常沿三叉神经的一、二支分布，单侧发病，部分波及结膜、巩膜、口腔和鼻黏膜，自幼发病，属常染色体显性遗传。

【治疗指导】

（一）西医治疗

1. 全身用药

（1）积极治疗原发病　由妇科疾病，如痛经、月经不调、不孕症、子宫附件炎等，全身慢性疾病，如慢性肝炎、慢性酒精中毒、甲亢、结核病、内脏肿瘤等诱发的黄褐斑，首先积极治疗原发病，从根本上解决问题。

（2）联合使用维生素 C、维生素 E、氨甲环酸　维生素 C 能使深色氧化型色素还原成浅色还原型色素，阻止黑素代谢的氧化过程，抑制黑素形成。维生素 E 抗氧化，可降低酪氨酸酶活性，减少黑素合成，维生素 C、E 合用有协同作用。氨甲环酸有竞争性抑制酪氨酸酶的作用，能减少黑色素合成。但其易刺激胃肠道，引起月经减少，不宜长期使用。具体用法：维生素 C 0.2g/次，每日 3 次口服，连续服用 1～3 个月。维生素 E 0.1g/次，每日 3 次口服，连续服用 1～3 个月。氨甲环酸 0.25～0.5g/次，每日 3 次口服，连续服用 1~3 个月。

（3）联合使用维生素 C 与谷胱甘肽　对顽固性病例及皮损较重者可静脉注射大剂量的维生素 C，并可以联合静脉注射谷胱甘肽。维生素 C 2g/次，每周 2 次，静脉注射。谷胱甘肽 1.2g/次，每周 2 次，静脉注射。

2. 局部治疗

（1）氢醌　氢醌可阻断酪氨酸氧化合成多巴的反应过程，从而减少黑色素的合成。具体用法：2%~3%氢醌乳膏适量涂抹患处，每天早晚各 1 次，一般要涂抹数周，当斑色变浅或恢复至正常肤色时，应逐渐减少用药。该药有表皮刺激、接触性皮炎、炎症后色素沉着等副作用，对氢醌乳膏过敏者、12 岁以下儿童及孕妇禁用。

（2）维 A 酸（维甲酸）　维 A 酸影响或抑制黑素的形成，且可促进含有较多黑素颗粒的表皮及角质层的剥脱。具体用法：0.05%~0.1%维 A 酸软膏适量涂抹患处，每晚 1 次。使用本药可能会引起皮肤刺激反应，如烧灼感、红斑及脱屑等副作用，妊娠期、急性或亚急性皮炎、湿疹类皮肤病患者禁用。

（3）壬二酸、曲酸　壬二酸、曲酸为酪氨酸酶的竞争抑制剂，可减少黑素形成。具体用法：15%~20%壬二酸霜或 1%~2%曲酸霜适量涂抹患处，早晚各 1 次，可持续用 3~12 个月。少数患者使用本药会引起皮肤刺激反应，但一般比较轻微和短暂，治疗后 2~4 周逐步消失。

（4）超氧化物歧化酶（SOD）　主要通过阻止体内活性氧类自由基堆积和清除活性氧类自由基的作用来减少黑素的生成。具体用法：0.1%SOD 霜适量涂抹面部，早晚各 1 次。

（5）遮光剂　常用的有 5%二氧化钛霜、5%奎宁霜，外出涂抹于面部，每日 3 次。主要通过隔离紫外线对皮肤的伤害，从而减少色素形成。

（6）激光治疗　色素颗粒吸收激光能量后，被迅速汽化、粉碎，然后通过体内的巨噬细胞吞噬而排出体外。Q 开关 Nd：YAG 激光、Q 开关翠绿宝石激光、Q 开关红宝石激光、脉冲 CO_2 激光等都有破坏真皮上部以上的黑素颗粒作用，是去除皮肤黑色素沉着有效而快速的治疗方法。有研究表明，Q-开关翠绿宝石激光（波长 755nm）治疗黄褐斑较其他波长激光效果好，但均因其容易复发，并可能产生炎症后色素沉着等副作用，所以治疗作用有限。

（7）水光针治疗　通过真空负压技术将玻尿酸或谷胱甘肽等药物注入表皮和真皮，药物直接作用于皮肤深层细胞，可快速达到补充胶原蛋白、紧肤祛皱、补水保湿、淡化色斑、美白嫩肤等功效。通过水光针注射送到皮下的药物的吸收率是普通涂抹皮肤的 10 倍以上。

（二）中医治疗

1. 内治法

（1）肝郁证　疏肝解郁，理气消斑，逍遥散加减。

（2）脾虚证　益气健脾，养血祛斑，归脾汤加减。

（3）肾阴虚证　滋阴补肾，养颜祛斑，六味地黄丸加减。

2. 外治法

（1）《医宗金鉴》玉容散　白牵牛、团粉、白蔹、白细辛、甘松、白鸽粪、白及、白莲蕊、白芷、白术、白僵蚕、白茯苓各30g，荆芥、独活、羌活各15g，白附子、鹰条白、白扁豆各30g，防风15g，白丁香30g。共研细末。每用少许，放于手心内，以水调浓，擦搓面上，30分钟后清水洗去，早晚各1次。

（2）《太平圣惠方》七白膏　香白芷、白蔹、白术各10份，白芨5份，细辛、白附子、白茯苓各3份。各药物研细末，鸡蛋清调成弹子小丸，阴干。每晚洁面后，取一丸加温水研汁，涂于面上，晨起温水洗净。

（3）中药祛斑倒膜　白茯苓、白蔹、白芷、白及、白薇、白附子、白术、白扁豆、白僵蚕各30g，防风、羌活、三七粉各20g，淀粉50g，共研细末，过120目筛备用。用祛斑霜按摩面部后，用药末20g加入医用石膏200g混匀，加水调糊外用做硬膜倒膜。

3. 其他疗法

（1）针刺疗法　肝郁证主穴取阿是穴、肝俞、期门、三阴交、太冲，配穴取阴陵泉、行间、血海。脾虚证主穴取阿是穴、中脘、脾俞、足三里，配穴取上脘、下脘、血海。肾阴虚证主穴取阿是穴、太溪、肾俞、照海，配穴取血海、阴陵泉。每次选取3~5穴，阿是穴围针平刺（与皮肤呈30°进针，距离患处2~4cm处皮下平针），其他穴位常规进针。肝郁证泻法，脾虚证补法，肾阴虚证平补平泻法，留针20分钟，每日1次，10次为1个疗程。

（2）推拿疗法　①擦面：将两手掌互相摩擦发热，用两手掌由前额经鼻两侧往下擦，直至下颌，再由下颌反向上至前额，如此反复进行，一上一下共36次。②点穴：点揉阳白、颧髎50次，顺时针和逆时针方向各25次，褐斑局部周围的穴位重点按压，适当增加次数；双耳加揉肝、肾、内分泌、皮质下、交感。③经络按摩：摩揉腹部，从肚脐中心部位开始，顺时针按揉20圈，再逆时针按摩20圈。自上而下拿下肢足阳明胃经3~5次，叩击3~5次。由下而上擦下肢足三阴经3~5次，叩击3~5次。点揉足三里1分钟，背部点揉脾、心、肝、肾、三焦俞，每穴0.5~1分钟。自长强穴至大椎穴捏脊5~7遍。推擦背部足太阳膀胱经3~5遍。④足底按摩：按摩甲状腺、胃、十二指肠、直肠、肾等反射区。

（3）刮痧疗法　①刮拭经络：背部膀胱经、上肢大肠经、下肢胆经、肝经、肾经、胃经，线状刮拭，至痧痕显现。②刮拭腧穴：太阳、鱼腰、颧髎、鼻柱两旁。曲池、足三里、三阴交、太溪。肝俞、膈俞、肾俞、肾俞，点状刮拭，至痧痕显现。

（4）药膳食疗　①粳米100g，生薏苡仁10g，生芡实10g，生山药25g，赤小豆15g，莲子12g，扁豆10g，大枣7枚，适量冰糖（后放），清水煮粥，服食，健脾祛湿除斑。②山楂、橘皮适量，水煎取汁，纱布过滤，加蜂蜜调服。

【美容指导】

1. 护肤品选用指导

（1）抗敏保湿类　黄褐斑患者皮肤多为干性皮肤，并且在治疗黄褐斑过程中所使用的功效性护肤品大都有一定的刺激性，易使皮肤屏障受损。故适宜选用温和无刺激的抗敏保湿乳液或保湿霜。

（2）美白祛斑类　根据作用原理，常用产品有三类：一类是具有抗氧化还原作用的产品，直接作用于氧化型黑色素，将其变为无色的还原型黑素，如维生素 C 类；二是具有酶凝集作用的产品，促使酶失去催化活性而抑制黑素合成，如氢醌类能抑制酪氨酸酶活性；三是具有嵌合作用的产品（例如果酸），其作用于对酪氨酸酶活性的辅助作用的铜离子，而达到抑制黑素合成的目的。

（3）防晒类　选择既能防 UVB，又能防 UVA 的防晒霜，春夏季、高原地区选择 SPF>30、PA+++的防晒剂。秋冬季、平原地区选择 SPF>20、PA++的防晒剂。防晒护肤品应一年四季使用，多云、阴天或室内时也不应中断。

2. 日常美肤指导　日间养护：美白洁面乳（洁面）→美白保湿水（润肤）→美白精华素（淡斑）→美白霜（淡斑）→防晒霜（防紫外线）+眼霜（防皱）。晚间养护：卸妆液+美白洁面乳（洁面）→美白保湿水（润肤）→祛斑晚霜+眼霜（淡斑防皱）。每周护理：美白洁面乳（洁面）→自我面部按摩+美白祛斑精华素（捏按法）→美白面贴膜+眼贴膜+颈贴膜→美白保湿水（润肤）→祛斑晚霜+眼霜（淡斑防皱），每周 2 次。

3. 美容会所专业美肤指导　由专业美容师做基础皮肤护理，一般每周 1 次。基本流程包括美白保湿洁面乳常规洁面（视情况予以蒸面或去角质）、美白祛斑精华素仪器导入、按摩、美白祛斑面膜或倒膜、润肤美白膏霜敷面等环节。对于激光术后出现色素沉着者，以减轻或消除术后反应为主要目的。采取冷喷、湿敷、冰敷等方法，缓解疼痛、预防感染。面膜宜选用抗菌保湿，舒缓肌肤，褪红消肿、缓解刺激、促愈修复功能的医美面膜，并指导防晒。

【预防指导】

1. 注意防晒。涂抹防晒霜，外出戴墨镜、太阳帽，打防紫外线伞。

2. 停用口服避孕药及其他易引发黄褐斑的药物，注意治疗原发疾病。

3. 调整情绪，保持心情舒畅。

4. 保证睡眠，避免过劳。

5. 多食富含维生素 E 和维生素 C 的果蔬，如核桃、坚果、茄子、卷心菜、胡萝卜、西红柿、白菜、萝卜、黄瓜、冬瓜、西瓜、梨、橙子、香蕉等。

二、雀斑

【概述】

雀斑是一种发生在面、颈等暴露部位皮肤上的浅褐色或深褐色的点状色素沉着斑，如同雀卵壳上之斑点而得名。中医学俗称"雀子""雀子斑"。

雀斑系常染色体显性遗传。病理表明，雀斑黑素主要位于表皮，表皮内黑素细胞数目并不增加，但黑素小体的数量明显增多。日光暴晒、紫外线、X 线的照射，可促使细胞内的酪氨酸酶活性增加，产生大量的黑素，形成雀斑。中医学认为多因禀赋素虚，肾水不足或虚火上炎，面失荣养而发病。

【美容诊断】

(一) 损美表现

本病好发于面部,特别是鼻部和两颊,可累及颈、肩、手背等暴露部位,非暴露部位极少出现皮疹。皮损多在 3~5 岁左右出现,女性多见,其数目在青春期最为明显,老年期逐渐减少。皮损为浅褐或深褐色,针头或绿豆大小,圆形、卵圆形或不规则,散在或群集分布,孤立不融合,边界清楚,表面光滑,一般呈对称性。

(二) 其他表现

自幼发病,常有家族史,无自觉症状。与日晒相关,夏季日晒后诱发或加重,冬季则减轻或消失。

(三) 美学分析

本病好发于面部等暴露部位,皮损为浅褐或黑褐色,与正常皮肤形成强烈对比,改变了皮肤的色相及彩度,破坏了皮肤的视觉美感,使人产生羞愧、自卑、消极的不良心理,影响心身健康。

(四) 相关检查

1. 皮肤镜检查　辅助鉴别。

2. 组织病理学检查　表皮内黑素增多,但黑素细胞并不增多。电镜示该处的黑素细胞与邻近正常皮肤的黑素细胞有明显差异,表现较大且有较强的多巴阳性反应,有更多更长的树枝状突,黑素体呈长杆状。

(五) 病症鉴别

1. 色素痣　色素痣多在出生时或出生后若干年出现,皮损可高出皮面,甚者可变为色素性丘疹或结节,极少部分有恶变倾向。

2. 雀斑样痣　雀斑样痣始发于 1~2 岁,皮损数目少,可发生于全身任何部位,单侧分布,以躯干部为主,不受日晒影响。

【治疗指导】

(一) 西医治疗

1. 全身用药

(1) 维生素 C,成人每次口服 0.3g,每日 3 次。

(2) 维生素 E,成人每次口服 100mg,每日 3 次。

2. 局部治疗

(1) 遮光防晒　夏季外出时用 5%二氧化钛霜涂抹面部,每日 2~3 次。

(2) 脱色祛斑　可用含有 3%氢醌霜、10%~20%白降汞软膏、20%~30%过氧化氢、10%次硝酸铋软膏、20%对苯二酚单苯醚等成分的制剂，涂抹面部，每日 2 次，早晚各 1 次。

（3）腐蚀疗法 面部消毒后，以竹签蘸取配制好的 60%三氯醋酸液涂于皮损处，待皮损发白时，以无菌棉球吸掉残留液。术后 2 小时内不能洗脸。痂皮自行脱落即可除去黑素，术后 20 天内严格防晒。

（4）冷冻疗法 对较密集的雀斑采用液氮点状喷雾法，每个皮损约喷 3 秒，见皮损表面有薄霜形成即可，冻后 2~5 分钟，局部可出现略大于雀斑的点状水肿性红斑。如无红斑出现，表明冷冻深度不够，需重复冷冻一次。亦可采用浸冷式冷刀直接接触法。首次治疗可先冷冻数个，待痂皮脱落后，如雀斑消失并无色素沉着遗留，又未出现脱色白斑，则说明冷冻量适宜，再继续分批治疗。

（5）电灼疗法 用高频电针对准雀斑一触即离，当时雀斑呈微黄色即可，次日颜色逐渐变黑，一周后雀斑色素脱落，避免日光照射。

（6）磨削疗法 利用高速转动的砂轮将皮损磨削，当创面愈合时，痂皮自行脱落即可除去黑素。

（7）激光疗法 现代 Q 开关激光对雀斑的治疗具有高度的选择性，强脉冲光也是较好的选择。Q 开关红宝石激光（694nm），参考能量密度值为 $2.0~6.0J/cm^2$，Q 开关绿翠宝石激光（755nm），参考能量密度值为 $4.0~6.0J/cm^2$。倍频 Q 开关 NdYAG 激光（532nm），参考能量密度值为 $8~12J/cm^2$、脉冲宽度 2ms、光斑 2nm。以上 1~2 次治疗即能较好清除雀斑，即刻反应为皮肤灰白变。倍频 Q 开关 NdYAG 激光（532nm），能量局限在皮肤表层，不良反应极其轻微，被认为是目前去除雀斑的最佳方法。

（二）中医治疗

1. 内治法

（1）肾水不足证 滋补肝肾，六味地黄丸加减。

（2）火郁孙络证 清热凉血，活血祛风，犀角升麻丸加减。

2. 外治法 同黄褐斑。

3. 其他疗法 火针法：局部消毒，将三棱针置酒精灯上烧热后，迅速点刺于雀斑上，即逐渐脱落。

【美容指导】

日常养护用温水洁面，选择温和无刺激的抗敏保湿、美白祛斑、高效防晒护肤品。避免刺激和过度去角质及热蒸，保护皮肤角质层，增强屏障作用。美白祛斑产品宜晚上使用。也可去医疗美容机构或美容院，由专业美容师进行按摩、导入、祛斑面膜等皮肤祛斑护理或由美容主诊医师实施激光、冷冻等医疗美容方法祛斑。术后养护方法同黄褐斑。

【预防指导】

1. 积极防晒。涂抹防晒霜，外出戴墨镜、太阳帽、打防紫外线伞。

2. 注意情志、饮食、起居调养。

3. 多食富含维生素 E 和维生素 C 的食物。

三、太田痣

【概述】

太田痣是发生于面部单侧的灰蓝色斑片，主要波及巩膜及同侧面部沿三叉神经眼支、上颌支走行的部位，因 1938 年日本太田正雄首先报道此病而得名。其又称为"上腭部褐青色痣""眼皮肤黑素细胞增生"。太田痣可能与常染色体显性遗传有关。在胚胎发育期间，黑素细胞由神经嵴向表皮移行时，由于某种原因未能通过表皮、真皮交界，停留在真皮内而形成病变。也有研究认为可能不是黑素细胞的残留，而是一种与蓝痣类似的错构瘤或痣样损害。

【美容诊断】

（一）损美表现

本病好发于有色人种，如东方人及黑人，女性多见。皮损大都发生于一侧面部，限于三叉神经第一支、第二支所支配的部位，如上下眼睑、颧部、颞部，偶尔波及巩膜、睑结膜、颊、鼻翼、额头及耳朵，极少数可发生于躯干。大小约数厘米不等，为灰褐色、灰蓝色、青灰色、青紫色，呈斑点状或网状，界限不清，表面光滑。

（二）其他表现

发病年龄在婴儿期及青春期两个峰段，其中 1 岁以内发病约占 61%。早发者病情较重，晚发者病情较轻，一旦发生，终身存在，无自觉症状。皮损颜色可因年龄增长、劳累、日晒、月经期、妊娠而加重。一般不会恶变。

（三）美学分析

本病发生在面部单侧，波及上下眼睑、颧、颞部，甚至巩膜、结膜，呈斑状、网状或地图状，加之病变色泽的改变，破坏了面部的均衡对称美及肤色和谐健康的美感。严重影响身心健康。

（四）相关检查

1. 皮肤镜检查　辅助鉴别。

2. 实验室检查　必要时进行肝功能、肾功能检查。

3. 组织病理学检查　黑素细胞散在于真皮胶原纤维之间，有隆起和浸润的色素斑，其黑素细胞数目多。在眼部，包括眼眶骨膜等较深的结构中也可有显著黑素细胞浸润。

（五）病症鉴别

1. 色素痣　多发生在面、颈、背等部位皮肤，偶见于黏膜表面，如口腔、阴唇、睑结膜等。多在出生时或出生后若干年出现，随着年龄增长，数目逐渐增加。色素痣多数增长缓慢，可高出皮面，部分可呈色素性丘疹或结节。极少部分会恶变。

2. 蒙古斑 出生时发生在腰骶部及臀部，表面平坦、光滑，呈淡蓝色、蓝灰色或蓝黑色，圆形、卵圆形或不规则形，边缘不清，直径数毫米至十余厘米，不波及眼和黏膜。随年龄增大自行消退不留痕迹。

【治疗指导】

太田痣治疗以局部为主。以往局部治疗常用的方法有化学剥脱、液氮冷冻、机械磨削、高频电、普通 CO_2 激光等。目前治疗太田痣较理想的方法是 Q 开关激光治疗。Q 开关激光可在极短时间内选择性地作用于皮肤中的色素颗粒，使色素颗粒瞬间汽化、粉碎，而不损伤周围的正常组织细胞结构，粉碎的色素颗粒被巨噬细胞吞噬排出体外，既去除色素又不留瘢痕。常用的 Q 开关激光主要有：Q 开关红宝石激光（波长 694nm，脉冲宽度 20~40ns），能量密度 5~8J/cm^2，光斑直径 3~5mm。治疗时皮肤的即刻反应是皮肤灰白变。Q 开关翠绿宝石激光（波长 755nm，脉冲宽度 50~100ns），能量密度5.0~8.0J/cm^2，光斑直径 3~4mm。治疗时皮肤的即刻反应是皮肤灰白变。Q 开关 NdYAG 激光（1064nm），能量密度 5.0~8.0J/cm^2，光斑直径 3~4mm。治疗时皮肤的即刻反应是出现轻度的针尖大小的皮肤渗血和水肿。

疗程一般在 3~6 次或 6 次以上，每次治疗间隔 2~3 个月。

【美容指导】

日常温水洁面，选择温和无刺激的美白保湿、防晒护肤品。避免刺激和过度去角质、过度热蒸及过度按摩，因太田痣色素在皮肤真皮层，祛斑产品多为剥脱类，刺激大且效果不理想，因此尽量不用或少用。

激光术后即刻进行冷喷或湿敷或冰敷。疼痛明显者复方利多卡因乳膏或浸有 2% 利多卡因的纱布外敷。红肿明显者，外涂克廷肤软膏，口服泼尼松；消肿后于创面涂抹红烫伤膏或莫匹罗星软膏，口服头孢拉啶或米诺环素抗感染。术后痂皮脱落用表皮生长因子（EGF）喷于创面或 rhEGF 超声波导入。术后一个月可夜间涂抹氢醌霜（3%）或左旋维生素 C 霜（22%），日间涂抹防晒霜。口服维生素 C、维生素 E。术后 3~6 个月内涂抹抗敏保湿霜。

【预防指导】

同雀斑。

四、色素痣

【概述】

色素痣，又称"黑素细胞痣"，是一种发生于皮肤或黏膜上的黑素细胞增生聚集而形成的良性肿瘤，表现为棕色至黑色的斑疹或稍高起的丘疹，可呈半球状、乳头瘤状或者有蒂，全身各处均可发生，以面部较多，影响人体容貌美观。中医学称"黑子""黑痣"。

色素痣为常染色体显性遗传，属发育畸形，是因含有色素的痣细胞聚集而形成。痣细胞来源于神经嵴，在胚胎发有过程中向表皮移行，由于偶然性异常造成痣细胞在表皮内局部聚集而形成色素痣。早期痣细胞主要位于表皮基底层，少数可见于表皮与真皮交界处，即所谓交界痣。交界痣细胞受到不良刺激后，具有增生活跃的特性，有恶变为恶性黑色素瘤的可能。随年龄增长，表皮内的痣细胞逐渐向真皮移入而形成了皮内痣和混合痣。皮内痣为大痣，系原在交界处的痣细胞进入真皮及其周围结缔组织中所致，皮内痣细胞增生不活跃，通常不发生恶变。混合痣是指残留的交界痣和皮内痣同时存在，兼有上述两种痣的特性。因痣细胞转移过程是连续的，故交界痣、混合痣和皮内痣之间并无十分明确的界限。

中医学认为本病多因皮肤脉络失疏，浊气、瘀毒结聚而成；或风邪搏于血气，气滞血瘀，经络阻滞而生；或肾中浊气，滞结于皮肤而成。

【美容诊断】

（一）损美表现

色素痣多自幼或在20~30岁以前发生，至成年渐增，中年以后除面部外可逐渐减少、变浅甚至消退。可发生于人体任何部位，常见头、颈、面、躯体、四肢等处，偶见于口腔、阴唇、睑结膜等黏膜表面。基本损害呈棕色、褐色、蓝黑色、黑色的圆形的斑疹、丘疹，直径<6mm的，界限清楚，边缘规则，单个或数个散在。

1. 交界痣　出生时可出现，但常见于2岁以后。可见于身体任何部位，好发于手掌、跖和生殖器部位。痣平坦或稍高出皮面，边界不甚清晰，表面光滑，无毛发，呈浅棕色或深棕色斑疹、丘疹或结节，一般较小。少数高出皮肤表面的交界痣易在受到搔抓、摩擦等刺激后，发生恶变。下列情况应警惕恶变：①年龄较大时发生新的色素痣。②近期内生长迅速，色素变深，局部瘙痒或有烧灼、痒痛感。③病变表面出现糜烂、破溃、出血、化脓等感染现象，痣周围皮肤肿硬。④痣周围皮肤出现多个卫星状小黑点及区域淋巴结肿大等。以上情况应立即手术切除，并做病理检查。恶性黑色素瘤多来自交界痣。

2. 皮内痣　多见于较大儿童或成人。好发于头颈部。皮损呈棕色或黑色，为半球形隆起，可呈疣状或带蒂。表面可有毛发生长，又称之为"毛痣"，界限清楚，生长缓慢。此类痣较稳定，受刺激不易发生恶性。

3. 混合痣　多见于幼儿，少见于成人。中心部位隆起，常有毛，为皮内痣部分。四周平滑色素弥散的晕圈为交界痣部分，边界不清楚。混合痣亦极少恶变，如有恶变，亦系来自交界痣部分。

（二）其他表现

色素痣多在出生时或出生后若干年出现，随着年龄增长，数目逐渐增加，一般青春期达高峰，二三十岁后很少再有新痣的发生。色素痣多数生长缓慢，持续多年并无变化，但很少自行消退，一般无自觉症状。黑痣的数目不因日晒而增多或颜色加深，部分妇女妊娠可增多。少数特殊部位如掌跖和腰等部位，易受到摩擦，生长迅速，色素变深，有恶变倾向，全身可有不适，应提高警惕。

（三）美学分析

面颈部色素痣若颜色深，数量较多或面积较大，突出皮面明显时，会破坏面部皮肤质地的平滑性及皮肤颜色的均匀性，从而影响皮肤的视觉审美。同时，部分色素痣有恶变倾向，更加重患者心理负担，造成不同程度的心理障碍而影响身心健康。

（四）相关检查

1. 皮肤镜或皮肤 CT 检查 辅助鉴别。

2. 实验室检查 血常规、C-反应蛋白、血沉、心肌酶谱、肝功能、肾功能等。

3. 组织病理学检查 痣细胞内含黑素，聚集成巢。交界痣的痣细胞位于真皮、表皮交界处，有痣细胞巢，表皮基本正常。皮内痣多为上皮样痣细胞，痣细胞位于真皮内，呈巢状或索状，与表皮之间隔以正常真皮组织。混合痣具有交界痣和皮内痣的双重特点，痣细胞巢在表皮和真皮内均可见到，主要由透明痣细胞和上皮样痣细胞组成。

（五）病症鉴别

1. 雀斑 皮损为散在分布于面部两颊、鼻背部的褐色小斑点，日晒后加重，组织病理提示基底细胞层中黑色素增多。

2. 恶性黑素瘤 皮损不对称，边界模糊，边缘不光滑、颜色不均匀，瘤体发展迅速、易破溃、出血，不易愈合，可形成不规则瘢痕。组织病理提示瘤细胞形态异形，是诊断本病重要依据。

【治疗指导】

色素痣属发育畸形，系黑素细胞增生聚集而形成的良性肿瘤。若无恶变现象，不影响美观，可不必治疗。对明显影响美观或有恶变倾向的色素痣可采取局部治疗。

1. 化学腐蚀法 适用于颜色较淡、部位较浅的痣。一般以浓度为 50% 的三氯碳酸溶液涂抹在痣上，腐蚀后令其脱落。较深的痣要进行多次，有可能造成疤痕。

2. 高频电疗法 适用于直径 0.3~0.5cm、部位较浅的痣。用高频电针接触皮损处，使痣由于烧灼、炭化而去除，较深的痣有可能造成疤痕。

3. 冷冻疗法 适用于直径 0.3~0.5cm 的扁平痣。液氨冷冻时根据皮损的具体情况选择浸冷式医用冷刀或医用棉签。一般扁平痣冷冻 1~2 分钟，冻融 2 次即可。较厚的皮损应加量加时冷冻，可冻 2~3 分钟，冻融 1~2 次。冷冻疗法破坏的深度比较容易掌握，一般一次即可治好，且不易造成明显的疤痕。若一次治疗不彻底，可重复治疗。

4. CO_2 激光疗法 适用于大部分色素痣。CO_2 激光导头对准皮损，用稍大于焦点的光斑，以中等功率密度的激光束顺皮纹走向汽化，色素完全祛除为止。术中用生理盐水棉棒揩搽创面，以便观察色素是否清除干净。创面要求汽化成中央凹陷，边缘较浅的"碟形"。一般 CO_2 激光汽化深度达真皮浅层即可，创面愈合后常无疤痕可见。部分至真皮的中层，面积大者可分次治疗。

5. 手术切除 适合皮损直径 0.6cm 以上，大而凸起者。面积较小者，手术切除，剥离皮肤创缘，直接拉拢缝合。皮损较大但无恶变现象者，分期部分切除，行邻近皮瓣转移或游离皮片移植。疑有恶变或发生于掌跖、腰周、腋窝、腹股沟等易摩擦部位的交界痣和混合痣，则应考虑手术切除并活检。

色素痣治疗原则上均应选择手术切除，既可彻底祛除皮损，避免对其反复刺激造成恶变，还可以将标本进行病理学检查。对于局限性浅表性的色素痣可考虑使用激光、冷冻、高频电、化学腐蚀等物理治疗，但这些物理方法较难掌握其深度，易留瘢痕或色素沉着，治疗不彻底且刺激后易发生恶变。

【美容指导】

色素痣按患者皮肤类型选择产品及护理方案。对痣局部尤其高出皮表的痣，不能过度摩擦（如去角质、按摩、超声波导入）或搔抓，以免刺激后增生、长大、破溃而发生恶变。采用激光、冷冻、高频电、化学腐蚀等物理治疗，术后应保持皮肤干燥，5~7天甚至 2 周内要避免伤口沾水，痂皮让其自然脱落，伤口泛红，肿胀和水疱，要保持清洁，涂抹消炎膏。术后创面不宜使用护肤品，宜清水洁面。皮肤恢复一般需要 1~3 月或更长。尽量避免阳光照射，外出使用遮阳用具（伞、帽子、面纱）及涂抹防晒霜。

【预防指导】

1. 减少摩擦或搔抓和外来因素损伤痣体。除美容需要外，一般不主张治疗。

2. 发生在掌跖、腰围、腋窝、腹股沟、肩部等易摩擦部位的色素痣应密切观察，特别是一些边缘不规则、颜色不均匀、直径≥1.5cm 的损害更应该注意。一旦发现在短期内迅速增大，色泽加深变黑，边缘发红不规则，表面出血、破损以及周围出现卫星状损害，应及时手术切除并送病理学检查。

3. 激光、冷冻、高频电、化学腐蚀等物理治疗仅限于皮损较小且浅表者，治疗要彻底，否则残留痣细胞易复发或引发恶变。

4. 饮食应少吃辛辣刺激性食物。

5. 保持轻松愉快的心情，保证睡眠。

五、继发性色素沉着症

【概述】

继发性色素沉着症是指由于文饰、创伤、炎症消退后、化妆品使用不当等因素导致的局部皮肤色素沉着。包括皮肤黑变病、炎症后色素沉着症、植入性色素沉着症，属于中医学"黧黑斑"范畴。

外伤及各种物化因素，如化学剥脱换肤、皮肤磨削、激光、紫外线等导致的皮肤受损。某些皮肤急慢性炎症，如湿疹、带状疱疹、固定性药疹等，以及使用重金属化妆品均可出现不同程度色素沉着。研究者认为这可能是创伤、炎症、化妆品中的重金属，使表皮中的硫基（-SH）减少，解除或部分解除对酪氨酸酶的抑制作用，从而使酪氨酸酶活性增高，色素增多而引起色素沉着。另外有学者认为黑变病与光敏物质有关，如沥青、焦油、石油及其制品，其中含有蒽、菲、萘等化合物，具有很强的光敏作用，有些化妆品中含有矿物油及烃类化合物、香料、表面活化剂和防腐剂等，也有一定的光敏性，长期接触可诱发光敏性皮炎而导致皮肤黑素代谢紊乱而致色素沉着。此外性腺、垂体、肾上腺皮质等内分泌障碍或营养不良或 B 族维生素缺乏都可能导致黑变病。各种色素植入，如胭脂、氧化铁、硫化汞、甲基蓝龙胆紫、墨汁、碳末、姜黄、泥沙、煤渣、石末也会引起色素异常。

中医学认为本病多因肝气郁结，气滞血瘀所致；或因脾土亏虚，水湿内阻而生；或因纵欲过度，损伤肾阴，肾之本色显露而外发黑斑。

【美容诊断】

（一）损美表现

1. 黑变病　多见于成年女性，发生于暴露部位，面部、颈部，尤其以前额、颞颧、耳后部明显，愈近面部中央愈少，口周、下颏、黏膜常不受累，可偶见累及上胸和臂部。皮损初起为红斑，日久变为网状排列的色素沉着斑，灰紫色或紫褐到黑褐色，渐融合成片，界限不清。典型皮损分为三期：一期是炎症期，局部轻度潮红肿胀，日晒后有瘙痒灼热感，少量糠秕状脱屑；二期是色素沉着期，随着炎症消退，出现色素沉着，初起局限在毛孔周围，呈网状，后融合成片状，为淡褐、灰紫色或黑褐色，患处可弥漫覆盖微细鳞屑，似"粉尘"外观，可伴有毛细血管扩张；三期是萎缩期，与色素沉着部位相一致的皮肤轻度凹陷萎缩。

2. 炎症后色素沉着症　发生于炎症时或炎症消退后，皮损边界清楚，局限于皮肤炎症区，为浅褐、紫褐到深黑色色素沉着斑，散在或片状分布。

3. 植入性色素沉着症　皮损局限于色素植入区域。根据粉末的性质和颜色以及进入皮肤的深浅不同引起的色素沉着不同。

（二）其他表现

黑变病病程缓慢，初期局部有痒感或灼热感，一般无全身症状。部分病人有长期接触光敏物质史。炎症后色素沉着症有皮肤创伤或炎症刺激史，一般无自觉症状。局部炎症区域红斑消退后出现色素沉着，往往需数周至数月才能逐渐消退，少数持续数年不退，在深肤色的人种中，消退较慢，日晒加深。病程日久，可伴有皮肤粗糙、苔藓样变、毛细血管扩张等。植入性色素沉着症可伴痒感或无任何症状。

（三）美学分析

本病发生在皮肤暴露部位尤其是面部、颈部，皮损呈淡褐色、褐色、深黑色，伴有鳞屑、苔藓样变、毛细血管扩张等，与正常皮肤颜色、质地反差大，破坏容貌美，影响视觉审美。

（四）相关检查

1. 实验室检查　进行血常规、C-反应蛋白、血沉、心肌酶谱、肝肾功能、尿皮质醇检测等。

2. 组织病理学检查　炎症后黑素沉积在真皮上部和真皮浅层血管周围，主要在嗜黑素细胞内。黑变病真皮表层毛细血管扩张，噬黑素细胞增加，血管周围有细胞浸润，主要为淋巴细胞。表皮角化过度及毛囊性角质栓，棘细胞层轻度萎缩，基底细胞层液化变性。

3. 皮肤镜检查　辅助诊断。

（五）病症鉴别

1. 黄褐斑　发病原因、部位、皮损特征有差异。妊娠期多见，妊娠结束后可消退。皮损局部无炎症及鳞屑，无自觉症状，部分有家族史。

2. 雀斑　皮损呈点状，分布散在而互不融合，一般呈对称性，多在 3～5 岁出现，数目随年龄增长渐增，有明显家族史。

【治疗指导】

（一）西医治疗

1. 全身用药

（1）维生素　①口服维生素 C，0.2g/次，每日 3 次，连续服用 2～3 个月，也可每日静脉注射维生素 C 2g。②口服维生素 E，0.1g/次，每日 3 次，连续服用 2～3 个月。

（2）抗放射剂　黑变病可用 25% 葡萄糖 20～40mL 加入 β-巯乙胺（酶络合剂）0.2～0.4g，缓慢静注，21 天为一疗程，隔周行下一疗程，连用 3 个疗程。

（3）氨甲环酸　口服，0.25g/次，每日 2～3 次，连用 2～3 个月。

2. 局部治疗

（1）脱色疗法　3% 氢醌霜、15% 壬二酸霜、1%～2% 曲酸霜以及 SOD 霜外涂，每日 2～3 次，有一定的淡化色素作用。

（2）手术切除　适合植入性色素沉着症。可根据植入深浅、面积酌情采取手术切除的方法。

（3）皮肤磨削术　小面积色素沉着可考虑皮肤磨削治疗。

（4）激光疗法　广泛而弥漫的色素沉着以美容激光治疗为首选，采用强脉冲光子嫩肤仪治疗，有一定疗效。

（二）中医治疗

1. 肝郁证　疏肝解郁，行气活血，逍遥散加减。

2. 脾湿证　益气健脾，化湿逐浊，参苓白术散加减。

3. 肾阴虚证　滋阴补肾，养颜祛斑，六味地黄丸加减。

【美容指导】

日常温水清洁，选择温和无刺激的美白保湿、防晒护肤品。继发性色素沉着症防晒是关键，外出使用防晒值 SPF>15 的护肤品，如 5% 二氧化肽霜、5% 对氨基苯甲酸霜等遮光剂。避免过度去角质、热蒸及按摩，保护皮肤角质层，增强屏障作用，每周 2 次贴敷透明质酸钠修复面膜或类人胶原蛋白面膜。每天涂抹含表皮生长因子成分的修复保湿霜。美白祛斑产品有一定的刺激性，应慎重选用，可选用浓度较低的曲酸、维A酸、氢醌霜等，宜晚上涂抹。美容会所由专业美容师进行专门皮肤护理，每周1次。激光术后养护同前。

【预防指导】

1. 避免日晒，外出使用遮阳用具（伞、帽子、面纱）及涂抹防晒霜。

2. 选择优质化妆品，避免重金属产品。

3. 避免局部物理刺激及化学性损伤，如搔抓、摩擦、磨削、换肤等。

4. 避免长期接触光敏物质，如沥青、焦油、石油及其制品及化妆品中含有矿物油及烃类化合物、香料、表面活化剂和防腐剂等。

5. 避免接触光敏性药物（如地西泮、磺胺类、四环素类、利尿剂）、植物（灰菜、苋菜、萝卜叶）、中草药（如防风，沙参、小茴香、补骨脂）等。

6. 避免各种色素植入，如胭脂、氧化铁、硫化汞、甲基蓝龙胆紫、墨汁、碳末、姜黄、泥沙、煤渣、石末等。

7. 调节情绪、起居有时、保证睡眠。

8. 多食富含维生素E和维生素C的食物。

第二节　色素减退

色素减退即指色素减少或脱失，是由于黑素细胞损伤、破坏或黑素代谢的缺陷，使黑素细胞合成黑素的能力下降，导致皮肤色素减退，出现白斑或白色斑点。皮损常发生在颜面暴露部位，严重影响容貌美，给患者造成沉重的心理负担。

一、白癜风

【概述】

白癜风是一种局限性或泛发性皮肤黏膜色素脱失的皮肤病。中医学称为"白驳风""斑白""斑驳"。本病可累及所有种族，我国人群中患病率为0.1%~2%。发病年龄不限，从初生婴儿到老年均可出现，但以青少年居多，10~30岁患者占总数62.65%。若发生在暴露部位会影响容貌美感，给患者造成心理上的负担和精神上的痛苦。

白癜风确切的病因不明，可能是诸多因素作用的结果。目前认为其发病与遗传、自身免疫、黑素细胞自身破坏关系密切。系统疾病、精神因素、内分泌紊乱、局部损伤、微量元素缺乏、摩擦、日光曝晒及一些光感性药物等为常见诱因，可诱发白癜风。其病理改变是诸多因素使黑素细胞产生黑素的能力减退或消失，致使皮肤色素减退。

中医学认为本病可由情志内伤，肝气郁结，气机不畅，复感风邪，搏于皮肤，气血不和，肌肤失养而成；或先天不足，久病失养，肝肾亏损，不能化血生精，营卫不调，肌肤失养而成；或局部外伤，经络阻滞，气滞血瘀，肌肤失养而成。

【美容诊断】

（一）损美表现

本病可发生在任何部位，但多好发于暴露部位及易受摩擦损伤的部位，如面部、手背、颈部、系腰带部，也可侵犯黏膜部位，如口唇、阴唇、龟头及包皮内侧黏膜。皮损为白斑，可局限于某一部位，也可沿皮节分布，多呈对称性。白斑大小不一，形状不定，呈乳白色或浅粉色，表面光滑，无皮疹，边界清楚，边缘肤色较深。白斑中心可有岛屿状色素点，白斑内毛发正常或变白。

1. 根据皮损形态、部位、分布范围分为两型

（1）寻常型　包括：①局限性白斑，单发或多片白斑，局限于某一部位。②散在性白斑，散在、多发白斑，常呈对称性，此类型患者占90%以上。③肢端性白斑，白斑初发于人体的肢端或末梢，主要分布在面部、手足指（趾）等部位。④泛发性白斑，多由散在性发展而来，白斑多，互相融合呈不规则大片，可超过体表面积一半以上，有时仅残留小片岛屿状正常肤色。

（2）节段型　白斑沿某一皮神经节段支配的皮肤区域走向分布，一般为单侧。

2. 根据皮损处色素脱失情况分为两类

（1）完全性白斑　为纯白色或瓷白色，白斑中没有色素再生现象，白斑处黑素细胞消失。对二羟苯丙氨酸（DOPA）反应阴性，无黑素生成能力，采用药物内服外涂无效。

（2）不完全性白斑　白斑中心可见色素点，白斑处黑素细胞数目减少，对二羟苯丙氨酸（DOPA）反应阳性，尚有黑素再生能力，采用药物内服外涂有效，治愈的概率较大。

3. 根据病情发展分为两期

（1）进展期　白斑增多，原有白斑扩大，有新发皮损。若受机械性刺激，如压力、摩擦、烧伤、外伤等，诱发新的白癜风病灶，使原有白斑逐渐向正常皮肤移行扩大，即出现"同形反应"，病情有加重趋势。

（2）稳定期　白斑停止发展，边界清楚，边缘色素加深，无新发皮损和同形反应。

（二）其他表现

一般无自觉症状，少数患者白斑处有瘙痒感。多数患者病程缓慢，可逐渐向四周扩大，达一定程度后常可停止发展，但完全自愈者较少，有的甚至持续终生。一般夏季发生快，冬季减慢或停止蔓延。儿童患者较易恢复，肢端型及节段型白斑较难治愈。少数患者因精神因素、摩擦、外伤、晒伤、手术等诱发或加重。可伴其他自身免疫性疾病，如异位性皮炎、斑秃、糖尿病、甲状腺疾病、肾上腺功能不全等。部分患者有家族遗传史。

（三）美学分析

白癜风发生在颜面及暴露部位，皮损白斑与正常红润光泽的皮肤形成了强烈的视觉反差，破坏了皮肤色泽的协调美、柔和美，严重影响容貌美。部分患者有家族遗传史，会造成婚恋、工作、社交恐惧，产生自卑心理，严重影响身心健康。

（四）相关检查

1. wood 灯、皮肤镜检查　辅助鉴别。

2. 实验室检查　血液检查（血气分析、血常规、免疫异常），微量元素检查。

3. 组织病理学检查　表皮黑素细胞及黑素颗粒明显减少，基底层多巴染色阳性的黑素细胞缺乏。在较早的炎症期可见表皮水肿，海绵形成，真皮内淋巴细胞和组织细胞浸润。后期脱色皮损内无黑素细胞。

（五）病症鉴别

1. 贫血痣　是一种先天性血管发育异常。自幼发病，好发于面部、颈部。皮损为浅色白斑，单个或多个圆形、卵圆形或不规则形，边界不清，一般单侧分布或局限在某一部位，不会扩大，摩擦刺激白斑不发红，而周围皮肤发红。

2. 白色糠疹　多见于儿童，皮损一般发于面部，为浅色白斑，圆形或椭圆形，边缘不清楚，表面有少量灰白色糠状鳞屑。可能和皮肤干燥及日晒有关。

3. 花斑癣　又叫紫白癜风，青壮年多见，好发于胸、背、肩、上肢等部位，为淡白色圆或椭圆形斑，边界不清，表面有细鳞屑，易刮剥，冬轻夏重。真菌检查阳性。

【治疗指导】

本病疗程较长、治愈率不高，个体差异显著，各种治疗多数带有试探性。要做好心理疏导。稳定期内面积小皮损，以局部用药或进行表皮移植术。泛发性白斑或进展期白斑，不适合表皮移植术，应以内服药物治疗为主，以控制病情。

（一）西医治疗

1. 全身用药　皮损面积大、病期比较长、进展期者，多以全身治疗为主。

（1）糖皮质激素治疗　适用于进展期或泛发性白癜风，尤其对炎症、免疫反应等引起短期内迅速发展的白癜风疗效较好。泼尼松，每次 5mg，每日 3 次口服，连续服药 6~8 周，见效后每 2~4 周递减 1 片，至隔日服 1 片时，维持 3~6 个月。服药 2 月无效，中止治疗。

（2）光化学疗法　即内服光敏剂和长波紫外线照射来治疗白癜风的一种方法，补骨脂素是常用的光敏剂。对于皮损面积大于 20% 以上的患者适用。治疗期间应注意眼睛防护，肝功能检查和药物副作用处理。一般治疗 3 周后色素从毛囊周围或白斑周围开始出现色素点。若 2~3 个月后未见色素出现，应终止治疗。

2. 局部治疗　皮损面积小、病期比较短者，多以局部治疗为主。

（1）局部光化学法　适用于稳定期局限性白斑。皮损处涂抹光敏剂（0.1%~0.5% 8-甲氧基补骨脂素或补骨脂酊），1 小时后日晒或照射长波紫外线，每日或隔日 1 次。每次不超过 30 分钟，可持续数月。此法主要用于成人和 5 岁以上的儿童患者，注意防止同形反应和其他不良反应。

（2）局部激素疗法　适用于小面积者，尤其是进行期白斑。常用制剂有 0.2% 倍他米松火棉胶、0.2% 倍他米松霜、0.025% 地塞米松丙二醇液、0.025% 地塞米松、10% 煤焦油涂剂等。每日外涂白斑 2~3 次。长期连续用药应注意不良反应。

（3）皮肤磨削术　不常用。对局限性白癜风可用皮肤磨削术，术后外涂糖皮质激素。

（4）自体表皮移植术　是将患者的正常表皮移植到白癜风皮损上。对顽固难治而稳定期的小片白斑可用该法治疗。有效率可达 70%~80%。

（5）自血疗法　皮损范围较小者，可用针筒从静脉抽血后，立即注射到白斑片下，使皮损处出现青紫为止，每周 2 次，10 次为 1 疗程。

（6）复方氮芥酊　将盐酸氮芥、非那根各 50mg 溶于 95% 酒精 100mL，外搽白斑处，每日 2 次。氮芥进入机体后，可形成乙烯亚胺基，后者能与皮肤中的巯基结合，或因用药后诱发的炎症性光敏反应耗损巯基，从而解除酪氨酸酶的抑制，激活、加速黑素细胞产生黑素。

（7）其他　近年来国外发现治疗白癜风的外用新药，如他克莫司软膏、凯林凝胶、卡泊三醇软膏、他卡西醇软膏等。准分子激光治疗也是有效且常用的方法。顽固难治的暴露部位皮损，可采用遮盖疗法以获得与正常皮肤一致的外观。

（二）中医治疗

1. 内治法

（1）气血不和证　调和气血通络，桂枝加当归汤加减。

（2）气滞血瘀证　行气活血化瘀，通窍活血汤加减。

（3）肝肾阴虚证　滋补肝肾，养血祛风，一贯煎加减。

2. 外治法

（1）25%~30% 补骨脂酊外涂，每日 1 次，同时配合日光照射 2~3 分钟。

（2）白附子、硫黄各 9g，研细末，姜汁调匀，搽患处。

（3）细辛 6g，雄黄、白芷各 3g，研细末，醋调搽患处。

（4）新鲜核桃皮取汁，外涂患处，适用于暴露部位久治不愈的小面积白斑。

（5）生姜切片外搽患处，使皮肤发红、微痛为度，每日 1 次。

3. 其他疗法

（1）毫针法　取穴合谷、曲池、行间、血海、膈俞，三阴交。针刺及加电刺激，留针 15~20 分钟，每日 1 次，10 次为一疗程。

（2）耳针法　取穴肺、枕、内分泌、肾上腺、交感穴。每次选 2~3 穴，单耳埋针，双耳交替，每周轮换 1 次。

（3）梅花针法　适于小面积白斑。患处以梅花针刺激，边缘用强刺激手法，中心用弱刺激手法，敲打程度以有组织液或血液渗出为度，每 5~7 天敲打 1 次。

（4）刺络拔罐法　采用扬刺手法，以皮损为中心用三棱针点刺出血，然后拔火罐，每周 1 次。

（5）灸法　侠下穴（肱二头肌外侧缘中 1/3 处与 1/3 交界稍上方凹陷中），癞风穴（中指末节腹下缘正中指间关节横纹稍上方凹陷中）。先用三棱针点刺出血，然后灸单侧癞风穴 3 壮，每日 1 次，以不发泡为度。

【美容指导】

若皮损发生于面部，建议用温水洁面，外用温和护肤品，尽量不用美白脱色产品。皮损处不宜反复按摩、去角质、超声波，以免发生同形反应。可以使用适当的含光敏物质的化妆品，并适当增加日晒，但切忌过度，以防皮肤晒伤。在皮损局限、较少的情况下，可以到医疗美容院进行相应的局部美容治疗，若皮损泛发，处于进行期时则需到医院皮肤科治疗。

【预防指导】

1. 锻炼身体，劳逸结合，保持心情舒畅，避免忧郁紧张。

2. 避免外伤、晒伤、摩擦等诱发因素。

3. 慎用刺激性的药物，防止皮肤损伤，避免发生同形反应

4. 少吃富含维生素 C 的食品，如西红柿，山楂等酸类果蔬及饮料。少吃辛辣刺激食物，如辣椒、大蒜、芥末等。多食富含酪氨酸及黑色素食物，如猪肝，瘦肉，牛肉，黑芝麻，黑豆、无花果等。

二、特发性点状色素减退症

【概述】

特发性点状色素减退症，又称"特发性点状白斑"，多发生于躯干及四肢近端、胫部和前臂等暴露部位，大多在中年以后发病。具体病因不明，可能与老龄、日光或环境污染有关。皮肤老化或受日光、环境损害，导致黑素生成能力减弱，使皮肤的黑素含量减少，从而出现皮肤局部色素脱失。中医学对本病无明确记载。

【美容诊断】

（一）损美表现

本病多发生于下肢胫部及胸背部，上肢前臂及面部暴露部位亦可见到，其他部位少见。皮损为乳白色斑点，圆形或不规则形，边界清楚，针头大至豆大，直径 2~6mm，不超过 1cm。一般多发，可达 50 个左右，相互间不融合。

（二）其他表现

本病常见于女性，多发于 40 岁以上，发病率随年龄增长而升高。常见于光照强地区或经常日晒者。一般无自觉症状。白斑点一旦发生，则长期存在，不会自然消失。常伴有其他皮肤老化的表现，如老年性黑色素痣、老年性血管瘤、脂溢性角化等。

（三）美学分析

本病多见于胫部和前臂，少部分患者发生在面部，为点状色素脱失白点，与正常皮

肤形成了视觉反差，影响容貌美和形象气质美。

（四）相关检查

1. wood 灯检查　辅助鉴别。

2. 实验室检查　血常规、免疫学、真菌学检测等，以辅助鉴别。

3. 组织病理学检查　表皮黑素细胞减少，多巴反应减弱，角质形成细胞的色素有所减少。

（五）病症鉴别

1. 白癜风　任何年龄都可发病，但以 10~30 岁居多。皮损初为小片白斑，可逐渐向周围扩展成大片状。白斑边缘色素加深，边界清楚，有时白斑中有散在色素区成岛状。

2. 花斑癣　青壮年多见，皮损为淡白色圆形或椭圆形斑，边界不清，表面有细鳞屑，易刮剥，真菌检查阳性。

【治疗指导】

对健康无妨碍，一般无需处理。若皮损面积较大，有美容需求，可口服维生素 E，外用钙调神经磷酸酶抑制剂，CO_2 激光治疗可改善外观。

【美容指导】

日常选择温和无刺激的保湿抗衰老产品及高效防晒护肤品。避免过度去角质及热蒸，保护皮肤角质层，增强屏障作用。也可到美容院，由专业美容师进行皮肤护理。每周 1 次。

【预防指导】

1. 保证睡眠。加强锻炼。劳逸结合，提高免疫力。

2. 选用优质及营养丰富的化妆品。

3. 不吸烟、少饮酒。保持乐观良好的心境。

4. 多摄取富含维生素 A、维生素 E、胶原蛋白等食物。少喝浓茶、咖啡。

复习思考题

（一）简答题

1. 简述黄褐斑的病因及发病机制。

2. 简述西医外治雀斑有哪些方法？哪种外治法较好？

3. 根据痣细胞分布，病理上色素痣可分为几类？各有何损美表现？

4. 如何预防继发性色素沉着？

5. 简述白癜风的分型、分类、分期。

扫一扫，知答案

（二）案例分析

李某，女，18 岁，主诉"面颊部浅褐色斑点多年，近 2 年加重"。自诉幼年开始，在面颊部出现浅褐色斑点，近 2 年数目增多。夏季日晒后斑色加重，冬季则减轻，未做过任何治疗，平素自觉五心烦热，失眠多梦。母亲有类似病史。查见两面颊部散在圆形浅褐色斑点，针头或绿豆大小，不高出皮面，群集分布，孤立不融合，边界清楚，表面光滑。舌红苔白，脉沉细。

1. 请给出初步的美容诊断（中医诊断、西医诊断）。
2. 请给出治疗指导、美容指导和预防指导方案。

扫一扫，知答案

第十章 皮脂腺功能异常 ▷▷▷▷

皮脂腺是皮肤重要的附属器，属于全浆分泌腺，可合成和分泌皮脂，润泽皮肤和毛发，维护皮肤微生态平衡。当各种致病因素干扰，皮脂腺分泌和排泄的功能异常，即可引发痤疮、玫瑰痤疮、脂溢性皮炎等损美病症，严重影响人体容貌美。

第一节 痤　疮

【概述】

痤疮是青春期常见的一种毛囊皮脂腺慢性炎症性皮肤病。好发于颜面、胸背等皮脂腺分泌较多部位，以粉刺、丘疹、脓疱、结节、囊肿、瘢痕为主要损美表现。多发于青春期男女，俗称"青春痘"，痤疮发病机制主要与内分泌因素（雄性激素水平过高）、毛囊皮脂腺导管角化异常及皮肤微生态破坏等有关，免疫学因素、遗传因素、药物、化妆品使用不当、饮食不慎等也可诱发或加重痤疮的发生。各种内外复杂因素会导致皮脂分泌过多，加之毛囊皮脂腺导管角化增生，皮脂排泄不畅而淤积，即引发粉刺和丘疹。皮肤微生态失衡，痤疮丙酸杆菌异常增殖、白色葡萄球菌和糠秕孢子菌等感染，则出现红色炎性丘疹、脓疱等皮损。若反复发作，会继发结节、囊肿以及色素沉着。严重破坏容貌美。

本病相当于中医学的"粉刺"或"肺风粉刺"。多由肺经风热，熏蒸面部而发。或过食辛辣肥甘，助湿生热，或脾虚湿停，聚生痰浊，熏蒸凝滞而发。

【美容诊断】

（一）损美表现

皮损好发于皮脂腺丰富部位，最多见于颜面，如前额、鼻侧、颏部。也可见于胸背及肩胛，极少数侵犯四肢和臀部。皮损呈多形性，有非炎性和炎性两种。非炎性损害即粉刺，包括黑头粉刺和白头粉刺。黑头粉刺为开放性，呈棕色或黑色点状，平坦或稍隆起。白头粉刺为闭合性，为白色或淡黄色尖圆隆起的丘疹，可挤出米粒样白色皮脂颗粒，是炎性损害的前身。炎性皮损形态不一，主要为红色丘疹，脓疱、大小不等的结节、囊肿等。若感染破溃流脓，可形成窦道、瘢痕、色沉等多种继发损害。根据痤疮皮损特点一般分为以下类型。

1. 寻常型痤疮　皮损以粉刺、炎性丘疹、脓疱为主，以炎性丘疹为最多见。多对称分布，数目多少不定，愈后可遗留色沉或瘢痕。

2. 结节型痤疮 皮损以花生至指头大小红色或暗红色结节为主，伴有红肿疼痛或小脓疱。

3. 囊肿型痤疮 皮损以皮脂腺囊肿为主，大小不一，颜色暗红，伴有结节。常继发感染化脓，破溃流脓后形成窦道及瘢痕。

4. 聚合型痤疮 好发于男性青年。皮损为多形聚集性损害，呈现密集分布的粉刺、丘疹、脓疱、结节、囊肿及窦道、瘢痕等多形性皮损。面部红肿，凹凸不平。

根据病情轻重，痤疮分为四度（Pillsbury 分类法），见表 10-1。

表 10-1 痤疮轻重度分类

程度	临床表现
Ⅰ度（轻）	粉刺、散发炎性丘疹
Ⅱ度（中）	Ⅰ度加浅在性脓疱，炎性丘疹数目增多，部位限于面部
Ⅲ度（重）	Ⅱ度加深在性炎性丘疹，部位扩展至面颈、胸背部
Ⅳ度（重-集簇性）	Ⅲ度加脓肿、结节、囊肿、瘢痕，部位扩展到上半身

（二）其他表现

初期无明显自觉症状。炎症明显时可有瘙痒、疼痛。可伴发脂溢性皮炎。反复发作者可出现瘢痕和色素沉着。女性常伴有月经不调，经期前后皮疹增多或加重。部分女患伴有肥胖、闭经、多毛等。病程长短不一，青春期后逐渐痊愈或减轻。

（三）美学分析

痤疮皮损多样，高出皮面，凹凸不平，呈紫色或暗红色丘疹、色沉、瘢痕等，形成病理性的雕刻度，肤色形成强烈对比，破坏了整体皮肤和谐美感，严重影响皮肤的视觉审美和触觉审美。破坏容貌美。

（四）相关检查

1. 细菌学检查 可分离出痤疮棒状杆菌和表皮葡萄球菌。

2. 螨虫检查 皮损部位皮脂或分泌物镜检，可查出螨虫。

3. 糠秕孢子菌检查 皮损部位皮脂或分泌物，镜检或培养，可查出糠秕孢子菌。

（五）病症鉴别

1. 痤疮样药疹 主要鉴别点为病史和发病部位不同。痤疮样药疹有明确的服药史，发病多为全身性，任何年龄均可发病。皮损主要为红色丘疹，无典型的演变过程。

2. 玫瑰痤疮 主要鉴别点为部位和皮损的不同。玫瑰痤疮皮损局限于鼻部和面中部，皮损主要为弥漫性红斑、丘疹，伴有毛细血管扩张，不伴有白头粉刺、黑头粉刺。

【治疗指导】

（一）西医治疗

总的治疗原则是抑制皮脂腺过度分泌，抗菌消炎，改善毛囊、皮脂腺导管角化，调节激素水平等。

1. 全身用药

（1）抗菌消炎　四环素 0.25g，每日 4 次口服，连服 10 日，以后改为 0.25g，每日 2 次口服，维持 2 个月；罗红霉素 0.15g，每日 2 次口服；或盐酸米诺环素 0.5g，每日 2 次口服；或甲硝唑 0.2g，每日 3 次口服。

（2）拮抗雄激素　己烯雌酚 1mg/d，口服。男性患者每日 1 次。女性患者在月经周期第五天开始服用，连服 10 天停药，间歇性服用 2~3 个疗程。或复方诀诺酮 0.625g，女性月经周期第五天开始服用，连服 22 天。西咪替叮 200mg，每日 3 次口服。丹参酮胶囊，每次 4 粒口服，每日 3~4 次。

（3）纠正毛囊口角化　用于泛发型痤疮和常规治疗无效的中、重度痤疮。13-顺维 A 酸，0.5~1mg/（kg·d），维胺酯 25mg，每日 3 次口服。疗程 4~8 周。

（4）皮质类固醇激素应用　泼尼松 20~30mg/d，1~2 周。泼尼松龙悬浮液加利多卡因注入皮损内，每周 1 次，2~4 次为一疗程。

（5）补充维生素　维生素 A 2.5 万 U，每日 3 次口服，连服 1~8 周。维生素 B$_2$ 10mg，每日 3 次口服，维生素 B$_6$ 20mg，每日 3 次口服，连服 2 个月。此外还可根据症状合理应用维生素 C 和 E。

（6）其他　严重囊肿型和结节型痤疮可口服氨苯砜 50mg，每日 2 次，4~8 周为一疗程。硫酸锌片 0.2g 口服，每日 1 次。

2. 局部治疗

（1）药物外用

1）消炎杀菌：1% 红霉素乙醇溶液，1% 磷酸克林霉素醇水溶液等洗剂。5% 过氧化苯甲酰凝胶、夫西地酸乳膏、红霉素软膏、克林霉素等外搽。

2）溶解剥脱角质：0.05% 维 A 酸霜或凝胶，或 0.1% 阿达帕林凝胶，0.05%~0.1% 他扎罗丁软膏、水杨酸软膏等，隔日或每日 1 次。

3）去脂：硫黄雷锁锌洗剂、2.5% 二硫化硒洗剂。

（2）物理治疗

1）红蓝光治疗：单独蓝光照射有杀灭痤疮丙酸杆菌及抗炎作用，单独红光照射具有组织修复作用，可作为中度痤疮的备选治疗。

2）强脉冲光和脉冲染料激光：可以帮助消退炎症性痤疮后期红色印痕。非剥脱性点阵激光（1440nm、1540nm 和 1550nm）和剥脱性点阵激光（2940nm、10600nm）对痤疮瘢痕有一定改善。

3）射频：点阵射频和微针点阵射频对于痤疮瘢痕的改善有一定效果，对亚洲人种还可以减少治疗中色素沉着的风险。

4）化学剥脱治疗：浅表化学剥脱术主要包括果酸、水杨酸及复合酸等，具有降低角质形成细胞的黏着性、加速表皮细胞脱落与更新、刺激真皮胶原合成、组织修复和轻度抗炎的作用，减少痤疮皮损的同时改善皮肤质地，可用于轻中度痤疮及痤疮后色素沉着的辅助治疗。

（二）中医治疗

1. 内治法

（1）肺经风热证　宣肺清热，枇杷清肺饮加减。

（2）湿热蕴结证　清热化湿通腑，茵陈蒿汤加减。

（3）痰湿凝结证　化痰散结，活血化瘀，海藻玉壶汤合参苓白术散加减。

2. 外治法

（1）药物贴敷及外搽　颠倒散调敷，每日1~2次。

（2）中药倒膜　加味颠倒散，以硬膜粉或优质医用石膏调成糊，敷面。7~10日倒膜1次，3次为一疗程，痤疮炎症明显者不宜使用。

3. 其他疗法

（1）针灸　毫针针刺，取穴百会、曲池、四白、颧髎、病变局部四周穴等，施平补平泻法，中等刺激。耳针，耳尖、内分泌毫针刺、耳针埋针或压豆。火针用于炎性丘疹、丘脓疱疹疗效明显。

（2）刺络拔罐　取大椎穴。常规消毒后，三棱针或梅花针点刺出血，配合拔罐疗法，10~15分钟，出血1~3mL。3日1次，10次为一疗程。

（3）药膳食疗　薏苡仁30g，海藻、昆布、甜杏仁各9g，与薏苡仁煮粥食用，每日1次，3周为一个疗程。粳米60g，山楂、桃仁各9g，与粳米煮粥食用。

【美容指导】

日常养护时，以清除面部多余油脂及保持洁净为主，洗脸时建议使用中性偏酸香皂或清爽型洗面奶，以清洗皮脂分泌较多的"T"型部位为主，水温以36℃~38℃为宜。洁面后用爽肤水或平衡调理水抑制皮脂分泌，收敛扩张毛孔。日常护肤品可选用具有清爽、消炎作用的面膜或适合油性皮肤的水质、油脂含量少及酸性护肤品进行养护，切忌使用油性或粉质的护肤品，以免堵塞毛孔。

常用的美容治疗措施有奥桑机冷喷、磨砂、真空吸附仪、局部按摩、疏通毛孔、药物倒膜、皮内注射、激光仪治疗、磨削术等。若皮损严重则需到医院皮肤科进行综合治疗。

【预防指导】

1. 每日温水洗涤患处，避免用力挤压和搔抓。避免使用含油脂和粉质过多的化妆品及糖皮质激素制剂。

2. 起居有节，保证睡眠，保持精神和情绪稳定。

3. 饮食宜清淡，忌食辛辣煎炸及油腻甜食。

第二节 玫瑰痤疮

【概述】

玫瑰痤疮，又称酒渣鼻，是一种发生于鼻部和面中部的以红斑、丘疹、毛细血管扩张为主要皮损特征的慢性炎症性皮肤病。多见于中年男女或有痤疮病史者。

本病病因尚不明确，与嗜酒、辛辣刺激性食物、毛囊虫感染、内分泌失调、情志激动、冷热刺激、胃肠功能障碍、病灶感染等因素有关。现代研究表明本病具有家族遗传因素。从发病机理看多是在皮脂溢出基础上，皮肤血管舒缩神经功能失调引起毛细血管充血扩张所致。

中医学认为本病因肺胃积热上蒸，复感风寒外袭，血瘀凝结而成；或脾胃素有积热所致；亦有因热灼血瘀，湿聚成痰，湿热痰瘀互结，凝滞肌肤而致。

【美容诊断】

（一）损美表现

皮损初发于鼻头、鼻翼两侧，日久延及两颊、前额两眉间及下颏等颜面中部，常对称分布。皮损初期以红斑为主，继则有丘疹、脓疱和鼻赘。一般分为红斑期、丘疹脓疱期、鼻赘期。红斑期的局部皮肤呈暂时性红斑，色如玫瑰。寒冷刺激、辛辣饮食、情绪紧张激动时潮红明显，反复发作后，转为持久性红斑，并伴有鼻尖毛囊粗大、鼻翼及两颊细丝样、树枝状毛细血管扩张。丘疹脓疱期的红斑上出现散在绿豆大小红色丘疹或脓疱、结节或囊肿，毛细血管扩张明显，如红丝缠绕，皮色鲜红或紫褐。鼻赘期常见于40岁以上的男性，鼻尖、鼻翼部丘疹增大融合，呈结节状或草莓状隆起，表面凹凸不平形成鼻赘，挤压有白色浓稠分泌物溢出。

（二）其他表现

患者常伴有面部皮脂溢出、毛囊粗大。少数病例可并发结膜炎、睑缘炎、痤疮等。病程缓慢，常迁延数年不愈。

（三）美学分析

以鼻面部为中心的玫瑰色红斑、毛细血管扩张、丘疹和脓疱，特别是鼻尖部紫红而肥大的草莓样鼻赘，影响了面部对称与和谐的美感，破坏了视觉和触觉审美，并给患者带来沉重的心理压力。

（四）相关检查

1. 毛囊蠕形螨检查　皮脂及分泌物镜检，可查到毛囊螨虫。

2. 组织病理学检查　真皮毛细血管扩张，血管周围有非特异性炎症浸润，在浸润中央可见成团集簇的上皮样细胞。脓疱的组织象为嗜中性粒细胞聚集于毛囊内。严重者可见表皮增殖，皮脂腺增多且极度肥大，结缔组织增生肥厚。

（五）病症鉴别

与痤疮鉴别 以发病年龄、部位与皮损特点的不同为主要鉴别点。痤疮好发于青春期，皮损多分布在面部外侧缘、颈胸、后背等皮脂腺分布较多的部位，以粉刺、丘疹、脓疱、囊肿、结节为主要皮损。二者可相伴发病。

【治疗指导】

（一）西医治疗

1. 全身用药

（1）抗菌消炎 甲硝唑或替硝唑口服。盐酸米诺环素 0.5g，每日 2 次口服。严重时可用氯喹。

（2）补充维生素 主要为 B 族维生素，如维生素 B_1、B_6、复合维生素 B 等。

（3）调节神经功能 用于自主神经功能紊乱患者。可服用谷维素。

（4）纠正毛囊口角化 皮损严重者可口服 13-顺维 A 酸，1~2mg/kg，每日 2 次，连用 15~20 天。

2. 局部治疗

（1）祛脂 5%硫黄霜、复方硫黄洗剂等。

（2）抗菌消炎 1%甲硝唑霜、5%~10%过氧苯甲酰凝胶等。

（3）冷冻 对毛细血管扩张明显者，可用液氮冷冻治疗。

（4）激光治疗 脉冲染料激光可祛除扩张的毛细血管。

（5）手术治疗 对于鼻赘期的损害可采用美容外科手术治疗。

（二）中医治疗

1. 内治法

（1）肺胃热盛证 清肺胃之蕴热，枇杷清肺饮加减。

（2）热毒蕴肤证 清热凉血解毒，凉血四物汤合黄连解毒汤加减。

（3）气滞血瘀证 活血化痰散结，通窍活血汤加减。

2. 外治法

（1）颠倒散水调每晚外敷。四黄膏外涂，每日 2~3 次。

（2）红斑丘疹明显者，可用大枫子油调珍珠散局部外敷，每日 1 次。

3. 其他疗法

（1）针灸 ①毫针法，主穴取印堂、迎香、地仓，配穴取合谷、曲池、列缺等，施泻法。②水针法，取两侧迎香穴，每穴注 0.25%普鲁卡因注射液 0.5mL，每周 2~3 次，10 次为一疗程。③梅花针法，患处可用梅花针轻刺，每日 1 次。④三棱针法，大椎、脊柱两侧反应点点刺放血，配合闪火法拔罐。

（2）推拿按摩 ①素髎穴位按摩，沿足阳明胃经在下肢循经部位进行推擦配合按揉合谷、外关、列缺等。②推抹法，患者仰卧，从睛明穴开始，沿鼻梁向下推抹至迎香穴，10次左右，点按印堂。

（3）药膳食疗　红斑期，粳米、鲜芦根、竹茹煮粥。丘疹脓疱期，薏苡仁、马齿苋、金银花煮粥。

【美容指导】

日常养护大致与痤疮养护相同，加强皮肤屏障的修复。红斑期患者注意避免冷热水刺激，防止温度骤然变化导致血管被动收缩、舒张，加重红斑症状。常用的美容治疗措施有，局部按摩、疏通毛孔、药物倒膜、皮肤磨削术、激光仪治疗等。若皮损严重则需到医院皮肤科进行综合治疗。

【预防指导】

1. 宜温水洗脸，避免冷热刺激及不洁之物接触鼻面。
2. 涂搽外用药物前，应先用温水洗净擦干。
3. 纠正胃肠道功能障碍和内分泌失调。
4. 饮食宜清淡，忌食辛辣、酒类等刺激性食物。
5. 冬季外出注意口鼻保暖。避免局部冷热刺激。

第三节　脂溢性皮炎

【概述】

脂溢性皮炎是发生于头皮、颜面皮脂溢出部位的慢性炎症性皮肤病。中医学称"面游风""白屑风"。目前发病机制尚未完全清楚，可能与免疫、遗传、激素、神经和环境等因素有关。有研究认为，由于皮脂分泌增多及化学成分的改变，使原存于皮肤表面的正常菌群如马拉色菌大量生长繁殖，成为致病菌，原发或继发性地侵犯皮肤而发病，认为本病是在皮脂增多基础上发生的继发性炎症。此外，精神因素、饮食习惯、维生素B族缺乏、嗜酒等，可引发或加重本病。中医学认为本病发于湿热、血虚、风热燥邪。

【美容诊断】

（一）损美表现

皮损以头皮、颜面多见。也可发于胸背、腋窝及会阴皱襞部等皮脂腺分布较多部位。初起皮肤潮红，毛囊出现红色丘疹，融合成大小不等的黄红色斑片，上覆油腻性鳞屑或痂皮，边界清楚。损害部位和程度不同，皮损特征有所差异。发生于面部者，鼻翼、鼻唇沟和眉弓部位明显，基底潮红，上覆油腻性黄红色鳞屑或薄痂。耳后可有糜烂、黄厚痂和皲裂。发生于头部者，轻者基底无明显炎症，多为糠状鳞屑。较重者基底潮红，多呈地图状斑片，上覆红黄色油腻性鳞屑或伴有渗出和结痂。严重者全头部被覆油腻性厚痂，有臭味，头发干燥、细软、稀疏或脱落。发生于躯干者，皮损散在或相互融合，呈圆形、椭圆形或不规则形淡红色、黄红色斑片，边界清楚。严重时，全身弥漫性潮红脱屑，称为"脂溢性红皮病"。

（二）其他表现

本病有不同程度的瘙痒、皮脂分泌增多，个别有化脓感染现象，病程慢性。

（三）美学分析

红黄色油腻性鳞屑和痂皮，给人污秽、邋遢的沉重不适感，破坏皮肤和毛发的色相、彩度及亮度，在视觉审美过程中，严重影响了和谐的形式美感。导致患者羞愧和自卑心理。

（四）相关检查

1. 实验室检查　微生物学、细菌学、真菌学检查，以辅助鉴别。

2. 组织病理学检查　急性及亚急性表现为轻度至中度海绵形成，银屑病样增生，毛囊口角化不全，真皮血管周围少数淋巴细胞及组织细胞浸润。慢性期伴有明显毛细血管及浅静脉丛血管扩张。

（五）病症鉴别

1. 头部银屑病　头部银屑病基本损害为红色斑丘疹和斑块，表面覆有较厚的白色鳞屑，刮后易出血，符合银屑病特征性皮损的表现。头发呈束状，少见脱落现象。此外，病理组织学有明显区别。

2. 湿疹　皮损呈多形性损害，除红斑外还可见丘疹及水疱。湿疹虽有渗出倾向，但无油腻性鳞屑。湿疹有明显的复发倾向。

3. 玫瑰糠疹　皮损多在躯干部，一般不累及头部。基本损害为椭圆形鲜红色或淡红色斑片，有母斑，长轴与皮纹走行一致。此外，玫瑰糠疹表面鳞屑呈细碎糠皮样、无油腻性。

【治疗指导】

（一）西医治疗

1. 全身用药

（1）维生素　B 族维生素为主。

（2）抗生素　适于重症或渗出明显的脂溢性皮炎。口服罗红霉素或盐酸米诺环素。

（3）皮质类固醇激素　用于炎症明显、皮疹广泛、病情未能控制者。可短期应用泼尼松。同时加服雷公藤多苷片。

（4）抗组胺剂　瘙痒严重者，口服盐酸西替利嗪或氯雷他定。

2. 局部治疗

（1）去脂止痒　常用 5% 硫黄软膏、硫黄雷锁锌洗剂等。

（2）消炎杀菌　1% 金霉素、0.2% 呋喃西林软膏等。

（二）中医治疗

1. 内治法

（1）肺胃热盛证　疏风清肺泄热，清胃散和消风散加减。

（2）脾虚湿困证　健脾利湿，除湿胃苓汤合参苓白术散加减。

（3）血虚风燥证　疏风润燥，清热凉血，凉血清风散加减。

2. 外治法

（1）头皮部用侧柏叶酊外搽。或选用苦参、白鲜皮、土茯苓、大黄、龙胆草、硫黄水煎后溻渍。

（2）面部用痤疮洗剂或颠倒散洗剂外搽。干性脂溢性皮炎可选用芦荟凝胶外涂。

（3）局部伴有潮红者可选用三黄洗剂外涂。有渗出者，清热解毒中药如马齿苋、透骨草、龙葵、苦参、黄柏等煎汤外洗或湿敷。

【美容指导】

脂溢性皮炎日常养护与痤疮大致相同。注意勿频繁使用祛脂类用品，易造成皮肤代偿性油脂分泌，从而加重临床症状。忌用含油脂和粉质过多的化妆品以防堵塞毛孔加重病情。常用的美容治疗措施有奥桑机冷喷、局部按摩、疏通毛孔、药物倒膜等，炎症明显者，不宜按摩。若皮损严重则需到医院皮肤科进行治疗。

【预防指导】

1. 保证睡眠时间，提高睡眠质量，使皮肤代谢得到充分调整。

2. 饮食宜清淡，少食甜食、多脂及辛辣刺激性食物，

3. 宜温水洗脸，避免过冷、过热及不洁净物刺激，避免用力挤压和搔抓。

4. 保持心情舒畅。正确对待损美现象，积极配合治疗。

复习思考题

（一）简答题

1. 简述痤疮的损美表现、分型、分度。

2. 简述玫瑰痤疮损美表现及美容指导。

3. 头部脂溢性皮炎与头部银屑病如何鉴别？

（二）案例分析

扫一扫，知答案

金某，女，23岁，主诉"颜面出现丘疹、粉刺伴少许脓疱4年余"。自诉4年前无明显诱因，额部、面颊部陆续出现丘疹、粉刺，时有脓疱，时轻时重，反复发作，自觉瘙痒并伴油性皮脂溢出。查见额部、面颊部、颏部散在红丘疹、少许脓疱，皮肤油腻。舌红苔黄腻，脉滑数。

扫一扫，知答案

1. 请给出初步的美容诊断（中医诊断、西医诊断）。

2. 请给出治疗指导、美容指导和预防指导方案。

第十一章　毛发、甲及唇黏膜损害 ▸▸▸

　　毛发和甲都是皮肤附属器，承载诸多美感要素。健美的外观能展现人的形象美和气质美。因其暴露于外，又辅助皮肤完成感觉、吸收、代谢等功能，易受内外因素干扰，而受到损害，出现外形、色泽及功能的异常。毛发损害以脱发和白发为多见。甲损害多由先天性、后天性全身疾病或局部皮肤损害继发产生。黏膜是指口腔、呼吸道、尿道、消化道等器官的薄膜样组织，上皮较薄，容易受到损害。在本章中主要介绍与容貌美观关系较为密切的唇黏膜损害，即唇炎。

第一节　脱　发

　　脱发是指头发脱落的现象，有生理性及病理性之分。生理性脱发是指人正常生理情况下，每天脱落一定数量的头发。病理性脱发是病理因素导致头发异常或过度脱落，如斑秃、雄性激素性脱发。

一、斑秃

【概述】

　　斑秃是指不明原因的突然发生的局限性斑块脱发，俗称"鬼剃头"。毛发脱落部位皮肤正常、光亮，无自觉症状。中医学称之为"油风"。

　　斑秃的原因尚未明确。研究发现斑秃可能与自身免疫、精神因素、内分泌失调、病原体感染、中毒等有关。10%～20%的斑秃病例有家族遗传史。约80%斑秃患者可见脑血流图异常，头皮局部供应不良。糖尿病、白癜风、甲状腺疾患人群中斑秃发生率增高。生理情况下，一定范围和数量的毛囊同步进入退行期或休止期，也可出现片状脱发。

　　中医学认为，斑秃病在脏腑，不外虚实。肝肾不足，气血虚弱，毛窍失养则发落；血热生风，气滞血瘀，毛窍失疏亦发落。

【美容诊断】

（一）损美表现

　　斑秃主要发生于头皮部，头发局限性斑块状脱落。有少数人头皮部头发全部脱落，称为"全秃"。较严重者累及眉毛、胡须、腋毛、阴毛、毳毛等，全身毛发脱落，称为"普秃"。病程分为进行期、静止期和恢复期三期。进行期，头皮突然出现圆形或椭圆形斑状脱发，大小不等，单发或多发。脱发斑直径 1~5cm，脱发区皮肤光滑，无鳞屑及瘢痕，毛囊口正常，其边缘毛发松动易于拔下，即轻拉试验阳性。皮损呈逐渐扩展之势，无任何自觉症状。静止期，脱发斑不再扩大，边缘毛发不再松动，轻拉试验阴性。恢复期，有黄白色新生发生长，纤细柔软，类似毳毛，逐渐增粗，至恢复正常。

（二）其他表现

无自觉症状，可伴有甲纵嵴、甲横沟、匙状甲、脆甲等甲畸变。约 4% 患者伴有白癜风，新生发为白发。约 50% 患者伴有晶状体改变，约 1/3 患者伴有视网膜变化，但不影响视力。部分伴有精神紧张、甲状腺疾病、糖尿病等。慢性病程，有自愈倾向，大多数在 3~6 个月后，头发会重新生长，但易于复发。

（三）美学分析

斑秃严重影响人的形象美、气质美，破坏视觉审美。患者会产生不同程度的审美心理障碍，羞于见人，孤独自闭，工作学习、社交、婚恋等受到影响。

（四）相关检查

1. 皮肤镜检查　无创且应用广泛。用于诊断、分期、疗效判断等。

2. 组织病理学检查　早期可见毛囊上皮细胞变性，毛囊下端有淋巴细胞炎性浸润。晚期毛囊体积缩小，真皮乳头下结缔组织中血管周围变性。

3. 实验室检查　免疫学测定 IL-2 及其受体、T 淋巴细胞及其亚群、NK 细胞等。内分泌检测分析甲状腺、甲状旁腺、脑下垂体等功能。测定 Cu、Zn 等头发微量元素。真菌学检测等。

4. 头皮微循环检测　观察微循环灌注，分析皮损血流量及毛乳头供血情况。

（五）病症鉴别

1. 假性斑秃　假性斑秃患处头皮萎缩，且光滑如薄纸，毛囊口不明显。秃发区边缘不规则，毛发不松动，轻拉试验阴性。常继发于扁平苔藓、头皮红斑狼疮等炎症性皮肤病。

2. 头癣性脱发　头癣性脱发从幼年即开始发病，渐进性脱发，除完全或不完全脱发、断发外，可伴明显鳞屑，且头发或鳞屑中真菌检查阳性。

【治疗指导】

（一）西医治疗

以局部治疗为主。

1. 全身用药　针对系统性疾病、精神神经因素等给予对症支持治疗。口服或肌肉注射维生素 B 族。胱氨酸片 50mg，每日 2~3 次，口服。谷维素调整神经功能。对于全秃或普秃患者，其他疗法无效时，可考虑激素治疗，如口服泼尼松 15mg/次，每日 3

次。见效后逐渐减量维持 2~3 个月。

2. 局部治疗 改善局部血液循环，促进毛发生长。

（1）局部刺激剂 0.5%~13%恩林霜，10%辣椒酊或 0.05%盐酸氮芥，30%补骨脂酊等外涂。使局部皮肤出现轻度皮炎为度。

（2）扩张血管药物 1%~3%米诺地尔溶液，1mL/次，每日 2~3 次外用。

（3）接触致敏剂 二苯环丙烯酮（DCP）外用。

（4）皮质类固醇激素制剂 强效激素外用或封包。或 0.05%地塞米松外用。

（5）光化学疗法 脱发区先局部外涂 8 - 甲氧基补骨脂素酊，1 小时后，长波紫外线照射，每周 2~3 次。

（6）划痕疗法 消毒后，脱发区划痕，至少量渗血为度，以消毒纱布覆盖。再次划痕时，刀痕方向与前次刀痕垂直，间隔 5 日 1 次，连续 6 次为一疗程。

（7）其他疗法 共鸣火花、音频电疗、氦氖激光等均可达到一定疗效。还可使用 CO_2 点阵激光联合米诺地尔酊治疗。

（二）中医治疗

1. 内治法

（1）气血两虚证 气血双补，八珍汤加减。

（2）肝肾不足证 滋补肝肾，七宝美髯丹加减。

（3）血热生风证 养阴凉血息风，凉血消风散加减。

（4）血瘀毛窍证 通窍活血散瘀，通窍活血汤加减。

2. 外治法

中药外搽，包括鲜生姜块外搽、川乌粉调醋外搽、半夏蘸醋外涂等。

3. 针灸疗法

（1）毫针局部围刺法 斑秃区常规消毒后，用毫针斜刺于皮损区四周，留针 15~30 分钟，每隔 5 分钟捻转 1 次，隔日针刺 1 次。

（2）梅花针法 消毒后，梅花针叩刺皮损区，至皮肤轻度发红，或有少许渗血为度，隔日叩刺 1 次。

（3）梅花针加灸法 局部消毒，梅花针轻叩，温灸 2~3 分钟，每日 1 次。

4. 其他疗法

（1）割耳疗法 常规消毒，手术刀割双耳内分泌区，深度以不超过耳软骨，割后包扎，每周 1 次，连割 4 次为一疗程。

（2）药膳食疗 贡菊、旱莲草煎汤代茶饮。

【美容指导】

日常养护时需注意正确选择洗发护发用品，慎重烫发和染发。脱发区禁用刺激性强的洗护品，勤梳头或进行头部按摩。可配合中医经络美容如针灸、推拿、体质调养等，促进毛发再生。因其有自愈性，尚不需采取植发技术。

【预防指导】

1. 注意头发卫生，禁用碱性太强的洗发用品。
2. 注意劳逸结合，保持心情舒畅，切忌烦恼、悲观、忧愁和动怒。
3. 注意营养，忌食辛辣油腻，多食富含维生素的果蔬。
4. 对脱发广泛或全秃、普秃患者，鼓励佩戴假发，减轻心理负担。

二、雄性激素性脱发

【概述】

雄性激素性脱发，又称"脂溢性脱发"，是以额颞及头顶部头发渐进性缓慢脱落为特征。男女均可发病，以青壮年男性常见。

病因尚不明确，目前认为与遗传及体内雄激素水平过高有关。雄激素过多或头皮对雄性激素敏感性增加是主要因素。研究发现，有遗传倾向的男性，其头顶及顶前部脱发部位的头皮内双氢睾酮（简称为 DHT）的浓度水平较高，DHT 能促使头发毛囊萎缩，缩短头发的生长周期，导致头发细软、稀疏、脱落。同时发现体内 5α-还原酶的蛋白酶可以将睾酮向 DHT 转化，先天性 5α-还原酶缺乏者较少发生脱发。饮食不当、睡眠不足、劳累紧张等也可诱发或加重本病。

中医学认为本症是湿热熏蒸或血虚风燥，发失所养所致。

【美容诊断】

（一）损美表现

脱发常从前额两鬓处开始，逐渐向额中部和顶部延伸，也有从顶部开始，脱发区毛孔缩小，头皮光亮，油腻或有碎屑，头发稀疏，细软发黄。数年后头顶脱发区逐渐融合成片，形成环状发圈。眉、须、腋毛、阴毛不受侵犯。

（二）其他表现

一般无自觉症状，可伴有轻度瘙痒和皮脂溢出。慢性病程，时轻时重。女性可伴痤疮、多毛症、男性化或停经。

（三）美学分析

脱发造成衰老外表，破坏容貌美，损害气质和形象，导致自卑、焦虑等心理障碍，影响工作、社交、婚恋等。

（四）相关检查

1. 内分泌检查　进行性激素测定。

2. 组织病理学检查　毛囊、皮脂腺结构改变。

（五）病症鉴别

需与其他原因如营养不良、药物、缺铁性贫血、脂溢性皮炎等引起的脱发相鉴别。

【治疗指导】

(一) 西医治疗

病程短、症状轻者，局部治疗为主，改善局部血液循环，促进毛发生长。病程长、症状重者，西药对抗雄性激素治疗。

1. 全身用药

（1）拮抗雄激素　安体舒通 20~30mg，每日 2 次，口服。或非那雄胺片 1mg，每日 1 次，口服。

（2）辅助治疗　胱氨酸及维生素 B 族按常规剂量口服。

2. 局部治疗

（1）药物外用　2% 米诺地尔（敏乐啶）溶液或霜剂外用，2%~4% 黄体酮酊或 0.05% 乙二烯雌酚酊剂外用。

（2）毛发移植　手术方法包括移植胚（后枕部毛囊）、头皮减张术、皮瓣转移等。目前认为自体毛囊移植效果较好。从枕部切下头皮，分离毛囊单位，移植到额颞部发际和头顶脱发区，移植的毛囊具有活性，毛发逐渐生长，达到美容修饰效果。为保证移植后效果，需联合应用药物治疗。

(二) 中医治疗

1. 内治法

（1）脾胃湿热证　健脾除湿，合营生发，萆薢渗湿汤加减。

（2）血热风燥证　凉血消风，润燥生发，凉血消风散加减。

2. 外治法　可选用侧柏叶酊外搽，每日 2~3 次。

3. 针灸疗法　主穴选用风池、百会、四神聪。脾胃湿热者配血海、足三里、大肠俞；血热风燥者配大椎、膈俞。用平补平泻法，留针 30 分钟。还可阿是穴周围围刺。

【美容指导】

日常正确养发护发。选择柔和洗发护发用品，慎重烫发和染发，避免接触消杀剂。可采用刺络、刮痧、经络按摩等中医美容方法。可到专业医疗美容机构与医院进行植发，包括移植胚（后枕部毛囊）、头皮减张术、皮瓣转移等。

【预防指导】

1. 忌食油腻、辛辣刺激性食物，多食富含维生素 E 的蔬果。

2. 皮脂溢出多者，慎用碱性、刺激性洗发用品。

3. 保持心情舒畅，解除思想负担。生活规律，劳逸结合。

4. 避免暴晒，谨慎游泳。

第二节 白 发

【概述】

白发是指因遗传、疾病或精神因素等影响黑色素生成，导致头发部分或全部变白的现象。中老年头发花白甚至老年人全白属于正常生理现象。发生于儿童及青少年的少年白发，俗称"少白头"，一般有家族史，除白发增多，无其他身体不适或发育异常。白发发生的基本病理改变是毛基质和毛球中黑素的合成、代谢、转运障碍。白发发生因素复杂，不良的精神刺激如紧张、焦虑、抑郁、惊恐，营养不良如铜元素缺乏、蛋白质不足，系统性疾病如内分泌疾病、糖尿病等，遗传因素、炎症等因素均可使毛发色素脱失而变白。

中医学认为白发是因肝肾亏损，阴虚血热，气血虚弱，毛根失养而致。

【美容诊断】

（一）损美表现

少年白发多出现在头枕部或顶部，夹杂于黑发之间，一定年龄数量固定。老年性白发开始于双鬓，后发展到顶部及整个头部。呈花白状，随年龄增长白发逐渐增多，范围不断扩大。也有突然发白者。

（二）其他表现

一般无自觉症状，病程呈慢性。有原发病者，可伴有全身症状。

（三）美学分析

白发给人苍老、病态的感观，破坏视觉审美，影响气质美和形象美，易造成自卑、消极、焦虑等心理。

（四）相关检查

1. **染色体检查** 适于有遗传史者。
2. **内分泌检查** 结合原发病进行相关的内分泌检查。
3. **微量元素检查** 适于铜离子缺乏或营养不良者。
4. **病原学检查** 适于有相关皮肤病者。

（五）病症鉴别

白化病和白癜风白发 鉴别主要以原发病特点和皮损特点为主。白化病患者皮肤、头发和眉毛均可以为白色。白癜风患者白发局限于病变皮损区域内，皮肤和毛发均为白色。

【治疗指导】

（一）西医治疗

1. **全身用药** 针对原发病给药，祛除诱发因素。必要时可给予维生素、谷维素、钙剂等辅助治疗。

2. 局部治疗

（1）局部黑素刺激　小片白发可试用补骨脂类药物，0.1%～0.25%8-甲氧基补骨脂素溶液外搽，每日或隔日1次。

（2）染发　遗传因素引起的白发，多以染发为主。

（二）中医治疗

1. 内治法

（1）肝肾亏损证　补肾益精，养血荣发，七宝美髯丹加减。

（2）阴虚血热证　清热凉血，滋阴润发，草还丹加减。

（3）肝郁脾虚证　疏肝健脾，养血润发，越鞠汤合归脾汤加减。

（4）中成药口服　养血生发胶囊、白芍总苷片等。

2. 针灸疗法　取穴风池、胆俞、太冲，或肝俞、支沟、足三里。两组交替施术，施补法，留针30分钟，每日1次，10次为一疗程。

3. 推拿按摩　先以一手示指、中指、无名指、小指并拢，自印堂开始，沿头部正中线向后按压至项部，或用双手交替按压。两手分别自阳白穴开始向上按压，经过络却，直至风池。左手四指贴附在左侧发际处，右手四指贴附在右侧发际处，两手指腹用力，同时按压头部，按压1次向上移动一点，按压到头顶正中时，指尖相对。

4. 药膳食疗　粳米50g，首乌粉30g，红枣2枚，白糖适量。粳米、红枣加水砂锅内煮粥，加入白糖、首乌粉，文火烧至粥汤黏稠，盖焖5分钟即可。每天早晚，温热顿服。

【美容指导】

正确选择洗发护发用品。注意发丝护理并定期修剪发丝。谨慎烫染，勤于梳头和头部按摩。必要时可在专业美发师指导下，进行染发或假发修饰。

【预防指导】

1. 劳逸结合，调节情绪。保持良好心态，提高抗病能力。

2. 积极治疗原发病。

3. 多吃富含优质蛋白、微量元素和维生素的食物。

4. 注意防晒。

第三节　多毛症

【概述】

多毛症是指毛发比正常人明显增多、粗长或分布部位异常的现象。主要病理改变是体内雄激素水平过高、毛囊皮脂腺对雄激素敏感性增高，导致毛发过度生长。其中先天性多毛症与遗传有关，属于常染色体隐性遗传。后天性全身多毛症一般由药物、内分泌功能紊乱引起。药物应用如雄激素、糖皮质激素、苯妥英钠、链霉素、米诺地尔、青霉胺及补骨脂类药物等引起的多毛症，又称"药源性多毛症"。内分泌功能紊乱如内分泌腺肿瘤、库欣综合征、绝经、甲状腺功能减退等，主要影响雄激素水平。机械性或物理性刺激如摩擦、搔抓、咬伤、烧灼等，长期慢性皮肤充血可引起后天性局部多毛症。中医学未见相关记载。

【美容诊断】

（一）损美表现

1. 先天性多毛症　有家族发病倾向。全身性多毛症，出生后即表现胎毛过多，呈细丝状，面颈部毳毛、眉毛、头发、全身毳毛等浓密粗长，最长可达数厘米，俗称"毛孩"。10岁后逐渐明显典型，有男性倾向。患儿多伴有齿发育不良（恒齿少或缺如）。局限性多毛症，出生时或出生不久出现，分布部位与正常部位不符，如外耳道、双肘部等，呈片状局限，毛长而黑。脊柱裂和骶骨毛增多症可伴有腰骶部簇状粗细不一的黑毛。

2. 后天性多毛症　表现为药源性多毛症及症状性多毛症，有用药史或继发于内分泌疾病，躯干、四肢、面部皮肤广泛分布，毛发粗长而黑，多毛形态各异。获得性局部多毛症，表现为局部毛发过度生长，有局部刺激史。

（二）其他表现

先天性多毛症无自觉症状，可伴发育障碍。后天性多毛症，常伴随原发疾病如多囊性卵巢综合征、卵巢肿瘤、先天性肾上腺增生、甲状腺功能亢进、甲状腺机能减退、皮肌炎及营养不良等相关症状。可伴有皮脂增多、痤疮、肥胖、闭经等，女性患者有男性化倾向，慢性病程。药源性多毛症，大多数停药半年至一年后可恢复正常。

（三）美学分析

多毛症严重冲击审美。破坏人体皮肤的质感和动感，面部等暴露部位多毛严重破坏容貌美，人的形象美和气质美严重受损。女性患者上唇和下颌部位多毛，令人非常尴尬，心理负担严重，影响学习、生活和婚恋。

（四）相关检查

1. 实验室检查　主要测定雄激素水平，可见尿17-KS和睾酮增高。
2. 内分泌检查　鉴别原发病。
3. 染色体检查　适于先天性多毛症。

（五）病症鉴别

多囊卵巢综合征　多囊卵巢综合征除毛发增多外，还有肥胖、闭经、不孕、阴蒂肥大、痤疮、乳房发育不良等症状与体征。B超、性激素测定等可辅助鉴别。

【治疗指导】
本症以西医治疗为主，并针对原发病进行治疗。

（一）全身用药

1. 拮抗雄激素　炔雌醇 0.35μg 加炔诺酮 0.5mg，每日 1 次，21 日为 1 个周期，疗程约半年至一年。安体舒通 20~30mg，每日 2 次，口服。

2. 抑制肾上腺皮质增生　泼尼松每晚 2.5mg，口服，或用地塞米松 0.25~0.5mg，每晚睡前口服。

（二）局部治疗

1. 机械脱毛　剃刀刮除或剪刀剪除。易复发和继发感染，不宜久用。

2. 物理脱毛　有电解除毛法、短波透热拔毛法、电灼拔毛法或电子脱毛法。

3. 激光除毛　近年来应用广泛，简便效优。需要专业皮肤科医师操作。

4. 化学脱毛　可去除皮肤表面的柔软细毛，无痛觉，刺激性低。制剂分为液状、膏霜状和粉状。脱毛前，应先做皮肤斑贴试验。化学脱毛剂使用频率不宜太高，每 2 周使用 1 次。同时注意用量。

【美容指导】

注意皮肤清洁护理。毛发浓密者，正确选择洗护用品。发丝定期修剪。局部治疗需选择专业医疗美容机构进行激光或物理脱毛。并在医师指导下使用化学脱毛或机械脱毛。

【预防指导】

1. 查找病因治疗原发病，调整内分泌紊乱。

2. 选择安全温和的方法脱毛，避免各种刺激。

3. 注意情绪和饮食。

4. 注意个人卫生和毛发清洁，选择合适的洗护品。

第四节　甲损害

甲损害是指由先天发育障碍或后天疾病引起的指（趾）甲结构、功能、外观异常。包括甲发育不良、甲变色、甲沟炎。

一、甲发育不良

【概述】

甲发育不良性是因先天发育缺陷或后天发育不良引起的甲损害。常见有甲肥厚、甲萎缩、匙状甲、软甲、甲纵裂、甲脆裂、甲松离和球拍状甲等，以甲的结构形态异常为主要表现。染色体显性遗传、后天营养不良为主要病因。外伤、溃疡、感染及某些全身性疾病也可引发甲萎缩或甲沟炎。

【美容诊断】

（一）损美表现

1. 甲肥厚　指甲、趾甲均可发生，常见于小指（趾）甲，累及甲床角质。

其中厚甲症甲板、甲床均增厚，甲远端翘起，可见沟纹。甲板不透明黄白色。甲质变硬。常伴有甲沟炎、甲床炎。钩甲常见于老年人。甲板增厚延长、弯曲，呈鸟爪状或牛角状，表面粗糙，纵横沟纹，灰褐色。伴有掌跖角化及手足多汗等。

2. 甲萎缩　发生于指（趾）甲板，严重时累及甲根及甲床。表现为单个、数个或全部指（趾）甲停止生长，甲板变薄，呈透明白色，表面尚有光泽，体积缩小，长度缩短，少数患者甲板完全消失。

3. 其他甲发育不良　包括：①匙状甲：甲板变薄萎缩，中央凹陷，边缘上翘如匙状，质脆易裂。②软甲：甲板变软而薄白，易于弯曲或碎裂。③甲纵裂：甲板从游离缘向根部成层状分裂，局部变白，易剥离。④甲脆裂：甲板失去光泽，变薄质脆，发生纵裂或层状分裂。⑤甲松离：质地变脆者，游离缘疏松。⑥球拍状甲：甲板宽短而平，上有交叉割线，形似网球拍上的线条，甲的正常弯曲度消失。

（二）其他表现

可伴有银屑病、角化性皮肤病、鱼鳞病等遗传倾向的皮肤病，也可伴贫血、营养不良、糖尿病、内分泌疾病、炎症等。

（三）美学分析

甲发育不良造成甲肥厚、甲萎缩等，使甲失去红润、光泽和透明的和谐美感，更导致甲功能受损，视觉和触觉审美都严重破坏。影响人际交往，生活、工作和学习，带来沉重的心理负担。

（四）相关检查

1. 真菌检查　取甲屑，进行真菌镜检及培养，以辅助鉴别。

2. 染色体检测　确定先天因素。

3. 内分泌功能　鉴别其他相关疾病。

（五）病症鉴别

甲癣　即甲真菌病，表现为甲增厚、甲板黄白色，浑浊，粗糙。真菌检查阳性。

【治疗指导】

尚无较理想的治疗方法。应积极治疗原发病，补充营养。可服用维生素 A、维生素 B 及烟酸片等。局部可对症选用无刺激的消炎、软甲或护甲的外用制剂，科学地修甲、美甲，必要时拔甲。

【美容指导】

日常注重指甲的养护，减少接触各种刺激物，勿使用含有甲苯或者甲醛的指甲美护产品。必须接触刺激物（如洗碗、打扫房间等家务劳动中）时戴保护性的手套。可到专业美容机构或美甲店，进行甲养护或甲按摩，视情况选择美甲修饰。

【预防指导】

1. 积极治疗全身疾病。
2. 注意局部清洁卫生，保护指（趾）甲，防止外伤及感染。
3. 避免损伤，妥善修甲，不宜修剪过短，建议穿宽松鞋袜。
4. 注意情绪，加强营养。

二、甲变色

【概述】

甲变色，又称"色甲症"，是指甲的颜色发生异常改变。引起甲变色的原因较多。遗传因素，如先天性外胚叶发育缺陷可见白甲、线状白甲、硬皮病褐色甲及银屑病性黄褐甲等。药物因素，如四环素致甲黄染、汞中毒使甲呈金属灰色、乙亚胺、羟基脲致褐色甲、抗疟药致甲床呈现蓝褐色。疾病因素，如慢性心肺功能不全者可出现蓝甲、毛囊角化症出现甲纵白线、甲状腺及糖尿病出现黄色甲。甲感染，如真菌感染，甲呈白色或灰黄色。铜绿假单胞菌感染，甲呈绿色，慢性甲沟炎者，甲边缘可呈褐色或黑色。甲染色，如染料、尼古丁、染发水可将指甲染为黑色或黄褐色，碘仿、氢醌可将指甲染为黄色，浸泡高锰酸钾溶液可使甲呈褐色等。本症中医学未见相关记载。

【美容诊断】

（一）损美表现

甲变色的主要表现为指（趾）甲板变色。有白甲、黄甲、黑甲、褐甲、绿甲、蓝甲、灰甲等，以白甲、黄甲多见。白甲表现为点状、条纹状、部分或完全白甲。部分白甲近端为白色，远端半甲为红色、粉红色或褐棕色，远近端有明显的分界线。黄甲对称性出现，侵犯拇指及示指，呈黄色或黄绿色，甲板增厚，生长缓慢或停止，伴有甲分离。

（二）其他表现

常无自觉症状，慢性病程。黑甲常伴有黑素瘤、交界痣、库欣综合征及肾上腺切除后病史。完全白甲有家族性倾向，亦可伴贫血及营养不良。黄甲可有水肿、低蛋白血症、胸膜炎及慢性支气管炎等病史。

（三）美学分析

甲变色破坏了甲的健康和谐美感，影响人的形象、气质和容貌，并反映机体病态，易造成自卑、消极和焦虑的情绪，带来沉重的心理负担。

（四）相关检查

1. 真菌检查 取甲屑，进行真菌镜检，以辅助鉴别。

2. 染色体检测 确定先天因素。

3. 内分泌检查 鉴别其他相关疾病。

（五）病症鉴别

灰甲与甲真菌病 发病原因不同，病史不同。灰甲甲板呈现金属灰色。甲真菌病是真菌感染，指甲灰白或灰黄，甲板浑浊增厚，真菌检查阳性。

【治疗指导】

去除致病因素，积极治疗原发疾病。原因不明的甲变色治疗效果不佳。局部可外涂指甲油或美甲术以美容修饰。

【美容指导】

日常注重指甲的养护，减少接触各种刺激物，科学选择美甲、护甲产品。家务劳动中戴保护性手套。可到专业美容机构或美甲店，进行甲养护或甲按摩，视情况选择美甲修饰。

【预防指导】

1. 注意局部卫生，防止外伤及感染。
2. 积极治疗原发病。如心肺功能不全、毛囊角化症、甲状腺疾病、糖尿病等。
3. 避免药物因素致甲变色。如四环素、汞制剂、乙亚胺、羟基脲、抗疟药等。
4. 避免接触染色剂。如染料、尼古丁、染发水、碘仿、氢醌、高锰酸钾等。

三、甲沟炎

【概述】

甲沟炎是指（趾）甲周围软组织的化脓性炎症性疾病，以红肿、化脓、疼痛为主要特征。因形似戒指和蛇眼，中医学称之为"代指""蛇眼疔"。

甲沟炎主要是微生物感染引起。甲周围皮肤皱襞微创破损、指（趾）部的微小损伤，细菌或真菌感染侵袭，生长繁殖，出现炎症反应。常见的致病菌为常存于皮肤表面的金黄葡萄球菌、化脓性链球菌、假单胞菌、变形杆菌或厌氧菌。微小损伤可由以下几种因素引起，如各种刺伤、撕破肉刺、浸渍、过度修甲、嵌甲、钩甲等。超重、鞋子挤压、周围循环障碍可诱发或加重甲沟炎。肠病性肢端皮炎、银屑病及肿瘤患者可伴发甲沟炎。

中医学认为此病多由湿热火毒外侵所致。

【美容诊断】

（一）损美表现

损害由一侧甲沟皮下开始，逐渐蔓延致甲根及对侧甲沟，表现为甲沟和甲根皮肤红肿，灼热，疼痛，触痛明显。轻者可自行消退，重者迅速化脓，形成指（趾）甲周围或甲下脓肿，局部跳痛，继而可见小脓窦口，有肉芽组织向外突出，逐渐演变为慢性甲沟炎或慢性指（趾）骨骨髓炎。

（二）其他表现

全身症状不明显，局部疼痛。急性期影响走路和活动。慢性甲沟炎可继发真菌感染。日久出现甲板凹凸不平和甲松动。反复发作，病程长短不一。

（三）美学分析

甲沟炎常伴发甲板损害，尤其慢性反复发作，可致甲变色、甲肥厚、甲萎缩等，除影响甲的功能，还破坏甲的和谐美感，损害人的形象和气质。病程长者，会带来一定的心理负担。

（四）相关检查

1. 实验室检查 分泌物细菌学和真菌学检查。

2. 病理组织学检查 必要时进行组织切片，以辅助鉴别。

（五）病症鉴别

甲真菌病 甲真菌病真菌检查阳性。指甲灰白或灰黄，甲板浑浊增厚，发于足趾边缘。与甲沟炎可伴发存在。

【治疗指导】

（一）西医治疗

1. 全身用药

（1）杀菌消炎 用于较重症炎症。选择广谱抗生素，以青霉素类药物为主，如阿莫西林 0.5g，每日 3 次，口服。伴真菌感染者，给予抗真菌药，如特比萘芬口服。

（2）止痛镇静 疼痛剧烈者，可给予布洛芬、吲哚美辛等止痛。

（3）激素联合 反复发作者，激素联合抗生素，用药 1 周。

2. 局部治疗

（1）药物疗法 未成脓时，3%碘酊涂搽，局部可用鱼石脂软膏、红霉素软膏、金霉素软膏、夫西地酸软膏、莫匹罗星乳膏，伴有真菌感染者可使用抗真菌剂。必要时配合激素类软膏。

（2）切开引流 成脓者应手术切开引流。消炎杀菌剂外用。

（3）物理疗法 可选用短波紫外线、超短波、红外线或氦氖激光等辅助治疗。

（二）中医治疗

1. 内治法 治宜凉血清热解毒。方以五味消毒饮合四妙勇安汤加减为主，选用金银花、连翘、黄芩、黄柏等清热解毒中药。

2. 外治法

（1）新鲜仙人掌，除刺捣糊，加入食盐、正红花油，调匀外敷。

（2）黄连、大黄各等份，研末醋调，外敷。

（3）金黄散糊、三黄散等贴敷。

【美容指导】

注意清洁消毒，避免接触各种刺激物，避免感染。不建议外涂甲油或其他用品。对有特殊要求者，如拔甲，应到正规医院治疗。

【预防指导】

1. 注意手足卫生，避免水渍、接触刺激物和过敏原等，保持干燥。

2. 甲修剪不宜过短，忌硬性拔除倒刺。微小伤口可涂碘酊，以免发生感染。

3. 注意饮食和保暖，鞋袜宽松，避免外伤。

第五节　唇　炎

【概述】

唇炎是指唇黏膜的急慢性炎症。唇呈瓣状，分唇红、唇弓，由皮肤、肌肉、黏膜、血管和神经构成。唇周的皮肤有丰富的汗腺、皮脂腺和毛囊。唇是五官中最重要的妆容器官，也是面部活动范围最大的器官。语言表达和优雅美貌都离不开唇的健美，也最易受到各种不利因素的侵害而发炎症。唇炎的发生与局部接触特殊物质刺激（如口红、油彩、香料、牙膏、烟酒、辛辣食物等）、局部治疗（如纹唇、漂唇使用麻醉药、消毒药等）、日光或紫外线照射、寒冷干燥、附近病灶迁延、某些不良习惯（如舔唇、咬唇等）或乐器吹奏等因素有关。接触某些光敏物质如磺胺、补骨脂、芹菜等可诱发本病。病理改变为急慢性炎症，或伴Ⅳ型变态反应性炎症。中医学称之为"唇风"或"紧唇"，认为本病多因脾胃湿热熏灼、风火毒邪搏结或阴虚血燥失荣于唇所致。

【美容诊断】

（一）损美表现

1. 接触性唇炎　有接触刺激物、致敏物接触史，发于口唇上下黏膜及口周皮肤。接触刺激物者，可直接出现皮损，接触致敏物者，数小时或数日后发病。皮损表现为黏膜潮红，肿胀、水疱、糜烂、结痂及鳞屑等。病久者见黏膜肥厚、干燥、皲裂、脱屑，演变为剥脱性唇炎。甚至形成黏膜白斑和疣状结节，部分患者还会有恶变的危险。

2. 光线性唇炎　发于有日光暴晒或紫外线接触史或接触含光敏物质者（药物、食物及唇膏等），以下唇黏膜为主，累及口角。急性期唇部焮红、肿胀、密集小水疱、糜烂、结痂等，继发感染后有脓性分泌物，形成浅表性溃疡。慢性期唇面干燥光亮，反复脱屑，日久唇部增厚、变硬，失去弹性，可出现半透明象牙色纵行皲裂和皱褶，或有疤痕、色沉及白斑等。

3. 剥脱性唇炎　多由急性接触性唇炎或光线性唇炎发展而来，也有不明原因者。皮损初起好发于下唇中部，扩展至全唇。黏膜红肿发亮、干燥、皲裂，继而反复脱屑，经久难愈。

（二）其他表现

口唇局部灼热、刺痛、紧绷、瘙痒等。脱离接触物、致敏物或日光紫外线等症状减轻。治疗或养护不当、舌舔或撕咬及秋冬干燥季节，会加重病情。病程较长，反复发作，可持续数月或数年。

（三）美学分析

唇是面容美的重要组成部分，唇质丰满、柔润、细腻及唇色红润光泽是口唇健美的具体展现。红肿、结痂、干燥、脱屑等损害，使唇部失去正常弹性与颜色，破坏唇部色彩与形态美，也影响面部整体和谐美感，给患者带来心理上的焦虑及紧张。

（四）相关检查

1. 斑贴试验　用可疑接触物、致敏物等，如唇膏或牙膏等，做皮肤斑贴试验，结果为阳性反应，有助于确诊。

2. 组织病理学检查　接触较多日光及紫外线者，必要时行组织病理学检查，以辅助鉴别。

3. 实验室检查　必要时做病毒学、细菌学检查，以辅助鉴别。

（五）病症鉴别

1. 唇部盘状红斑狼疮、扁平苔藓　唇部盘状红斑狼疮、扁平苔藓均可出现唇部肿胀、糜烂、脱屑。唇部盘状红斑狼疮，界限清楚，边缘浸润，中央萎缩且有鳞屑，毛细血管扩张。扁平苔藓皮损以颊黏膜多角形扁平丘疹为特征，相互融合成斑块，唇部皮损有明显黏附性鳞屑。可结合组织病理学检查鉴别诊断。

2. 单纯疱疹　单纯疱疹由单纯疱疹病毒感染所致，发生于口唇、口角、睑缘、鼻孔、生殖器黏膜等，特征为聚集成群的小水疱，伴有局部红肿、疼痛等。全身症状重。病毒学检查可鉴别。

【治疗指导】

（一）西医治疗

1. 全身用药

（1）维生素类　如维生素 C 2mg，口服，每日 3 次。维生素 B_2 10mg，口服，每日 3 次。

（2）抗组胺药　如氯雷他定 10mg，口服，每日 1 次。

（3）非特异性抗敏　10%葡萄糖酸钙、10%硫代硫酸钠静脉注射或配合葡萄糖溶液静注。

（4）氨苯砜（D.D.S）　皮损较重且其他药物疗效不佳时使用，50mg，口服，每日 2 次。但不宜长期使用。用药期间注意检查血象及肝功能。

（5）羟氯喹　适于光线性唇炎。首次剂量为每日 400mg，分次服用。治疗有效、病情稳定后，剂量减至 200mg。当治疗反应有所减弱，维持剂量应每日 400mg。6 岁以下的儿童禁用，每次服药应同时进食或饮用牛奶。不良反应有角膜及视网膜损害。

2. 局部治疗

（1）急性期炎症　唇部充血、水肿、渗出、糜烂者，以 0.02% 呋喃西林液或者 3% 高渗盐水局部湿敷，每次 30 分钟，每日 4 次。糜烂严重者，通过雾化设备将药物雾化为雾滴直接作用唇部发挥作用。也可用口腔溃疡膜贴敷或 1% 硝酸银溶液烧灼。糜烂渗出不明显者，可糖皮质激素软膏、抗生素软膏交替外用，每日 2 次。

（2）慢性期炎症　唇部干燥脱屑较重者，外涂维 A 酸糊剂和维生素 A 棕榈酸凝胶，每日 2~3 次。也可外用性质缓和的软膏或油剂，如氧化锌软膏、松柄碘擦剂、清凉软膏等。

（3）光线性唇炎　白色角化处可考虑氟尿嘧啶外用，亦可冷冻或 CO_2 激光治疗，防止癌变。

（二）中医治疗

1. 内治法

（1）湿热证　清热利湿、解毒消肿，黄连解毒汤加减。
（2）热毒证　清热凉血解毒，凉膈散或化斑解毒汤加减。
（3）血燥证　滋阴养血润燥，养荣汤合四物汤加减。

2. 外治法

（1）大黄浸膏，浸液 50mL 对唇部进行超声雾化治疗。每次 30 分钟，每日 1 次，10 天为一疗程。

（2）糜烂渗出较多时，马齿苋煎液冷湿敷，每日 3~5 次。或黄柏溶液湿敷，每日 2 次。

（3）红肿明显时，可用三黄洗剂外搽，每日 3~5 次。无渗出糜烂时可用青黛膏外涂患处，每日 2 次

（4）鳞屑多者，用蛋黄油或甘草油外涂，每天 2~3 次。痂皮厚积者，用清凉膏外用，每天 2~3 次。

3. 其他疗法

（1）针灸　可进行三棱针点刺、毫针、耳针、刺血疗法等。
（2）推拿　按压上下唇肌，点按人中、承浆及地仓。
（3）食疗　枇杷叶绿豆粥或马齿苋汤，清热解毒，凉血消肿。

【美容指导】

慢性期或剥脱性唇炎者，应避免使用唇膏、牙膏等，以免局部化学刺激诱发或加重唇炎。唇部干裂明显时可用维生素 E 胶囊或唇部修复精华素。日间防晒，晚间补水保湿，可使用具有滋润修护、抗氧化、去唇纹等深层功效的优质唇膏或唇蜜。急性期或局部症状加重或家居养护效果不显著，可考虑到美容医院或医院皮肤科进行治疗，如氦氖

激光照射、浅层 X 线照射等。

生活中注意不要做夸张的唇部动作，吃饭时避免汤汁刺激。唇部涂抹保养品后，发出"啊""唉""喔"音形状各保持唇形 5 秒，放松，再重复上述动作，可使唇部保持弹性。

【预防指导】

1. 避免可能引起过敏反应的各种因素，去除诱发因素。避免直接或长期的日光紫外线照射，外出防晒。

2. 不要盲目纹唇、漂唇。慎用唇膏，可在使用前先做皮肤试验。

3. 注意口腔卫生，保持局部干燥、清洁，防止继发感染。避免撕唇、咬唇等不良习惯。

4. 饮食宜清淡。多吃新鲜蔬果和富含维生素 B_2 的食物。忌食辛辣刺激并控制烟酒摄入。

5. 发病期间注意休息，保持心情舒畅。

复习思考题

（一）简答题

1. 白发如何进行中医辨证论治？

2. 甲沟炎的损美表现是什么？日常生活中应注意些什么？

3. 简述唇炎的损美表现。

扫一扫，知答案

（二）案例分析

刘某，女，45 岁，主诉"后颈项部分头发片状脱落 3 天"。自诉近日因情绪悲伤后突然出现后颈项部头发片状脱落，伴腰膝酸软，倦怠乏力，少气懒言，头晕，眼干涩，皮损部位无疼痛、瘙痒等自觉症状，睡眠欠佳。查见后颈项部位 2cm×3cm 片状脱发区，脱发部位头皮正常，无鳞屑、丘疹。饮食尚可，二便正常。舌胖苔薄，脉濡细。

扫一扫，知答案

1. 请给出初步的美容诊断（中医诊断、西医诊断）。

2. 请给出治疗指导、美容指导和预防指导方案。

第十二章　皮肤红斑与鳞屑 ▷▷▷

本组是一类病因不明，以红斑或红斑鳞屑为主要损美特征的皮肤病，严重影响皮肤光滑、细腻、肤色均匀的和谐美感。本章中着重介绍多形红斑、玫瑰糠疹和银屑病。

第一节　多形红斑

【概述】

多形红斑是一种以多形、同心圆靶形或虹膜样红斑为典型皮损的急性炎症性皮肤病。常伴黏膜损害，具有自限性，易复发。重症者可伴内脏损害，危及生命。本病好发于春秋二季，以 10~30 岁女性发病率较高。因其初起形如猫眼，发于春秋二八月，雁来则发，雁去便瘥，中医学称之为"猫眼疮"或"雁疮"。

本病病因不明，复杂多样。微生物感染、药物、食物、系统性疾病等因素均可诱发或加重本病。微生物如单纯疱疹病毒、细菌、真菌、支原体、原虫等感染。药物如磺胺类、抗生素、巴比妥类、疫苗、血清制剂等。食物如鱼、虾、蟹等海产品。系统性疾病如风湿热、结缔组织病、恶性淋巴瘤等。妊娠、月经、寒冷和日光等也可诱发本病。近年研究认为其基本病理改变是一种皮肤小血管的变态反应，临床上将病因不明的称特发性多形红斑，病因明确的称症状性多形红斑。

中医学认为本病主要由禀赋不耐，或感受风寒、风热之邪，或火毒炽盛，郁结于肌肤所致病，分为风寒证、风热证和热毒证。

【美容诊断】

（一）损美表现

起病急骤，多有头痛、发热、咽痛等前驱症状。1~2 天内出现红斑、丘疹、水疱、大疱、风团、紫癜等多形性皮损，呈对称分布。分为红斑丘疹型、水疱大疱型和重症型，其中红斑丘疹型较为常见。

1. 红斑丘疹型　皮损以红斑和丘疹为主，对称分布于四肢远端，如手背、足背、前臂或面部耳郭等处。初起为 1cm 以内的圆形或椭圆形水肿性红斑，边界清楚，颜色鲜红。继而红斑变紫，中央形成水疱或紫癜，呈现同心圆靶形或虹膜样外观，并可融合成回状或地图状。

2. 水疱大疱型　常由红斑丘疹型继发，皮损以簇集或散在性水疱、大疱或血疱为主，广泛分布于全身，除躯干和四肢远端，也见于口、鼻及外生殖器黏膜。水疱周围绕以红晕，疱壁较厚，内含浆液，2~3周干涸、结痂、脱屑。

3. 重症型 又称"斯-约综合征（Stevens-Johnson syndrome）"，以严重的黏膜损害和广泛大疱为特征。发病急骤，前驱症状重，泛发全身皮肤和黏膜。皮疹为鲜红色或紫红色水肿性红斑、水疱、大疱及血疱，黏膜糜烂，可有脓性或黏性分泌物。

（二）其他表现

发病前多有头痛、畏寒、发热、咽痛、倦怠乏力及全身不适等呼吸道感染症状。红斑丘疹型全身症状轻微，局部可有轻度瘙痒、烧灼感。水疱大疱型有黏膜损害和较明显的关节痛、发热等全身症状。两型病程约2~4周，手足部可出现手套样或袜套状脱屑而渐痊愈，或见色素沉着，易复发。重症型病情急重，畏寒、高热、剧烈头痛、咽痛和关节痛，黏膜红肿、糜烂、溃疡等，损害严重。眼部炎性反应明显，如结膜炎、角膜炎、角膜溃疡、全眼球炎、视力下降甚至失明等。还可出现支气管炎、肺炎、消化道溃疡、心肌炎及肝肾损伤等。病程4~6周，可因继发感染，发生败血症，危及生命。

（三）美学分析

多形红斑发于四肢远端、手指、耳郭等暴露部位，出现红斑、丘疹、水疱等多形损害，影响手部及面部的美观。给患者心理造成一定的负担。重者累及黏膜并出现全身症状及多器官损害，不仅严重影响人体皮肤的整体视觉审美，还会造成患者的恐惧，甚至危及生命。

（四）相关检查

1. 组织病理学检查 表现为角质形成细胞坏死，基底细胞液化变性，表皮下水疱形成。真皮上部血管扩张，红细胞外渗，血管周围淋巴细胞及少量嗜酸性粒细胞浸润。

2. 实验室检查 可见白细胞总数增多，嗜酸性细胞增加，血沉增快，尿素氮增高，血尿和蛋白尿。部分病例可见肺部炎症变化。

3. 斑贴试验 可查找变态反应原。

（五）病症鉴别

1. 玫瑰糠疹 以初起症状和发病时间不同为主要鉴别点。玫瑰糠疹初起先有单个向心性分布的圆形或椭圆形淡红色母斑，直径2~3cm，逐渐增大可达数厘米。1~2周后，出现对称性泛发性的子斑，其皮损长轴与皮纹走向一致，上覆少量细碎糠样鳞屑。玫瑰糠疹自限性较为明显，一般4~8周可自然消退，且愈后不易复发。

2. 体癣 是一种真菌感染性皮肤病，好发于面部、躯干及四肢，皮损初期为红色丘疹或丘疱疹，逐步扩大，形成边缘隆起的环形，界限清楚，环形边缘有丘疹、水疱、鳞屑等。夏季多发，慢性病程。真菌检查阳性。

3. 多形红斑型药疹 多形红斑型药疹与多形红斑具有相似的特征性皮损，但药疹有明确的用药史，发病无季节性及好发部位。

4. 冻疮　于冬季或寒冷天气发病，受冻引起。好发于暴露部位如四肢末端、耳郭、面颊、鼻尖等。皮损表现为局限性暗红色水肿性红斑，但无虹膜样损害，自觉瘙痒，遇热加剧。

【治疗指导】

（一）西医治疗

1. 全身用药　去除病因，停用可疑致敏药物，控制感染。轻者对症处理，数周内可自愈；重者危及生命，需积极治疗。

（1）抗组胺剂　西替利嗪 10mg，每日 1 次，口服；依巴斯汀 10mg，每日 1 次，口服。

（2）非特异性抗敏　10% 葡萄糖酸钙注射液静注，每日 1 次。或硫代硫酸钠，肌内或静脉注射，每次 0.5~1g。

（3）维生素 C　成人每次 100~250mg，每日 1~3 次。小儿每日 100~300mg，分次静脉滴注。

（4）糖皮质激素　用于重症。泼尼松口服，或氢化可的松成人 200~300mg/d 静脉滴注，甲泼尼龙成人 40~80mg/d，静脉滴注，或等效剂量地塞米松静脉滴注，病情控制后逐渐减量，疗程 2~4 周或更长。

（5）支持疗法　用于重症型患者。静脉给予复方氨基酸、白蛋白、新鲜血浆及全血等支持治疗。维持水、电解质平衡，保证热量和营养。

2. 局部治疗　以消炎、收敛、止痒及预防感染为原则。

（1）红斑和丘疹无糜烂者，可选用炉甘石洗剂或糖皮质激素霜。

（2）水疱糜烂渗液者，3% 硼酸溶液、0.1% 雷夫诺尔液、0.02% 呋喃西林溶液、1%、3% 醋酸铝溶液、炉甘石洗剂或生理盐水等湿敷。大疱者无菌注射器抽取疱液。局部破溃者可外用红霉素软膏、莫匹罗星等防止感染。

（3）口腔黏膜糜烂者，可用生理盐水、复方硼砂溶液、3% 过氧化氢溶液等漱口，外涂 1% 丁卡因甲紫液，口服金银花含片。

（4）眼部损害者，生理盐水冲洗后，涂抗生素眼膏或糖皮质激素眼药水滴眼，防止粘连。

（二）中医治疗

1. 内治法

（1）风寒证　温经散寒，活血通脉，桂枝汤加减。

（2）风热证　疏风清热，解毒消斑，凉血五根汤或银翘散加减。

（3）热毒证　清热凉血，解毒利湿，犀角地黄汤加减。

2. 外治法

（1）口腔黏膜损伤糜烂者，中药煎汤含漱，冰硼散或青吹口散外搽。

（2）水疱大疱渗出者，三黄洗剂或黄柏地榆煎液冷湿敷。

3. 其他疗法 毫针、刺血疗法或灸法。

【美容指导】

首先给予美容心理指导，缓解紧张，减轻心理负担。皮损轻者以温水清洁，不宜使用洁面乳、浴液、香皂等皮肤清洁以及乳液、乳霜等护理产品；皮损破溃或糜烂者，应及时用生理盐水或其他医生开具的处方洗剂进行清洁，促进创面愈合，防止继发感染，以免留下瘢痕，影响容貌。多形红斑发病期间，应注意避免搔抓、揉搓，皮肤部位亦不宜按摩。一般也不主张到美容院进行护理，尤其重症患者，应及时就医进行系统治疗。

【预防指导】

1. 积极寻找并去除病因，停用可疑致敏药物。
2. 避免冷水、冷风刺激。预防继发感染。
3. 加强营养，忌食鱼、虾、蟹及葱、蒜等发物。
4. 保持心情舒畅，保证睡眠。

第二节 玫瑰糠疹

【概述】

玫瑰糠疹是一种以椭圆形玫瑰色红斑为特征的自限性炎症性皮肤病。躯干、颈部、四肢近端泛发，斑疹上覆有糠秕状细薄鳞屑，皮损长轴与皮纹走向一致。本病多累及中青年，春秋季多发。类似于中医学"风热疮""风癣"。

本病病因尚不明确，多认为与病毒感染有关，如科萨奇 B 组病毒，但还没有确切的证据。近年研究认为，细胞免疫反应可能参与本病的发生。此外，金、砷、铋等制剂也可引起玫瑰糠疹样皮损。中医学认为血热风盛或血虚风燥可致发病。

【美容诊断】

(一) 损美表现

玫瑰糠疹好发于躯干、四肢近端、颈部，头面部较少发病，呈向心性分布。初起在躯干或四肢近心端出现单个 2~3cm 大小淡红玫瑰色斑疹，呈圆形或椭圆形，上覆糠秕状细碎鳞屑，称为母斑或先驱斑。母斑中央有痊愈倾向，边缘逐渐扩大，直径可达数厘米。1~2 周后，逐渐成批出现形态与母斑相同、直径较小的椭圆形淡红斑疹，称为子斑或继发斑。斑疹中心有细微皱纹，表面附有少量糠秕状细小鳞屑，边界清楚，稍高出皮面，呈领圈状，皮损长轴与皮纹走向一致。子斑出现后，母斑逐渐变淡或消退。

(二) 其他表现

部分患者无明显自觉症状，可有轻度瘙痒。部分患者发病前可有轻微头痛、低热、咽痛等不适。在起病 2 周后，病情达高峰，但有自限性。病程 4~8 周，少数患者持续数月或数年，愈后不易复发。

（三）美学分析

皮损发于四肢、躯干和颈部，斑色明显且成批出现，又覆有鳞屑，影响皮肤光滑、细腻、肤色均匀的和谐美感，破坏视觉审美。重者易产生恐慌心理，影响生活和工作。

（四）相关检查

1. 组织病理学检查 为非特异性炎症表现。

2. 实验室检查 真菌学、细菌学检查，以辅助鉴别。

（五）病症鉴别

1. 体癣 属真菌感染。皮损除了躯干和四肢，还可以发于面部，初期为红色丘疹或丘疱疹，继而向周围扩大形成边缘隆起的环形，边缘有丘疹、水疱、鳞屑，形如钱币。病程较长，夏重冬轻，易于复发。真菌检查阳性。

2. 银屑病 具有蜡滴现象、薄膜现象及点状出血现象等典型银屑病皮损。发病部位多在头皮、四肢伸侧，尤其是肘膝伸侧及腰骶部。冬重夏轻，反复发作，病程呈慢性，可持续数年至数十年。

【治疗指导】

（一）西医治疗

1. 全身用药

（1）抗组胺剂 氯雷他定片、西替利嗪或赛庚啶等口服。

（2）非特异性抗敏 静脉注射 10% 葡萄糖酸钙或 10% 硫代硫酸钠等，每日 1 次，10 日一疗程。

（3）维生素类药 维生素 B 族口服，10~30mg，每日 3 次。维生素 C 口服 100~200mg，每日 3 次，或每日 3.0~5.0g，可配合 10% 葡萄糖酸钙静脉滴注，每日 1 次。

2. 局部治疗

（1）药物外用 选用炉甘石洗剂、5% 硫黄洗剂外洗，或糖皮质激素霜外搽。

（2）物理治疗 有紫外线照射和氦-氖激光局部照射两种方法。急性炎症消退或顽固性者，采用中波紫外线Ⅰ~Ⅱ度红斑量照射，2~3 天 1 次，10 次为一疗程。可增强皮肤的免疫功能和屏障作用，改善症状，缩短病程。照射时应注意眼部防护。炎症明显和有渗液者禁用。活动性肺结核、甲亢、严重心肝肾疾病、光敏感者也禁止使用。氦-氖激光局部照射时应注意照射的光斑、距离、时间、功率密度及能量密度，患者及医生要佩戴防护眼镜。

（3）洗浴或浸浴 视情况给予米糠浴或矿泉浴等。

（二）中医治疗

1. 内治法

（1）血热风盛证　清热凉血，疏风止痒，凉血活血汤加减。

（2）血虚风燥证　养血祛风润燥，当归饮子加减。

2. 外治法

（1）中药外用制剂　龙葵水剂、三黄洗剂、雄黄解毒散洗剂、颠倒散洗剂寒水石洗剂等外涂，每日 2 次。苦参汤水煎外洗或溻渍，每日 1 剂。

（2）针灸疗法　毫针、耳针、点刺放血等。

【美容指导】

日常应避免搔抓患处。温水洗浴，不用碱性较强的洗护品。患处皮肤按医嘱涂药，不涂抹营养类的护肤品。皮损发展期，不建议到美容机构做皮损部位的按摩或体膜等护理。病情轻者，可实施米糠浴、矿泉浴、泳浴或中药药浴。

【预防指导】

1. 发病后及时就医，放松心情，避免紧张和焦虑。

2. 饮食清淡，避免饮酒，忌食腥发、辛辣刺激性食物。

3. 保持皮肤卫生清洁，穿着棉质贴身衣物，不乱用药物或护肤品。

4. 病期注意劳逸结合，保证睡眠，适度锻炼，增强体质。

附　银屑病

【概述】

银屑病是一种常见的慢性复发性炎症性皮肤病。典型皮损为边界清楚的红色斑丘疹、斑块，表面覆有银白色鳞屑，俗称为"牛皮癣"。其发病与种族遗传、气候环境、地理位置等多种因素相关。白种人患病率较高，其次是黄种人，黑种人患病率最低。病情有明显的季节性，一般常在冬季加重或复发，夏季则缓解减轻。男女老幼皆可罹患，45 岁以下男性多发。本病相当于中医学的"白疕""松皮癣""蛇虱""疕风"等。

银屑病属于身心失调性的疑难病，病因复杂，难以治愈。确切病因不明。目前认为，银屑病可能是遗传因素、环境因素、免疫因素、感染因素等多种因素相互作用，通过免疫介导通路引起表皮细胞过度增殖、角化过度伴角化不全及炎症反应而发病。另外，精神因素在本病的发病中占有重要地位，患者的个性、情感、紧张、忧虑以及应急事件等会诱发和加重银屑病。

中医学认为本病多因营亏血热，生风化燥或湿热瘀毒，肌肤失养而致。分为血热证、血瘀证、血燥证、湿毒证和火毒证。

【美容诊断】

（一）损美表现

根据银屑病的临床特征可分为四型，包括寻常型、脓疱型、关节病型、红皮病型，其中寻常型最为常见。

1. 寻常型银屑病　对称性泛发全身，以肘膝关节、腰骶部、头皮、四肢伸侧常见。呈现典型银屑病的皮损特征，即蜡滴现象、薄膜现象及点状出血现象。皮损初起为边界清楚的淡红色丘疹或斑丘疹，逐渐扩大并融合成斑块，覆有多层云母样银白色干燥鳞屑，轻刮鳞屑犹如轻刮蜡滴，此即为蜡滴现象。鳞屑刮去后，见淡红色半透明薄膜，此为薄膜现象，刮去薄膜见有小的出血点，即为点状出血现象（Auspitz 征）。三种特征性皮损是诊断银屑病的重要依据。随病情发展，皮损不断扩大增多而呈点滴状、钱币状、地图状、蛎壳状、花瓣状等多种形态。

2. 关节病型银屑病　除具有银屑病典型皮损特征，还出现关节症状。关节病变常与皮损同时或先后出现。以手、腕、足、指（趾）末端等小关节多见，渐可累及膝、踝、髋、脊柱等大关节，表现为关节红肿疼痛，活动受限，强直变形，功能障碍，类似类风湿性关节炎。

3. 脓疱型银屑病　此型临床少见，分为泛发性和局限性两型。泛发性银屑病常急性发病，由寻常型银屑病发展而来，初起为成片炎性红斑，后出现密集黄白色浅在性无菌性小脓疱，逐渐融合成片状"脓湖"，全身泛发。1~2 周后脓疱干涸结痂，鳞屑片状脱落。局限性脓疱型银屑病，皮损局限于掌跖，对称分布成群淡黄色针头大小的无菌性脓疱，不易破裂。1~2 周后，干涸、结痂、脱屑。鳞屑下又生新脓疱，反复发作。常伴有甲损害，如顶针甲、甲肥厚、甲变色及甲下积脓等。

4. 红皮病型银屑病　表现为全身皮肤弥漫性潮红、肿胀并伴有大量糠状银白色鳞屑，其间可见片状皮岛（正常皮肤）。指（趾）甲混浊、肥厚、变形，甚至剥离、脱落。

（二）其他表现

自觉皮损部位不同程度的瘙痒。病程呈慢性经过，可持续数年或数十年，反复发作，冬重夏轻。寻常型银屑病分为进行期、稳定期和消退期。进行期新疹不断出现，旧疹不断扩大，鳞屑厚，炎症明显，有同形反应。稳定期新疹较少，炎症减轻，仍存在旧疹，鳞屑较厚。消退期无新疹出现，颜色变淡、鳞屑减少消退。关节病型银屑病，关节红肿疼痛，伴有发热、贫血、肝脾及淋巴结肿大等全身症状。脓疱型银屑病，除皮损瘙痒、灼痛、关节肿胀疼痛感，常伴寒战、高热等全身感染症状。红皮病型银屑病，有发热、畏寒、头痛等全身不适，浅表淋巴结肿大。银屑病病程慢性，可持续数年或数十年，反复发作，经久不愈。

（三）美学分析

银屑病患者皮肤出现红斑及白色厚鳞屑，严重者伴有脓疱、关节病变及全身弥漫性潮红等损害，破坏了健康皮肤红润光泽、富有弹性、颜色均匀的美感，严重损害容貌和形象美。造成患者心理上的极大压抑、紧张与恐惧。并且本病病程漫长，极易反复发作，使患者丧失治疗的信心，严重影响到日常工作和学习。

（四）相关检查

1. 组织病理学检查　可鉴别各类型。典型病理表现为，表皮融合性角化不全，颗粒层减少或消失，棘层增厚，毛细血管扩张充血，淋巴细胞浸润，Munro 微脓肿等。

2. 实验室检查　检查血象、血沉、血离子、类风湿因子等。必要时做细菌学、真菌学检查。

3. X 线或 CT 检查　用于关节损害者。

（五）病症鉴别

1. 脂溢性皮炎　头皮部银屑病应与脂溢性皮炎相鉴别。二者均有红斑鳞屑和不同程度的瘙痒。脂溢性皮炎的好发部位除了头皮外，还包括面部、躯干等皮脂溢出部位，是因皮脂增多而发生的继发性炎症。皮损表现为红色斑片，大片油腻性鳞屑或厚痂，有臭味。头顶部毛发稀疏脱落。

2. 玫瑰糠疹　玫瑰糠疹好发于四肢及躯干近心端，皮疹初起先有圆形或椭圆形淡红母斑，上覆细碎鳞屑，相继出现泛发性的子斑，皮损长轴与皮纹走向一致。好发于青年人，且春秋季多见。有自限性，4~8 周可自然消退，不易复发。

【治疗指导】

（一）西医治疗

1. 全身用药

（1）免疫抑制剂　适用于关节病型、脓疱型、红皮病型及泛发性寻常型。甲氨蝶呤、环孢菌素、雷公藤多甙等口服。

（2）维 A 酸类　适用于脓疱型、红皮病型等严重银屑病。常用阿维 A 酯。儿童及育龄期患者不宜使用。

（3）皮质类固醇激素　主要用于红皮病型、关节病型、泛发性脓疱型银屑病，其他药物治疗无效时，与维 A 酸类和免疫抑制剂连用可减少其剂量。

（4）抗生素类　适用于急性点滴状银屑病伴咽部链球菌感染明显或泛发者，如青霉素或红霉素。泛发性脓疱型银屑病可用克林霉素、甲砜霉素、头孢类抗生素。

（5）维生素类　维生素 K4、维生素 A、维生素 B_{12}、维生素 C 等。

（6）免疫调节剂　主要有左旋咪唑、胸腺素、转移因子等，细胞免疫水平较低者，酌情使用。

（7）生物制剂　传统药物治疗效果欠佳者，可考虑适当选择靶向生物制剂治疗。目前国内已被批准用于银屑病临床治疗或正在进行临床试验的生物制剂主要包括依那西普、英夫利西单抗、阿达木单抗、乌司奴单抗以及司库奇尤单抗等。生物制剂治疗因临床应用时间尚短，其长期疗效及安全性仍需进一步观察。

2. 局部治疗

（1）皮质激素类霜剂或软膏　常用哈西奈德、去炎松尿素软膏等，但不宜长期使用，注意其不良反应。

（2）维 A 酸霜　0.025%~0.1%他扎罗汀软膏。可与糖皮质激素霜联合外用。

（3）维生素 D_3 衍生物　卡泊三醇，重者可与类固醇激素联合外用。

（4）角质促进剂　常用有 5%~10%黑豆馏油、松馏油软膏，0.1%恩林软膏，3%~5%水杨酸软膏等。

（5）物理疗法

1）光疗：主要为紫外线疗法，可单用紫外线照射，亦可用药物加紫外线照射或外涂焦油类药物加紫外线照射，再加水疗。常使用窄谱中波紫外线，波长为 311nm，红皮病型和脓疱型慎用。

2）光化学疗法：即 PUVA 疗法，适用于 30%以上的大面积皮损。先口服或外用 8-甲氧基补骨脂素（8-MOP），再用长波紫外线（UVA）照射。治疗时注意护眼。

3）浴疗：矿泉浴、米糠浴、泥浴、焦油浴等可除去鳞屑，清洁肌肤，改善血液循环及新陈代谢。

4）308nm 准分子激光：适用于局限性斑块状银屑病和掌跖脓疱型银屑病。

（二）中医治疗

1. 内治法

（1）血热证　清热解毒，凉血消斑，清营汤加减。

（2）湿热证　清热利湿，解毒通络，萆薢渗湿汤加减。

（3）血瘀证　活血化瘀，解毒通络，桃红四物汤加减。

（4）血燥证　滋阴养血润燥，当归饮子加减。

（5）火毒证　清热凉血，泻火解毒，清瘟败毒饮加减。

2. 外治法

（1）10%硫黄软膏、一扫光、青黛散调麻油等外搽。

（2）银屑病洗方，可选野菊花、苦参、生大黄、黄柏、地肤子、蛇床子等适量煎水洗浴，可以清热凉血。或侧柏叶 250g，楮桃叶 250g，煮沸，待温洗浴。

（3）黄连膏外敷，选用当归、生地黄、黄连、黄柏、姜黄等，用香油将药炸枯，捞渣，下蜂蜡溶化，纱布滤净。涂搽患处，早晚各 1 次。

3. 其他疗法

（1）针灸　毫针或毫针加艾灸。

（2）药膳食疗　鲜白茅根、鲜藕、荸荠、鲜竹笋、鲜莴苣、鲜马齿苋等榨汁或煮粥服用，适于血热证，清热凉血，祛风止痒。海参、木耳、鸡肉、银耳、白鸭、桑椹、蜂蜜、粳米等煮汤粥，适用于血燥证。可滋阴养血润燥。

【美容指导】

日常保持皮肤清洁，温水洗浴，避免使用碱性强的肥皂及刺激性化妆品。皮损部位皮肤以涂覆医生处方外用药为主。皮肤干燥者，可用单纯保湿且轻薄的乳霜类护肤品。洗发不宜过频。皮损进展期，建议到专业医疗美容机构或医院皮肤科治疗。可选择矿泉浴和米糠浴。不建议进行按摩、脱角质等皮肤护理。

【预防指导】

1. 预防外伤和感染，避免物理、化学、药物性刺激或滥用药物。

2. 预防上呼吸道感染和清除感染性病灶。

3. 树立信心，保持乐观。避免精神刺激，身心并治会取得良好效果。

4. 饮食清淡，避免辛辣刺激性食物、烟酒及腥发食物。

5. 劳逸结合，适度加强体育锻炼，保证睡眠。

复习思考题

（一）简答题

1. 简述红斑丘疹型多形红斑的损美表现。

2. 简述玫瑰糠疹预防指导。

3. 寻常型银屑病的损美表现有何特征？

扫一扫，知答案

（二）案例分析

徐某，女，教师，30岁，主诉"躯干红斑鳞屑半月余"。自诉半月前咽痛，低热，随即发现右乳头下方出现一五角硬币大小的淡红色斑疹，数天后后胸壁以及腹壁上相继出现皮疹，颜色深红，伴轻度瘙痒。未使用药物治疗，无冶游史。查见躯干部皮肤散在分布大小不等的圆形或椭圆形红色斑疹，约五角钱硬币大小，颜色黯淡，斑疹边缘有细小鳞屑，呈圈领状，右乳头下可见一大小约 3×3cm 的椭圆形斑疹，上覆糠状鳞屑。皮疹长轴与皮纹平行。真菌检查以及梅毒血清学试验结果阴性。平素易心烦，口干咽燥，睡眠不佳。舌红少苔，脉沉细。

1. 请给出初步的美容诊断（西医诊断、中医诊断）。

2. 请给出治疗指导、美容指导和预防指导方案。

扫一扫，知答案

第十三章 皮肤角化异常 ▷▷▷

皮肤角化异常，又称"角皮病"，以皮肤干燥、粗糙、肥厚或脱屑等表皮角化异常为皮损特征，大多与遗传因素有关。以皮肤表皮细胞增生、角化过速，角质脱落异常，角质层增厚为主要病理变化。本章主要介绍毛囊角化病、毛周角化病、汗孔角化病及掌跖角化病。

第一节 毛囊角化病

【概述】

毛囊角化病，又称"达里埃（Darier）病"，是一种不常见的慢性角化性皮肤病。本病以表皮细胞角化不良为基本病理变化，以毛囊角化性丘疹上覆油腻性痂屑，并可互相融合成疣状为损美特征。常于儿童期起病，成年后加重，男女均可发病。发病率为 1∶50000~1∶100000。有季节倾向性，常夏季加重，冬季改善。中医学对于本病尚无确切名称，属于"肌肤甲错"的范畴。

本病病因目前尚不明确，可能属于常染色体显性遗传病，常有家族史。也有研究认为与光过敏或维生素 A 缺乏有关。因早期损害在日光暴露部位，日晒后皮损加重，故认为日光可能是重要的致病因素。部分病人血清中维生素 A 浓度低及应用维生素 A 治疗有效，故也认为本病与维生素 A 代谢障碍有关。中医学认为本病是因禀赋不足，血虚风燥，肌肤失养或脾虚湿蕴，湿浊淤积而发。

【美容诊断】

（一）损美表现

初起为正常肤色的针头至高粱米大小硬性毛囊丘疹，表面覆以油腻性痂屑。剥去痂屑，见呈漏斗型小窝，丘疹群集，逐渐融合增大，呈棕黄、污黑或暗褐色疣状。皮损常对称分布于皮脂溢出部位，如头皮、额、鼻唇沟、颈、前胸、腋下、四肢屈侧、外生殖器等，尤以腋下、腹股沟等皮肤摩擦部位更显著，常伴恶臭。掌、跖部位皮损可呈广泛性，并有点状角质增厚。若累及口腔黏膜或舌，常表现为白色小丘疹、白斑或浅溃疡。发生在指（趾）甲下，则可见甲角化过度、甲板脆裂，有纵嵴或纵沟。

（二）其他表现

本病多从幼年开始发病，一般无明显自觉症状，病程慢性，可持续多年或进行性泛发。有光敏感史者夏季日晒后皮损加剧。

（三）美学分析

毛囊角化皮损累及面部、颈部、手部等人体暴露部位，患处皮肤色泽改变，粗糙、干燥，部分皮疹暗褐油腻，常伴有恶臭，给人以较为污浊之感。破坏了皮肤光滑细腻、肤色均匀的和谐美感，冲击人的视觉审美和嗅觉审美。本病可从年幼发病，经年不愈，既影响皮肤外观美感，又给患者带来沉重的心理负担。

（四）相关检查

1. 组织病理学检查　基底层棘层间裂隙，棘层细胞出现松解，形成裂隙。真皮乳头围以单层基底细胞，形成"绒毛"状，表皮浅层有特殊形态的角化不良细胞，即圆体细胞和谷粒细胞，局灶性角化不全。

2. 实验室检查　必要时做细菌学、真菌学、免疫学检查。

（五）病症鉴别

1. 脂溢性角化病　以发病年龄、发病部位和皮损形态不同为主要鉴别点。脂溢性角化病，又称老年疣，好发于 40 岁以上的中老年男性，属常见的皮肤良性肿瘤，是皮肤的一种老化现象，与日晒、慢性炎症刺激等也有关联。皮损多发于暴露部位，如面部、颞部、手背、颈胸等，一般不累及掌跖。皮损初起呈针头大小的淡黄色斑疹，逐渐发展为淡褐色或黑褐色、边界清楚的圆形或椭圆形扁平丘疹，常附有油腻性鳞屑或厚痂。

2. 脂溢性皮炎　发于皮脂溢出部位，见于青春期男性，发病与性激素有关。主要表现为颜面皮肤红黄色斑片，炎性丘疹，淡黄色油腻性鳞屑，皮脂溢出增多，瘙痒剧烈。可伴痤疮、脱发。

【治疗指导】

（一）西医治疗

1. 全身用药

（1）维生素 A　每天 10 万 U~20 万 U，口服，疗程 2 个月，有效则减量维持，无效停用。注意儿童用量。

（2）维 A 酸类　维胺酯 25mg，每日 3 次，口服。依曲替酯 50mg，每日 1 次口服，3 至 4 周后，减为 25mg。

（3）氯喹　有光敏现象可试服，2.5mg，每日 2 次。

2. 局部治疗

（1）角质溶解剂 0.1%维 A 酸软膏、5%水杨酸软膏、10%尿素软膏等外搽。

（2）对斑块状或乳头瘤样损害，可行皮肤磨削术、激光、液氮冷冻或外科手术切除治疗。

（二）中医治疗

1. 内治法

（1）血燥证　养血润燥，濡养肌肤，四物汤或养血润肤饮加减。

（2）脾湿证　健脾除湿，利水润肤，参苓白术散加减。

2. 外治法

（1）鲜藿香和鲜佩兰各 30g，煎水外洗患处。

（2）核桃仁 10g，杏仁 6g，郁李仁 3g，捣泥，加轻粉 0.1g，外涂。

（3）毫针法，主穴为风池、曲池、足三里、血海，配穴为三阴交、绝骨、丰隆、条口、中脘、脾俞等。平补平泻，每日 1 次。

【美容指导】

注意保持皮肤卫生，皮损处温水清洁，避免过烫。外用药物治疗后，可适当涂抹润肤乳液，保持皮肤滋润。患处避免挤压搔抓，如局部有糜烂、破溃，应用医生开具的药物涂抹。可到专业医疗美容机构，采用二氧化碳激光、皮肤磨削术、手术切除等美容术治疗。

【预防指导】

1. 注意防晒，外出时撑伞、涂抹防晒霜等。

2. 增加营养，多食富含维生素 A 的食物。忌食辛辣、油腻、炙煿之品。

3. 劳逸结合，适度锻炼身体，保证睡眠充足。

4. 保持情绪平稳，避免因皮损和体味造成心理压抑，影响学习、工作和生活。

5. 不滥用外用药。自行用药也要在医生指导下进行。

第二节　毛周角化病

【概述】

毛周角化病是一种以毛囊角化性丘疹伴角质栓为特征的慢性角化性损害，又称"毛发苔藓""毛发角化病""毛孔角化病"，俗称"鸡皮身"。好发于青少年，冬重夏轻。

本病病因尚不明确。可能与常染色体显性遗传、内分泌异常或维生素 A 缺乏、代谢障碍等因素有关。甲状腺功能低下、Cushing 综合征及糖皮质激素治疗的患者发病率高且皮损严重。也有些患者伴发鱼鳞病，可能是鱼鳞病中的一型。

中医学无确切记载，认为先天禀赋不足，营血亏虚，血虚风燥，肌肤失养可致发病。

【美容诊断】

（一）损美表现

本病好发于上臂外侧、大腿外侧及臀部，甚至泛发性分布，受累部位皮肤有特殊的粗糙感。皮损为针尖到粟米大小的坚硬的毛囊性丘疹，散在或群集，互不融合，正常肤色或暗红色，似鸡皮样外观。丘疹顶部有圆锥形灰色角质栓，毫毛蜷曲其中穿出。剥去角质栓可见漏斗状小凹陷，不久又会再生新的角质栓。

（二）其他表现

患者一般无自觉症状，有时可伴有轻度瘙痒，皮损处有特殊的粗糙感。病程慢性，冬重夏轻。在儿童期开始发病，青春期增多，以后随年龄增长逐渐好转乃至消退。

（三）美学分析

本病青春期多发，肢体伸侧皮肤粗糙，似鸡皮样外观。破坏了皮肤光滑、细腻及白皙的整体美感，极易造成心理的自卑及压抑。

（四）相关检查

组织病理学检查　显示表皮过度角化，毛孔扩大，毛囊口内可见角质栓，有的内含卷曲的毛发，真皮层轻度炎症改变。

（五）病症鉴别

鱼鳞病　鱼鳞病好发于四肢伸侧及躯干部，以小腿明显，对称分布。有家族史，在出生时或出生后不久即发病。皮损轻者皮肤干燥粗糙，鳞屑细碎，边缘游离如鱼鳞；重者鳞屑厚大，呈淡褐色至深褐色菱形或多角形，紧贴皮肤，边缘游离，常伴掌跖角化过度、皮纹明显。有些患者在背部、上臂及股外侧见针尖大小的毛囊角化性丘疹。

【治疗指导】

（一）西医治疗

本病轻症一般无须治疗。

1. 全身用药

（1）维生素 A　病情严重者可口服，成人每日 10 万 U～20 万 U，分 3 次口服。小儿 2000～4000U/d。长期服用应注意维生素 A 中毒反应。

（2）维生素 E　每日 300mg，分 3 次口服。

2. 局部治疗

角质软化或角质溶解剂：10%～20% 尿素霜，每日 2～3 次；0.05%～0.1% 维 A 酸软膏，每日 1 次；3%～5% 水杨酸软膏，每日 2～3 次；10%～20% 鱼肝油软膏，每日 2～3 次。另外，局部使用果酸治疗可改善外观。

（二）中医治疗

1. 内治法

血虚风燥证　养血祛风润燥，养血润肤饮或当归饮子加减。

2. 外治法

（1）紫草油或润肌膏或甘草油外搽，每日 2 次。

（2）五倍子膏外搽：轻粉末、五倍子末、黄柏末，用凡士林、麻油调膏。薄敷患处，每日 1~2 次。

（3）用中药药浴治疗。

【美容指导】

保持皮肤滋润，不宜过度刺激。洗澡时水温不宜过热，不用碱性强的洗浴用品，洗浴后要涂抹润肤霜，选用棉质贴身衣物。本病患者可以到美容专业机构进行皮肤护理，可选择矿泉浴、米糠浴等。矿泉浴以浸浴为主，适宜温度为 38~40℃，每次 15~20 分钟，每个疗程为 20~30 次。米糠浴宜用 36~37℃的温水，每次浸泡约 15 分钟。若皮损较轻微可在美容院进行身体皮肤护理，顺序为沐浴清洁除垢、热疗（可借助喷雾仪、毛巾热敷、桑拿等方法）、去角质、涂抹按摩膏或芳香精油进行按摩、敷膜、涂抹护体乳液。

【预防指导】

1. 日常注意护肤，皮损部位避免日光暴晒。

2. 积极了解本病特点，保持心情愉快，避免心理负担过重。

3. 加强营养，多摄取富含维生素的新鲜果蔬，忌食油腻、辛辣、刺激食物。

第三节　汗孔角化病

【概述】

汗孔角化病是一种遗传性慢性汗孔异常角化现象，以汗孔边缘环形角质性隆起，中央萎缩凹陷为皮损特征。因皮损形如鸟之所啄，中医学称为"鸟啄疮"。本病属常染色体显性遗传病，家族中可有几代人发病。免疫抑制剂、电子束辐射、光化学疗法、日光暴晒或慢性皮肤损伤等可诱发或加重本病。

中医学认为本病或因先天禀赋不足，血瘀气滞或外感风湿之邪所致。分为风湿证和瘀血证。

【美容诊断】

（一）损美表现

好发于面部、肩颈、四肢等暴露部位。皮损初起为粟粒大小的角化性丘疹，逐渐向周围扩大，形成棕褐色圆环状或不规则形角质性堤状隆起，边缘境界清晰，中央轻度萎缩凹陷。皮损大小不等，数量多少不定。发于面部的皮损边缘堤状隆起不明显。累及掌跖部，皮损常呈疣状或胼胝样。累及甲部则可见甲增厚、纵嵴、无光泽。少数汗孔角化呈播散性，如日光引起的播散性浅表性光线性汗孔角化。

（二）其他表现

患者一般无明显自觉症状。本病幼年期即可发病，病程慢性，多见于男性，男患为女患的 2 倍，老年患者偶有恶变。

（三）美学分析

皮损发于暴露部位，尤其面部，呈环状褐色隆起，中央皮肤萎缩，破坏了皮肤光滑、细腻、肤色均匀的美感。影响容貌美。并且本病发病时间长，无明确有效的治疗方法，给患者带来一定的心理负担。

（四）相关检查

1. 组织病理检查　显示角质层内有角化不全的细胞柱，其下颗粒层消失，棘层内有角化不良细胞，真皮层浅层炎症细胞浸润。

2. 实验室检查　必要时进行真菌学、细菌学检查。

3. 斑贴试验　必要时查找致敏物。

（五）病症鉴别

1. 疣　本病与寻常疣和扁平疣有类似。疣是由病毒感染所致的表皮赘生物。寻常疣主要在手背或手指和甲缘，皮疹灰褐色或污黄色，呈半球形或多角形乳头状或菜花状隆起，表面粗糙，触之坚硬。扁平疣发于面部，为褐色扁平丘疹。疣有自限性，没有遗传倾向。

2. 癣　癣分为手足癣、体癣、甲癣，是真菌感染所引起，真菌检查阳性。皮损初期为红色丘疹或丘疱疹，可形成隆起的环形，边缘有丘疹、水疱、鳞屑。甲癣者，甲板浑浊肥厚。病程较长，夏重冬轻，易于复发。

【治疗指导】

（一）西医治疗

目前无有效的治疗方法。

1. 全身用药

（1）维生素 A　5 万 U~10 万 U，每日 3 次，口服。

（2）13-顺维 A 酸　0.5~1mg/kg，每日 2 次，口服。

（3）氯喹　适用于与日晒有关者，不宜长期使用。每次 0.25g，每日 2 次，口服。2 周后改为 0.25g，每日 1 次，连用 2~3 周。

（4）免疫抑制剂　硫唑嘌呤，每日 50mg，分 2 次口服。

2. 局部治疗

（1）角质溶解剂　10% 水杨酸软膏、0.1% 维 A 酸软膏、2.5% 氟尿嘧啶软膏、10% 尿素软膏等。

（2）手术切除　皮损明显增厚疑癌变者应及时手术切除，并送病理检查。

（3）物理和激光治疗　数目少而局限的皮损，可到专业医疗美容机构，用液氮冷冻、电灼或二氧化碳激光等治疗。液氮冷冻时，皮损周围涂凡士林，保护正常皮肤，用棉签蘸液氮点压至皮损发白，反复数次，至皮损周围产生红晕为止，待痂皮自然脱落皮损消退。二氧化碳激光选择扫描式或间断式照射。角化重者，可重复多次，至全部损害气化或碳化。皮损较大及泛发密集者，可用磨削术，注意磨削深度不能超过真皮乳头层，以免形成瘢痕。

（二）中医治疗

1. 内治法

（1）风湿证　祛风除湿，养血润燥，萆薢渗湿汤合当归饮子加减。

（2）瘀血证　活血化瘀，通窍活血汤合大黄蛰虫丸加减。

2. 外治法

（1）紫草膏，每日 2 次，涂抹患处。

（2）红灵酒，以棉花球蘸药频搽。每日 2～3 次，每次 10 分钟。可起到活血、通络、止痛的功效。

（3）鲜杏仁，捣烂外敷患处，每日 1 次。

（4）知母 20g，蛇皮灰 10g，研成细末，米醋调制外搽，每日 2 次。

3. 其他疗法

（1）毫针刺法　风市、血海、三阴交、曲池、足三里等，加皮损周围阿是穴，隔日 1 次，10 次为一疗程。

（2）耳针　肾上腺、神门、交感及皮损区，单耳交替埋针，隔周轮换。

（3）食疗　大米 100g、鲜黄瓜 300g、精盐 2g、生姜 10g，煮粥，分次温服。

【美容指导】

保护皮损部位皮肤，避免日晒及化学性、物理性刺激，避免搔抓患处。清洗患处宜使用温水，选择温和无刺激性或天然成分的洗浴护肤品。局部注意补水、保湿和防过敏。在专业医疗美容机构实施物理或激光治疗术前后，在美容医师指导下，做好术前术后养护。

【预防指导】

1. 如有家族史，患者应及早到医院诊断和治疗，消除紧张心理。

2. 饮食营养均衡，多食新鲜果蔬，如胡萝卜、南瓜等，忌食辛辣刺激性食物。

3. 劳逸结合，保证睡眠。锻炼身体，增强体质。

第四节　掌跖角化病

【概述】

掌跖角化病，又称"掌跖角皮病"，是以掌跖部弥漫性或局限性角化过度为特点的慢性皮肤角化异常，为常染色体显性遗传。中医学未见明确记载。

本病病因不明。大多为先天性，常有家族史。弥漫性掌跖角化与角蛋白 1 和角蛋白 9 基因突变有关。点状掌跖角化的致病基因定位于 8q24 和 15q22～q24。也有人认为还可能与内分泌异常、代谢障碍或肥皂洗涤等因素有关。中医学认为本病因先天禀赋不足或后天失养，脾肾虚弱，气血不足，肌肤失荣而发。

【美容诊断】

(一) 损美表现

多在幼年发病，对称性发于掌跖部，或可扩展到手足侧面和背面。临床常见三种类型。

1. 弥漫性 婴儿期即可发病，持续终身，青春期后可有缓解。初起局灶性，6个月到1岁后出现，表现为掌跖部弥漫性分布的淡黄色坚硬角化斑块，蜡样外观，边缘呈淡红色，一般不扩展到手足背面。冬季干燥皲裂或疣状增厚。可伴有掌跖多汗、臭汗、甲板增厚混浊。部分患者常合并鱼鳞病或其他先天性畸形。

2. 点状播散性 可发于任何年龄，以10~30岁之间多见。皮损为掌跖部圆形或椭圆形黄色角化性丘疹，呈散在分布，或排列成片状或线状，角质丘疹脱落后呈现火山口样外观。少数累及手足背及肘膝部，可有甲板增厚、纵沟、钩甲等，一般不伴掌跖多汗。

3. 残毁性 又称残毁性遗传性角质瘤，较少见。以女性患者居多。婴幼儿时期表现为掌跖部弥漫性皮肤角化，表面呈蜂窝状，有许多凹陷。手足背部成条状角质增生，逐渐扩展至腕、踝、肘、膝。出生4~5年后，十指（趾）形成纤维性收缩窄带，呈指（趾）断性改变，伴有掌跖多汗，甲板嵴状拱起或残缺不全。

(二) 其他表现

本病均伴有甲损害。弥漫性掌跖角化伴疼痛或瘙痒，掌跖多汗、臭汗，手足活动困难等，婴儿期发病，病情持续终身。残毁性掌跖角化可伴生瘢痕性秃发及对高频音响的听觉失聪、先天性鱼鳞病等。

(三) 美学分析

本病患者的掌跖部位皮肤增厚、发黄、发硬，不仅破坏手足美观，还影响活动，甚至给人一种粗糙、不整洁的感觉。很多患者婴幼儿期就开始发病，到了儿童期容易产生自卑和压抑的心理，影响患者健全性格的长成。

(四) 相关检查

1. 组织病理学检查 弥漫性掌跖角化表现为角层增厚，角化不良，颗粒层和棘层增厚，真皮浅层有轻度炎症细胞浸润，汗腺和汗管可萎缩。点状掌跖角化表现为角质栓向下延伸，角层增厚明显，棘层轻度增厚，真皮乳头水肿，小血管扩张。

2. X线检查 残毁性掌跖角化者，见受累指（趾）骨质脱钙，营养性骨萎缩，远端骨吸收，骨干缩窄。

3. 实验室检查 必要时做真菌学、细菌学检查，以辅助鉴别。

（五）病症鉴别

1. 胼胝 俗称"老茧"，发生在受摩擦挤压的掌跖部位，是因掌跖部长期受压摩擦而引起的大片角质层增厚，是一种保护性反应。皮损为局限性片状角质增厚性斑块，呈对称性，大小不定，质硬透明，表面光滑，皮纹清楚。无自觉症状或仅有轻微压痛，病程缓慢。穿高跟鞋女性、木工、泥瓦工等多发。

2. 足癣（鳞屑角化型） 鳞屑角化型足癣是皮肤癣菌、念珠菌等感染引起。成人多见。好发于趾缝、趾屈面、足底、足跟、足侧皮肤。皮损表现为红斑鳞屑及角化过度，大多干燥无汗。剧烈瘙痒，冬季皲裂而疼痛。病程慢性。病程长者，常并发甲真菌病。实验室真菌检查呈阳性。

【治疗指导】

（一）西医治疗

1. 全身用药

（1）维 A 酸类 溶解角质。13-顺维 A 酸、阿维 A 酯、维胺酯、依曲替酯等口服。长期服用应注意不良反应。

（2）维生素类 维生素 A、β-胡萝卜素等口服，以辅助治疗。

2. 局部治疗 选用 20% 尿素软膏、5%~10% 水杨酸软膏、0.1%~0.3% 维 A 酸膏、卡泊三醇等，使用前温水浸泡，使角质层变软，然后用刀片刮去，再外涂以上角质剥脱剂或软化剂，也可加用糖皮质激素霜封包，减轻症状。注意避免感染。

（二）中医治疗

1. 内治法

荣亏血燥证 养血润燥，八珍汤或养血润肤饮加减。

2. 外治法

（1）中药膏剂 润肌皮肤膏、紫归治裂膏、润肤愈裂膏等外用。

（2）中药熏洗 ①生地黄、丹参、赤芍、白芍、怀牛膝、当归、防风、川芎、荆芥、白鲜皮、苦参、白矾等润燥止痒中药，辨证配伍，水煎熏洗。②王不留行、明矾、桑枝，煎水熏洗。

（3）验方治疗 猪脂 200g，白蜡 20g，熬化去渣，加轻粉 5g，凉后涂抹。

3. 其他疗法

（1）毫针 取合谷、曲池、三阴交、血海、后溪等穴，平刺。

（2）耳针 取内分泌、手、足、脾、胃、交感等，每次选穴 3 个，单耳交替埋针，每周轮换 1 次。

（3）药膳食疗 鲜山药、白木耳和冰糖，熬羹口服。

【美容指导】

平日以滋润皮肤，缓解角质层增厚，减少摩擦，预防皲裂为主。勤用温水泡洗或选择温和无刺激天然成分的用品。及时祛除角质，外涂护肤润肤品。做家务时避免碱性强的洗涤用品。患者可以定期到美容院做足部和手部护理、按摩、矿泉浴、米糠浴等。病情严重并丧失活动能力者可进行皮肤移植手术。

【预防指导】

1. 本病病程长，患者应定期治疗，增强改善病情的信心，保持心情愉快。
2. 饮食营养丰富，多食富含维生素的蔬菜水果，忌食辛辣刺激性食物。
3. 保持手足温暖，防止冻伤、干裂及外伤。
4. 劳逸结合，保证睡眠，锻炼身体，增强体质。

附 鱼鳞病

【概述】

鱼鳞病是一种以皮肤干燥并伴有片状鱼鳞样固着性鳞屑为特征的具有遗传倾向的慢性角化性皮肤病。中医学对本病早有记载，属于"蛇皮癣""蛇身""蛇皮"病范畴。

本病是先天性疾病，有家族史，表现为常染色体显性遗传、常染色体隐性遗传、性联遗传等不同遗传方式。表达类型有寻常性鱼鳞病、性联鱼鳞病、板层状鱼鳞病和先天性大疱性鱼鳞病样红皮病等。

大多数鱼鳞病的基因已定位或被克隆。寻常型鱼鳞病基因定位于 lq21，性联鱼鳞病基因定位于 Xp22.3，是类固醇硫酸酯基因缺陷所致，板层状鱼鳞病基因定位于 2q33－q35，先天性大疱性鱼鳞病样红皮病是由于编码角蛋白 K1 和 K10 的基因突变，造成角蛋白 1 和 10 异常。各型鱼鳞病具有一致性的表皮角化异常的病理改变。因表皮角质形成细胞增生，表皮通过时间缩短，角质形成细胞间的黏合异常，致使角质层的细胞不能正常脱落，淤积在皮肤表面，形成角化过度的鳞屑。

中医学认为本病是由于先天禀赋不足，营血亏损，以致血虚生风化燥，或气血循行不畅，瘀血阻滞而致肌肤甲错不荣，分为血燥证和瘀血证。

【美容诊断】

（一）损美表现

根据遗传特点和皮损表现，本病分为以下四种类型。

1. 寻常型鱼鳞病 最常见，大多数出生时不明显，逐渐出现典型皮损。皮损发于四肢伸侧及躯干，胫部明显。轻者表现为干燥粗糙，有细碎鳞屑，边缘游离如鱼鳞状，有污浊感，头皮有糠秕状脱屑。重者皮损典型，呈淡褐色至深褐色菱形或多角形鳞屑，掌跖部皮纹明显，伴角化过度，秋冬季节可发生皲裂。

2. 性联鱼鳞病 较少见，仅男性发病，女性属于基因携带者。较寻常型鱼鳞病发病早、病情重，伴性器官发育障碍。初期皮肤干燥，上臂及小腿处有少许鳞屑。逐渐皮肤粗糙，出现大片黄褐色或污黑色鱼鳞状鳞屑，可累及面部、耳部、肘、腋及腘窝等处，但不累及掌跖。症状不随年龄增长而减轻。

3. 板层状鱼鳞病 比上两型严重，出生时或不久即发病，皮损特征为全身弥漫性潮红，上有大片灰棕色菱形或多角形鳞屑，边缘游离高起，躯体皱襞处均受累，严重者鳞屑可厚如甲壳。

4. 先天性大疱性鱼鳞病样红皮病　出生即有，可见皮肤发红增厚，呈角质状外观，全身覆盖在鳞屑下。鳞屑脱落，留有粗糙的红色湿润面及松弛性大疱，易破溃糜烂，其上可再度形成鳞屑、红斑、水疱。随年龄增长可逐渐减轻。

（二）其他表现

寻常型鱼鳞病多见幼年，家族数人发病，可伴有湿疹、哮喘及过敏性鼻炎，无其他自觉症状。性联鱼鳞病可伴有角膜点状混浊、隐睾等。板层状鱼鳞病 1/3 出现眼睑外翻或唇外翻，感染时可伴臭汗症。先天性大疱性鱼鳞病样红皮病可伴甲营养不良改变。新生儿常因为皮损擦烂处容易继发感染引起败血症而危及生命。慢性病程，很难治愈。

（三）美学分析

鱼鳞病发于面部、颈部以及四肢伸侧，皮肤干燥，粗糙，褐色鱼鳞样鳞屑，外观污浊，破坏了皮肤光滑、细腻的美感，严重冲击视觉和触觉审美。因不敢暴露皮损部位，产生自卑、压抑的心理，严重影响身心健康，甚至生活、工作和社交。

（四）相关检查

1. 组织病理学检查　表皮角质形成细胞过度增生和角化。
2. 实验室检查　必要时进行细菌学、真菌学、免疫学、内分泌检查等，以辅助鉴别。

（五）病症鉴别

毛囊角化病　即达里埃病，多发于皮脂溢出部位，如面、胸、腹等。皮损为针头至高粱米大坚硬丘疹，多与毛囊口一致，顶端结油腻性痂，去痂后中央见漏斗状小凹窝，逐步融合成污褐色疣状。可伴掌跖角化和甲损害。

【治疗指导】

（一）西医治疗

1. 全身用药
（1）维生素类　维生素 A、维生素 E、维生素 C 等口服。
（2）角质溶解剂　适于重症者，异维 A 酸、阿维 A 脂、芳香维 A 酸乙酯等。
2. 局部治疗
（1）滋润保湿剂　凡士林、10%~20%尿素软膏、30%鱼肝油软膏、10%硼酸软膏等外用。
（2）角质溶解或剥脱剂　可抑制皮肤角化增生。2%~3%水杨酸软膏、0.05%~0.1%维 A 酸霜、钙泊三醇软膏等外用，或 a-羟酸或 40%~60%丙二醇溶液封包过夜。

（3）其他　红皮病样反应者，可选用弱效糖皮质激素，如0.5%氢化可的松霜。大疱性患者，同时加用抗生素外用制剂，如复方康纳乐霜剂等。

（二）中医治疗

1. 内治法

（1）血燥证　养血润燥，养血润肤饮合八珍汤加减。

（2）瘀血证　活血化瘀、润燥养肤，血府逐瘀汤加减。

2. 外治法

（1）血燥证　取郁李仁、杏仁、桃仁、胡桃仁、胡麻仁各适量，水煎后外洗，再外搽护肤霜，如蛇油膏等。

（2）瘀血证　归红甘油搽剂。也可选当归、丹参、地骨皮、透骨草、皂角刺等煎水外洗，浴后外搽润肤膏。

（3）自制润肤膏　以当归15g，紫草10g，麻油120g，蜂蜡15g，共制成膏，外涂患处。

3. 其他疗法

（1）针灸治疗　可取风池、曲池、肾俞、血海、阴陵泉等穴，留针15~20分钟。血虚风燥型用平补平泻法，瘀血阻滞型用泻法。

（2）刺络放血　取穴大椎、心俞、膈俞、委中等，三棱针刺络，拔罐放血。

（3）药膳食疗　①肥海参煎汁，捣烂服用，每周1次。②黑芝麻1000g，乌枣400g，研粉，蜂蜜调膏，每日2次。

【美容指导】

日常要保持皮肤湿润为原则。每天以温水洗浴，浴后外搽医生开具的药膏或保湿润肤膏，如蛇油膏等。平时避免进入蒸气房沐浴，以防皮肤水分的丢失。避免高温、强碱的刺激。本病患者可以到美容专业机构进行皮肤护理，可选用中药药浴、SPA疗法等多种方法，但要和美容师、咨询师说明情况，减少不必要的皮肤刺激。

【预防指导】

1. 本病具有遗传性，发病早、病程长，患者应积极了解病因和治疗方法，减少心理紧张和负担，保持良好心态。

2. 多吃含维生素C、A、E的果蔬，忌食辛辣，戒烟限酒。

3. 劳逸结合，保持睡眠，加强锻炼，增强体质。

4. 禁止亲近结婚，注重婚前产前检查。

复习思考题

（一）简答题

1. 如何鉴别毛周角化病与鱼鳞病？

2. 如何鉴别毛囊角化病与脂溢性角化病？

3. 如何运用外用方法治疗掌跖角化病？

扫一扫，知答案

（二）案例分析

赵某，女，20岁，主诉"双上臂外侧粟米样丘疹8年"。自诉12~13岁起，上臂外侧出现散在的粟米样丘疹，颜色与肤色一致，无自觉症状。近几年，丘疹增多，时有轻度瘙痒，皮肤干燥、粗糙，秋冬加重。因有碍美观，即来就诊。查见双上臂和大腿伸侧散在或密集的针尖大小的毛囊性丘疹，呈肤色或暗红色鸡皮样外观。丘疹顶部有圆锥形灰色角质栓，剥去角质栓见漏斗状小凹陷，毫毛蜷曲其中。舌淡红，苔薄，脉细。

1. 请给出初步的美容诊断（西医诊断、中医诊断）。

2. 请给出治疗指导、美容指导和预防指导方案。

扫一扫，知答案

第十四章　皮肤变态反应性损害 ▷▷▷

皮肤变态反应性损害是指因免疫变态反应引起的一类炎症性皮肤损害。俗称"过敏"。多种多样的过敏原（即变应原）可通过吸入、食入、注射或与皮肤黏膜直接接触等，引发机体免疫变态反应，引起丘疹、红斑、水疱等多形性炎症性皮损，破坏皮肤容貌美感，重症还伴有严重的全身症状，瘙痒难忍，反复发作，影响生活质量，甚至危及生命。本章着重介绍接触性皮炎、药物性皮炎、荨麻疹、湿疹几个常见疾病。

第一节　接触性皮炎

【概述】

接触性皮炎是指皮肤或黏膜接触某些致敏性、刺激性或毒性物质后，出现的急慢性炎症反应。中医学以接触物称其为"漆疮""马桶癣""膏药风"等。

引起接触性皮炎的物质有化学性、植物性、动物性三类。化学性物质如重金属铬、镍、汞等，化工原料橡胶、塑料等，外用药如红花油、中药药膏、抗生素软膏等，化妆洗护品如香皂、唇膏、染发剂、香料、油彩等，还有农业作业时皮肤接触的农药如敌敌畏、乐果等。植物性物质如漆树、荨麻、芒果、无花果、银杏等。动物性物质如动物的皮、毛和羽毛，毛虫、隐翅虫等动物毒素。这些物质均具有不同的致敏性、刺激性或毒性。

接触性皮炎的发病机理可分为原发性刺激和变态反应两种。原发性刺激分为强刺激和弱刺激。强刺激是接触刺激性或毒性较强的物质（如强酸、强碱、斑蝥等）时，局部皮肤组织会直接损伤，几分钟或数小时内，迅速出现炎性皮损，其形态、范围、严重程度取决于接触物质种类、性质、浓度、接触时间的长短、接触部位和面积大小以及机体对刺激物的反应程度。弱刺激是指长期反复接触某些刺激性弱的物质（如肥皂、洗涤剂、汽油、机油等），产生的慢性原发刺激性皮炎。接触性变态反应属于Ⅳ型迟发型变态反应，少数表现为光变态反应或光毒性反应。由致敏物引起，本身无刺激性和毒性，只发生于少数过敏素质者。接触致敏物后，通过免疫诱导和激发，出现炎症反应，有潜伏期。中医学认为本病的发生是由于禀赋不耐，肌肤腠理不密，邪热客于皮肤，与气血相搏而发病。

【美容诊断】

(一) 损美表现

本病发生于接触或暴露部位，如头面、颈部、手臂等，皮损的范围、形态、排列与接触物的大小形状多一致。如接触物为气体、挥发性物质或粉尘，皮损先局限在皮肤暴露部位或呼吸道黏膜，后扩散至全身。原发强刺激者，发病快，接触部位出现红肿、大疱、糜烂、坏死或溃疡，形状与接触物相一致。原发弱刺激者，皮肤干燥、粗糙、脱屑、肥厚等，呈慢性湿疹样改变。变态反应性皮炎者，皮损局限于接触致敏物的部位，边界清楚，可有水肿性红斑、丘疹，重者可出现水疱、大疱、糜烂、渗液、结痂。反复接触或处理不当，可出现皮肤肥厚、粗糙、苔藓样变等。

（二）其他表现

自觉瘙痒、灼热或疼痛。若机体高度敏感或皮疹泛发者可出现发热、畏寒、头痛等全身症状。病程有自限性，若及时祛除病因，经适当治疗，多数在 3~5 天皮疹消退。病情重者 1~2 周可痊愈。

（三）美学分析

接触性皮炎大多发生在头面、手臂等暴露部位，对皮肤外观的影响较大。轻者出现红斑、丘疹、色素沉着，破坏了局部皮肤的美观；重者出现糜烂、溃疡，影响了皮肤的结构和功能，使人的心理和行为上受到一定的影响。

（四）相关检查

1. 斑贴试验　接触物斑贴试验阳性，可明确诊断。但应排除原发性刺激或其他因素所致的假阳性反应。不宜在急性期进行，以免加重病情。

2. 实验室检查　必要时做细菌学、病毒学、C 反应蛋白等检测。

（五）病症鉴别

1. 急性湿疹　接触性皮炎有明确的接触史，发于接触暴露部位，皮疹边界清楚，形态与接触物一致，病程短，具有自限性，祛除病因后多能治愈。急性湿疹往往病因不明，急性发作，迁延不愈，且皮疹多形，呈对称分布，有渗出倾向，伴剧烈瘙痒。

2. 癣　因真菌感染引起，无明确接触史。好发于头、手足或体股，表现为水疱、脱屑、浸渍等，瘙痒剧烈，反复发作，病程长，真菌检查阳性。

【治疗指导】

（一）西医治疗

1. 全身用药　对症处理，脱离并防止再次接触致敏物。

（1）抗组胺药　以 H_1 受体拮抗剂为主，如盐酸西替利嗪、氯苯那敏、赛庚啶等，可选择 2~3 种联合应用。

（2）非特异性抗敏药　静脉推注维生素 C、10%葡萄糖酸钙、10%硫代硫酸钠等。

（3）糖皮质激素　重症患者可短期应用。如泼尼松或氢化可的松，病情控制后，较快减量至停用。

2. 局部治疗　外用药宜简单、温和，避免使用刺激性强或易致敏的药物。

（1）接触强酸者，大量水冲洗，2%苏打水洗涤中和，再用纯净水冲洗。

（2）接触强碱者，大量水冲洗，2%醋酸溶液洗涤中和，再用纯净水冲洗。

（3）急性期红斑、丘疹、无渗液时，用炉甘石洗剂。渗出明显、糜烂者，3%硼酸液湿敷。有继发感染者，1:8000高锰酸钾溶液冷湿敷。亚急性期皮损红肿减轻、渗出较少者，可用氧化锌油或糖皮质激素霜。慢性期干燥、脱屑、苔藓样变等，可用松馏油、黑豆馏油等焦油类软膏或激素类软膏涂擦。

（二）中医治疗

1. 内治法

（1）风热血燥证　清热消风，养阴润燥，消风散加减。

（2）热毒挟湿证　清热利湿，解毒消肿，化斑解毒汤加减。

（3）肺脾气虚证　补气固表，解毒和营，玉屏风散加减。

2. 外治法

（1）以潮红、丘疹为主者，外搽三黄洗剂，或青黛散凉水调敷。

（2）肿胀、糜烂、渗出明显者，用10%黄柏溶液湿敷，或蒲公英水煎湿敷。

（3）糜烂结痂者，可用紫草油或青黛膏外搽，每日3次。

3. 其他疗法

（1）针刺疗法　取曲池、合谷、尺泽、委中、足三里，泻法，隔日1次。

（2）药膳食疗　荸荠搅汁，鲜薄荷叶捣烂，凉白糖水冲服。适用于风热证。

【美容指导】

应立即去除接触物，停止使用可能产生刺激性或致敏性的化妆洗护品。冷水洗脸，停止使用肥皂、香皂和洗面奶。皮损轻者可自行在家用冷矿泉水湿敷，或外用医用保湿敷料。皮肤干燥可选择具有修复皮肤屏障作用的医用护肤品，严重者需去正规医院皮肤科或医疗美容机构就诊。美容会所可按敏感性皮肤进行护理。

【预防指导】

1. 避免接触致敏性、刺激性或毒性物质，祛除致病因素，防止复发。

2. 与职业有关者，应加强防护。可改进操作过程，必要时调换工种。

3. 不宜热水或肥皂洗涤，禁止外用刺激性强的药物。避免摩擦、搔抓。

4. 饮食营养均衡，忌辛辣刺激和腥发之物。

第二节　药物性皮炎

【概述】

药物性皮炎，亦名"药疹"，是药物通过口服、注射、吸入等途径进入人体而引起的皮肤黏膜炎症性反应，表现为皮肤水肿、红斑、丘疹、水疱等多形性炎症性损害。严重者损害内脏器官，甚至危及生命。药物性皮炎是药物反应（由药物引起的非治疗性反应）的一种，可发生于任何年龄，不仅危害身体健康，常导致躯体和容貌缺陷，给患者带来沉重的心理负担。本病属中医学"药疹""药毒"范畴。

引起药物性皮炎常见的药物有抗生素和磺胺类、解热镇痛类、镇静安眠类，血清制品及疫苗等。有报道某些中药及制剂也可引起药疹。如葛根、天花粉、板蓝根、大青叶、穿心莲、鱼腥草等，中成药如六神丸、云南白药、牛黄解毒片等。

药物性皮炎的发病机制较为复杂，免疫变态反应、光敏反应、药物诱导、药物蓄积中毒、遗传性酶缺陷等均可引发本病，但多数属于免疫变态反应。Ⅰ型、Ⅱ型、Ⅲ型、Ⅳ型免疫反应均有可能出现。中医学认为本病的发生因禀赋不耐，药毒之邪内侵脏腑，化湿、化热、化火，内入营血，外发肌肤所致。

【美容诊断】

发病前有明确的用药史，有一定的潜伏期，首次用药一般为5~20天，重复用药常在24小时内发病。一般发病突然，皮疹形态多样，多对称分布，大多有发热、瘙痒、全身不适等前驱症状。严重者可致肝肾、造血系统等损害。

（一）损美表现

本病共分9型。

1. 麻疹样或猩红热样　最为常见，约占全部药疹的50%。自颜面、颈部、上肢、躯干向下发展，泛发全身，表现为散在或密集粟粒至米粒大红色斑疹、斑丘疹，或相互融合的大片状红斑，形态如麻疹或猩红热，常为青霉素、链霉素、解热镇痛类、磺胺类、巴比妥类等药物所致。

2. 固定型　以皮肤黏膜交界处多见，为局限性的圆形、椭圆形水肿性暗紫红色斑，严重者中央形成水疱或大疱，每次服用同样药物后在同一部位发生，随着次数的增多，也可扩展到其他部位，愈后遗留色素沉着，经久不退。多由解热镇痛类、磺胺类、巴比妥类引起。

3. 荨麻疹样　类似急性荨麻疹，比较常见，皮损为大小不等、形态各异的风团，比荨麻疹分布广泛，色泽鲜明，持续时间长。可伴有发热、关节痛等。多由氨苄西林、头孢类、链霉素、呋喃唑酮、血清制品等引起。

4. 多形红斑型　常对称分布于四肢，也可泛发全身。较为严重。皮损为圆形或椭圆形水肿性红斑或丘疹，呈虹膜状外观，类似多形红斑。可有水疱。多由解热镇痛类、磺胺类、巴比妥类等药引起。

5. 剥脱性皮炎型　亦称"红皮病型药疹"。为重型药疹之一，发病急重，可由麻疹样或猩红热样型药疹转化而来。全身呈弥漫性潮红、水肿型红斑，并可有丘疱疹、水疱、渗出和糜烂。1~2周后，皮肤弥漫性鳞状或糠秕状脱屑，手足部则呈手套状或袜套状剥脱，常反复不止。多由磺胺类、巴比妥类、苯妥英钠、抗生素等引起。

6. 大疱性表皮松解型　为重型药疹之一，起病急骤，病情进展快。皮疹为全身弥漫性紫红色或暗红色斑片，松弛性水疱、大疱，极易擦破成大片糜烂面，形成大面积表皮坏死松解，尼氏征阳性，大量渗液，类似浅Ⅱ度烫伤。常由磺胺类、巴比妥类、解热镇痛类、抗癫痫类等药引起。

7. 紫癜型　皮损为帽针头至绿豆或蚕豆大小的紫红色斑点、瘀斑，散在或密集分布，略微隆起，压之不褪色。常由利尿药、抗生素类、甲丙氨酯等药引起。

8. 痤疮样　发病缓慢，皮损为毛囊性丘疹、小脓疱、丘脓疱疹等痤疮样皮疹，但无粉刺性损害。常由碘剂、溴剂、糖皮质激素、避孕药等引起。

9. 光敏型　是由于使用灰黄霉素、氯丙嗪、四环素、补骨脂、白芷等光敏性药物后，经日光或紫外线照射而诱发的急性皮炎。常发生于曝光部位。光毒性红斑多在用药并经曝光后 7~8 小时出现，与日晒伤相似。光变应性药疹有一定的潜伏期，表现为湿疹样皮损。

（二）其他表现

麻疹样或猩红热样型药疹常伴发热及瘙痒等全身症状，停用致敏药物后，1~2 周内病情可迅速好转，如未及时处理可演变为多形红斑型或大疱性表皮松解型药疹。固定型药疹仅有灼热、刺痛或瘙痒感，一般无全身症状。荨麻疹样型药疹除瘙痒外，有部分患者还可出现发热、关节疼痛、淋巴结肿大等。多形红斑型药疹可伴黏膜糜烂、疼痛、畏寒、高热等。剥脱性皮炎型药疹可伴有头发、指（趾）甲脱落，黏膜红肿，严重者出现角膜溃疡，全身浅表淋巴结肿大，病程较长，预后较差。大疱性表皮松解型药疹患者全身中毒症状较重，如高热、头痛、乏力、恶心、呕吐等，并可出现多脏器损害，预后极差，治疗不当，危及生命。

（三）美学分析

该病损美表现各异，大多非常严重。颜面、五官、四肢等暴露部位常受累，皮肤红斑、水疱、糜烂等，严重破坏容貌美。眼睑水肿、面部水疱、大片脱屑、色素沉着等，经久不退，不仅给患者外貌造成极大破坏，还带来巨大的痛苦和心理负担。

（四）相关检查

1. 实验室检查　白细胞、嗜酸性粒细胞增高。必要时做细菌学、真菌学检查。

2. 变应原检查　皮内试验、斑贴试验、药物激发试验、淋巴细胞转化试验、放射变应原吸附试验等，查找致敏药物。

（五）病症鉴别

1. 麻疹、猩红热　麻疹可无服药史，多先有上呼吸道症状及恶寒发热等表现，2-3 天后颊黏膜上可见柯氏斑。猩红热皮疹出现前全身症状明显，先有恶寒、发热、头痛、咽喉肿痛表面有渗出物，典型表现有杨梅舌，口周苍白圈等。

2. 多形红斑　无用药史。发于春秋季节，多在四肢远端，出现多形性红斑，呈同心圆靶形虹膜样损害，有发热、咽痛等前驱症状。

【治疗指导】

（一）西医治疗

1. 全身用药　治疗原则可总结为"停、排、抗、支、防"五字。即停用一切可疑致敏药物及化学结构相似的药物，加速致敏药物排泄，抗过敏，支持治疗，预防感染和并发症。

（1）轻者　口服抗组胺药、维生素 C、钙剂等。若皮疹广泛者，可加用中等剂量糖皮质激素，如泼尼松、地塞米松等，皮疹消退即可停药。

（2）重者　给予支持疗法，维持水、电解质、酸碱平衡，加强护理，防止继发感染。首选糖皮质激素，早期、足量使用，控制病情。一般用氢化可的松或用地塞米松静脉滴注。

（3）继发感染者　使用抗生素。

2. 局部治疗　用药宜安抚，无刺激性。

（1）皮疹无糜烂和渗出者，可选炉甘石洗剂。

（2）红肿并有渗出者，可用 3% 硼酸溶液。

（3）有大疱者，可用无菌针筒抽出疱液后，外搽 2% 龙胆紫溶液。

（4）眼结膜损害者，生理盐水冲洗，清除分泌物，每小时用皮质类固醇激素和抗生素眼药水滴眼，晚上涂红霉素眼膏，以防粘连。

（5）口腔黏膜损害者，可用 3% 硼酸溶液或 2% 碳酸氢钠溶液含漱，进食前口腔可涂 2% 丁卡因溶液或达克罗宁溶液以减少进食疼痛。唇部可用凡士林油纱布贴敷。

（6）大片鳞屑脱落、皮肤干燥者，可用含油脂较多的乳剂或软膏，如氧化锌油，10% 硼酸软膏等。

（二）中医治疗

1. 内治法

（1）风热证　祛风清热解毒，消风散加减。

（2）湿热证　清热利湿解毒，萆薢渗湿汤或龙胆泻肝汤加减。

（3）气血两燔证　凉血化斑解毒，清瘟败毒散加减。

（4）热入营血证　清营凉血解毒，清营汤加减。

（5）气阴两伤证　益气养阴清热，增液汤加减。

2. 外治法

（1）红斑、丘疹者，三黄洗剂外搽。每日 2 次。

（2）水疱、渗出、糜烂、大疱者，马齿苋水剂外洗，或龙胆草、地榆煎水湿敷，或皮炎外洗 I 号湿敷。

（3）干燥、脱屑者，选用黄连皮炎膏、青黛膏外搽。

【美容指导】

应立即停用各种化妆品，尤其是以前未使用过的化妆品。注意早期症状，有异常情况应及时到医院就诊。药疹如痊愈，局部遗留的色素沉着，可到美容院进行皮肤美白护理。注意对色素沉着部位皮肤进行防护，避免日光过度暴晒。另外，还应消除皮肤的敏感状态，对敏感皮肤进行皮肤屏障的修复以增强皮肤抵抗力。

【预防指导】

1. 合理用药，科学把握用药药量、时间。
2. 牢记药物过敏史，避免再次出现药疹。用药前应做药物敏感试验。
3. 注意观察用药反应，遇到全身皮肤瘙痒、出疹、发热者，及早就医。
4. 皮损忌用水洗，避免搔抓，忌用刺激性外用药物。
5. 多饮开水，忌食辛辣、鱼腥发物。

第三节 荨麻疹

【概述】

荨麻疹是因多种因素致使皮肤、黏膜小血管扩张及渗透性增加而引起的以局部水肿性损害及瘙痒性风团为主要特征的变态反应性皮肤病。临床比较常见，发病不限年龄、性别，人群中 15%～20% 至少患过一次荨麻疹。风团或红或白，发无定处，骤起骤消，与中医学"瘾疹""风疹块"类似。

荨麻疹发病机制主要为 I 型和Ⅲ型变态反应。I 型为速发型，是抗原与抗体结合，使肥大细胞与嗜碱性粒细胞脱颗粒，释放 5-羟色胺、激肽、组胺等神经递质，引起毛细血管反应性扩张、通透性增加、腺体分泌增加等，出现水肿性红斑、风团及消化道、呼吸道相关症状。Ⅲ型为免疫复合物型或血管炎症变态反应，是抗原抗体复合物激活补体，产生过敏毒素，刺激肥大细胞释放组胺与组胺类物质而发病。也有非变态反应机制，即某些生物性、化学性及物理性因素直接作用于肥大细胞与嗜碱性粒细胞使其脱颗粒而发病。

荨麻疹发病病因复杂多样，多数找不到确切原因。目前认为，食物、药物、感染、物理环境、遗传、系统性疾病、精神紧张及内分泌功能紊乱等均可引发或加重本病。食物因素以含有特殊蛋白质的鱼、虾、蟹、肉、蛋、奶等最常见。其次为某些果蔬或辛香调味品。药物因素中一类如青霉素、磺胺类、血清制剂、疫苗等，通过免疫机制引发荨麻疹。另一类如阿司匹林、吗啡、阿托品、维生素 B_1 等为组胺释放物，直接刺激肥大细胞释放组胺而发病。感染因素以病毒、细菌、真菌、寄生虫等作为抗原引起 I 型或Ⅲ型变态反应。物理环境因素有气候冷热刺激、日光紫外线照射、摩擦、压迫、昆虫叮咬、羽毛和皮屑刺激及花粉吸入等。

某些类型荨麻疹如家族性寒冷性荨麻疹与遗传有关。系统性疾病如胆囊炎、胃溃疡、类风湿性关节炎、恶性肿瘤等。

中医学认为本病发生由禀赋不耐，风邪为患。或表虚不固，风寒、风热之邪客于肌表；或因肠胃湿热郁于肌肤；或气血不足，血虚生风游溢肌肤；或冲任不调，风邪搏结，郁阻皮肤；或肝气郁结，气机不畅，发于肌肤等。

【美容诊断】

（一）损美表现

1. 急性荨麻疹　发生于身体任何部位，以躯干、四肢多见。起病急骤，皮肤突发瘙痒，迅速出现风团，颜色鲜红或苍白，大小不等，散在或融合成片状红斑。数小时内消失，又陆续发生新疹，此起彼伏。自觉瘙痒剧烈，部分有灼热刺痛感。可伴有腹痛、腹泻、咽痒、喉头水肿等消化道、呼吸道症状，严重者呼吸困难，甚至窒息、发生过敏性休克。病程 1~2 周。

2. 慢性荨麻疹　诱因不明，部分可有急性荨麻疹病史。风团反复发生，多少不定，缠绵不断，晨起或睡前加重，全身症状较轻，病程长达数月甚至数年。

3. 特殊类型荨麻疹

（1）皮肤划痕症　亦称人工荨麻疹。皮肤被钝器划过处或手搔抓处出现条状隆起，随即消退，可伴瘙痒。单独发生或与急慢性荨麻疹并存。

（2）寒冷性荨麻疹　遇冷发生风团。一类为家族性遗传性，发病年龄较早，持续终生，被动转移试验阴性；另一类为后天获得性，青年女性多见，遇冷后，接触或暴露部位出现风团或水肿性斑块，进食冷饮可致口腔和喉头水肿，被动转移试验阳性。

（3）胆碱能性荨麻疹　多见于青年人。运动、受热、情绪紧张、进食热饮或酒精等，乙酰胆碱作用于肥大细胞而发。风团周围绕以红晕，互不融合。半小时至 1 小时后可消退。可伴皮肤划痕症。

（4）日光性荨麻疹　因日光中紫外线照射引起，风团发生于暴露部位，伴瘙痒及针刺感。

（5）压迫性荨麻疹　常见于受压的掌跖部和臀部。皮肤受压后数小时发生片状或条索样水肿性斑块或风团，12 小时内消退，伴烧灼、瘙痒、疼痛或慢性荨麻疹、血管性水肿等。

（二）其他表现

伴有不同程度的瘙痒，大多瘙痒剧烈。寒冷性荨麻疹伴有发热、寒战、头痛、关节痛等症。急性荨麻疹全身症状明显。

（三）美学分析

荨麻疹可自行消退，且消退不留痕迹，一般情况对人体美观影响不大，但因其遇诱因即发，出现皮肤颜色改变甚至水肿，同时伴剧烈瘙痒让患者坐立不安，严重影响患者心情，长期不愈则会造成心理负担。发生于暴露部位则会影响患者外观形象美。若血管性水肿发生在面部、眼睑也会严重影响患者容貌美。

（四）相关检查

1. 实验室检查　血常规、免疫学、细菌学检查，过敏原检测。

2. 斑贴试验 查找致敏物。

3. 激发试验 ①热激发试验，用试管装 45℃的热水接触皮肤，数分钟后在接触部位出现风团则为阳性，有助于诊断胆碱能性荨麻疹。②冷激发试验，用试管装冷水或冰块接触皮肤，很快在接触部位出现风团，则为阳性，有助于寒冷性荨麻疹的诊断。

4. 皮内试验 常用于胆碱能性荨麻疹。

（五）病症鉴别

1. 荨麻疹型药疹 有明确的用药史，皮损全身泛发，不游走，颜色鲜艳、持续时间长。

2. 丘疹性荨麻疹 多见于儿童，春秋季易发，与昆虫叮咬有关。皮损为风团样丘疹、丘疱疹，形如纺锤，群集分布，好发于四肢及腰腹部，自觉瘙痒。

【治疗指导】

（一）西医治疗

1. 全身用药

（1）抗组胺药 首选 H_1 受体拮抗剂，可两种同时或交替应用。盐酸西替利嗪，每次 10mg，每日 1 次，口服。咪唑斯汀，每次 10mg，每日 1 次，口服。若为顽固性病例，可合并 H_2 受体拮抗剂如西咪替丁或雷尼替丁等，以提高疗效。

（2）维生素 C 和钙剂 协同抗组胺药，降低毛细血管通透性，减少渗出。

（3）糖皮质激素 用于重症、急性荨麻疹全身症状明显者。泼尼松、地塞米松口服或静脉注射。控制症状后逐渐减量至停药。

（4）拟交感神经药 用于急性荨麻疹重症或过敏性休克患者，0.1%肾上腺素 0.5~1mL，皮下注射。若有必要可间隔 30 分钟再注射 0.5mL。对高血压、心脏病及年老体弱者慎用。

（5）其他 可酌情选用维生素 K、氨茶碱、山莨菪碱等。皮肤划痕症和压力性荨麻疹，可用羟嗪和多塞平；寒冷性荨麻疹可用多塞平、赛庚啶等；胆碱能性荨麻疹可用阿托品、普鲁本辛等。

2. 局部治疗

以止痒、收敛、消炎为主，可用炉甘石洗剂、止痒洗剂外搽，每日 2~3 次，皮损局限者也可以选用糖皮质激素霜等。

（二）中医治疗

1. 内治法

（1）风热证 疏风清热，调和气血，消风散加减。

（2）风寒证 祛风散寒，调和营卫，桂枝汤加减。

（3）湿热证 疏风清热，利湿止痒，防风通圣散加减。

（4）肝郁证 疏肝解郁，祛风止痒，逍遥散加减。

（5）气虚证　益气固表，祛风止痒，玉屏风散加减。

2. 外治法

（1）熏洗　取路路通、白鲜皮、地肤子、豨莶草等祛风止痒类中药煎水熏洗。

（2）外搽　取百部 20g，明矾 10g，50%酒精 100mL，浸泡 2 周，外搽风团及瘙痒处。

3. 其他疗法

（1）针灸疗法　曲池、合谷、血海、足三里、三阴交等，随症配穴。穴位埋线也具有良好的治疗效果。亦可选择神阙穴拔罐。

（2）药膳食疗　①芋茎猪排煲：芋头茎 50g，猪排骨 100g，文火煲食。适用于风热证。②防苏猪肉汤：猪瘦肉 30g，防风 15g，苏叶 10g，白鲜皮 15g，生姜 5 片。将中药纱布包裹与猪瘦肉、生姜煎汤服食。适用于风寒证。

【美容指导】

温水洁面，不宜使用香皂、肥皂、洗面奶。不能频繁过度清洁皮肤，温水沐浴，选用基础保湿、简单温和无刺激的日用护肤品。不可乱用含激素的霜剂或软膏。保持室内清洁、温度湿度适宜。可在美容会所进行皮肤镇静脱敏调护。已过敏的皮肤喷雾冷喷，超声波导入脱敏精华素止痒消肿，时间不超过 5 分钟，每日 1 次，3~5 天为一疗程，但不可长期使用。面部可选用医用保湿修复防敏面膜敷料，配合冷喷。

【预防指导】

1. 积极寻找并祛除病因。积极治疗胃肠功能紊乱、寄生虫病、内分泌疾病或慢性感染等原发病。避免接触可疑过敏原。

2. 急性期不宜使用空调，避免吹风、日晒、冷热刺激。

3. 忌食辛辣腥发食物。避免精神刺激。

4. 劳逸结合，加强锻炼，增强体质。

第四节　湿　疹

【概述】

湿疹是多种内外因素引起的具有明显炎性渗出倾向的变态反应性皮肤病。本病任何年龄均可发生，主要特征是皮疹多形，对称分布，易于渗出，瘙痒剧烈，病情易反复，可多年不愈。常累及头面部，直接影响人的容貌美。属于中医学"湿疮""浸淫疮""血风疮""肾囊风""奶癣"等范畴。

湿疹发病因素和机制尚不清楚，可能是多种因素相互作用所致，与过敏体质和 IV 型变态反应有关。内源性因素包括体质遗传、内分泌功能紊乱、代谢异常、慢性感染、慢性消化系统疾病等。外源性因素有鱼、虾、蟹、牛、羊肉等食物，吸入花粉、尘螨、动物皮毛等，接触化学物品如化妆品、肥皂、洗涤剂、塑料、橡胶制品、合成纤维等，环境中空气温度、湿度的变化等。精神紧张、过度疲劳也可引发湿疹或使其症状加重。其病理改变急性期主要表现为表皮内有海绵形成和水疱，真皮毛细血管扩张，周围淋巴细胞浸润。慢性期主要表现为表皮棘层肥厚，角化异常。

中医学认为本病总因禀赋不耐，复感风、湿、热邪，湿热博结，浸淫肌肤所致。急性者以湿热为主，日久阴血耗伤，化燥生风致血虚风燥，肌肤失去濡养而成慢性湿疹。

【美容诊断】

（一）损美表现

本病呈对称性泛发于全身，以头面、手足、乳房、四肢屈侧多见。按病程有急性、亚急性、慢性三类，部分特定部位呈特殊类型表现。

1. 急性湿疹 起病急，发病快，初起皮肤潮红、肿胀，继之出现群集成片、大小不一、边界不清的丘疹、丘疱疹、水疱，因搔抓或摩擦出现糜烂、渗液。

2. 亚急性湿疹 多由急性湿疹迁延而来，局部红肿、渗出减少，糜烂逐渐愈合，皮损以丘疹、丘疱疹、结痂为主。自觉瘙痒，轻重不一。

3. 慢性湿疹 多由急性、亚急性湿疹反复发作而来，也可起病即为慢性湿疹，皮损暗红或紫褐色，粗糙厚硬，呈苔藓样变，常伴抓痕、血痂、鳞屑、皲裂或色沉。

4. 特定部位及特殊类型的湿疹

（1）头面部湿疹 发于头皮糜烂、渗液，黄色厚结，头发粘集成束状。面部淡红色斑片，并覆以细薄鳞屑。

（2）耳部湿疹 发于耳窝、耳后皱襞及耳前部。皮损为潮红、糜烂、渗液、结痂及裂隙，耳根裂开，如刀割之状，痒而不痛，多对称发生。

（3）乳房部湿疹 主要发生于女性，表现为皮肤潮红、糜烂、渗液，上覆以鳞屑或结黄色痂皮。自觉瘙痒，或有皲裂而引起的疼痛。

（4）手部湿疹 皮损形态多种，可为潮红、糜烂、渗液、结痂、脱屑。反复发作，可致皮肤粗糙肥厚。冬季皲裂而疼痛。发于手背者，多呈钱币状。发于手掌者，皮损边缘欠清。

（5）小腿部湿疹 皮损发于小腿内外侧下三分之一，呈局限性或弥漫性分布。局部暗红斑，表面潮湿、糜烂、渗液，或干燥、结痂、脱屑、皮肤肥厚粗糙、青筋暴露、色素沉着或减退等。病程迁延，反复发作。

（6）阴囊湿疹 发于阴囊，可延及肛周，少数累及阴茎。急性期潮红、肿胀、糜烂、渗出、结痂。慢性期则皮肤肥厚粗糙，皱纹加深，色素沉着，有少量鳞屑，病程较长，常数月数年不愈。

（7）钱币状湿疹 发生于冬季，高发于中老年男性，手背、四肢伸侧及背部多见，呈散在分布的硬币大小的圆形损害，可见丘疹、水疱、轻度糜烂、渗出、结痂等急性或亚急性临床表现，瘙痒剧烈。转为慢性后，局部皮肤肥厚，色素沉着，上覆干燥鳞屑。可迁延数年。

（二）其他表现

急性湿疹瘙痒剧烈伴灼热感甚至疼痛，呈间歇性或阵发性发作，夜间加剧，病程长短不一，于数周后皮损逐渐减轻趋于消退，有复发倾向。亚急性湿疹瘙痒或轻或重，一般无全身不适。慢性湿疹瘙痒剧烈，尤以夜间、情绪紧张、食辛辣鱼腥动风之品时为甚。若发生在掌跖、关节等处，活动受限，并因皲裂而引起疼痛。病程较长，可迁延数月至数年不等，或经久不愈。

（三）美学分析

发生于颜面部的急性湿疹，局部出现丘疹、水疱、渗液、结痂等皮肤损害，与面部正常皮肤形成较大反差，严重影响外观美及容貌美。因其反复发作，持续时间长，慢性湿疹会出现皮肤肥厚、粗糙、脱屑、色素沉着、苔藓样变等，给患者带来严重的美容心理障碍。

（四）相关检查

1. 组织病理检查　急性湿疹为表皮细胞间和细胞内水肿、海绵形成和水疱。有移入的单核细胞及淋巴细胞。真皮浅层毛细血管扩张，周围有淋巴细胞，少许中性粒细胞及嗜碱性细胞浸润。亚急性湿疹除有表皮内海绵形成和水肿外，还有程度不等的角化不全和棘层肥厚。慢性湿疹表皮角化过度、角化不全，棘层肥厚明显，表皮突显著延长，真皮浅层毛细血管壁增厚，管周有淋巴细胞为主的炎细胞浸润。

2. 斑贴试验　查找致敏物。

3. 实验室检查　必要时做细菌学、真菌学、免疫学检查，以辅助鉴别。

（五）病症鉴别

1. 接触性皮炎　有明确接触史，皮损形态大小与接触物形态相符。脱离接触物，快速好转。

2. 神经性皮炎　慢性湿疹和神经性皮炎两者均可出现苔藓样变及剧烈瘙痒，神经性皮炎好发于颈项、四肢伸侧及骶尾部，初起瘙痒症状明显，后出现多角形扁平丘疹，融合成片，典型损害为苔藓样变。病程慢性，皮损边界清楚，无糜烂渗出史。

3. 脂溢性皮炎　头部湿疹和耳部湿疹与脂溢性皮炎部位相似。脂溢性皮炎发于皮脂溢出部位，青春期多发，皮损为局部红黄色斑片，覆有油腻性鳞屑，伴脂溢性脱发。

4. 癣　需与钱币状湿疹、阴囊湿疹、手部湿疹相鉴别。必要时做真菌检查。

【治疗指导】

（一）西医治疗

1. 全身用药

（1）抗组胺药　赛庚啶 2mg，每日 3 次，口服，咪唑斯汀 10mg，每日 1 次，口服，或氯雷他定 10mg，每日 1 次，口服。必要时两种配合或交替使用。

（2）非特异性抗敏　10% 葡萄糖酸钙 10mL 或 10% 硫代硫酸钠 10mL 加 5%～10% 葡萄糖 20mL、维生素 C 1.0g～2.0g，静脉注射，每日 1 次。

（3）糖皮质激素　对病情严重、治疗不佳者，可短期服用。泼尼松每日 20～40mg

口服，必要时静脉滴注。见效后酌情逐渐减量，以防长期使用激素引起的不良反应。

（4）抗生素 如合并感染，应加用相应的抗生素。

（5）免疫抑制剂 如环孢菌素、环磷酰胺或硫唑嘌呤，适用于其他治疗无效的严重病例。

2. 局部治疗 根据皮损特点选用具有清洁、止痒、抗菌、消炎、收敛等作用的剂型。

（1）急性湿疹 无渗出者，可用炉甘石洗剂外搽。渗出明显者可用3%硼酸溶液、0.1%依沙吖啶溶液、生理盐水冷湿敷，每次30分钟，每日3~5次。湿敷间期可用氧化锌油剂外涂。

（2）亚急性湿疹 可选用油剂、霜剂、糊剂，如氧化锌油、氧化锌糊、5%糠馏油糊，糖皮质激素霜剂配合焦油类制剂疗效较好。

（3）慢性湿疹 常用软膏、霜剂或硬膏剂。如糖皮质激素制剂，糠馏油、黑豆馏油等。局部肥厚的皮损可用糖皮质激素做局部皮内注射。

（二）中医治疗

1. 内治法

（1）热重于湿证 适于急性湿疹。清热利湿，凉血解毒，龙胆泻肝汤加减。

（2）湿重于热证 适于急性或亚急性湿疹。利湿解毒佐以清热，萆薢渗湿汤加减。

（3）风热证 适于急性或及亚急性湿疹。疏风清热利湿，消风散加减。

（4）血虚风燥证 适于慢性湿疹。养血润肤、祛风止痒，当归饮子加减。

（5）脾虚证 适于发育差、羸弱小儿湿疹或脾胃虚弱的成人慢性湿疹。健脾化湿导滞，除湿胃苓汤加减。

（6）肝肾亏损证 适于慢性湿疹。调补肝肾，清热利湿，六味地黄汤加减。

2. 外治法

（1）渗出、糜烂者，单味地榆或马齿苋煎汤、10%黄柏溶液、三黄洗剂等外洗并冷湿敷。每日2次。

（2）红斑、丘疹、瘙痒者，三黄洗剂外搽或用黄柏六一散外扑。

（3）肥厚、苔藓样变、瘙痒为主者，可选用各种软膏剂、乳剂，如外用皮炎外洗Ⅱ号，再用黄连皮炎膏、青黛膏、5%~10%硫软膏等外搽患处。

3. 其他疗法

（1）针刺疗法 辨证取穴。急性者，大椎、曲池、合谷等，湿盛配中脘、三阴交，热盛配大敦穴点刺放血，阴囊湿疹配中极。慢性血虚风燥者，曲池、血海、膈俞、风市等。

（2）耳针疗法 耳轮刺血，每日1次，5次为一疗程，疗程间隔1周。

（3）水针疗法 取双侧足三里、曲池穴，每穴注射维生素 B_{12} 0.1mL，每日1次，10次为一疗程，疗程间隔5~7天。

（4）艾灸疗法 曲池、血海、环跳、合谷、百会、大椎等，艾条灸，以有温热感为度。

（5）药膳食疗　白菜根、紫背浮萍、金银花等煎汁饮用。

【美容指导】

停用一切可疑致敏的护肤品，头面部湿疹忌烫头、染发，每天生理盐水或凉白开水洁面，不宜使用清洁类产品。手部湿疹注意不要直接接触刺激性强的物品，比如肥皂、洗衣粉等，可戴手套操作。急性湿疹建议到正规医院皮肤科进行治疗。慢性湿疹，可在美容院由美容师或技师采用超声波导入、按摩、面膜贴敷、中药塌渍等进行专业调治。

【预防指导】

1. 积极寻找病因，避免接触过敏原。忌食辛辣刺激、腥膻发物。

2. 注意皮肤卫生，避免热水烫洗、肥皂洗涤、摩擦搔抓等。

3. 保证睡眠，积极锻炼，增强体质，对湿疹可起到预防作用。

4. 避免精神过度紧张。有些患者因压力与情绪等因素，也可诱发皮肤湿疹。因此一定要保持乐观情绪，坚定能治愈的信心，积极配合治疗。

复习思考题

（一）简答题

1. 简述接触性皮炎与急性湿疹的鉴别要点。

2. 简述慢性湿疹与神经性皮炎的鉴别要点。

3. 简述荨麻疹的预防指导原则。

4. 试述固定型药疹的皮损特点。

扫一扫，知答案

（二）案例分析

李某，女，40岁，主诉"全身泛发皮疹伴渗出瘙痒5天"。自诉5天前无明显诱因，左前臂伸侧出现小红疹，瘙痒明显，抓后皮疹增多，范围扩大，伴有流水。3天后皮疹突然泛发全身，灼热瘙痒，心烦急躁，口渴喜冷饮，夜寐不安。查见左前臂伸侧有银元大糜烂面，渗液不止，部分结黄痂，边缘红晕。双颊、颈项、躯干、双上肢散见点片状红斑，上有簇集丘疹及水疱，并有较多抓痕。舌红，苔薄黄腻，脉弦滑数。

1. 请给出初步的美容诊断（西医诊断、中医诊断）。

2. 请给出治疗指导、美容指导和预防指导方案。

扫一扫，知答案

第十五章　皮肤感染 ▷▷▷

皮肤是人体第一道屏障，寄居着数量和菌种相对稳定的正常菌群。当皮肤菌群异常增殖或直接受到病原体侵犯时，即发生感染，出现一系列炎症反应。皮肤感染常见的有病毒感染、真菌感染和球菌感染。病毒感染种类多，发病率较高，真菌感染以浅部真菌病多见。球菌感染以链球菌多见。

第一节　病毒感染

病毒感染是指皮肤黏膜受到某些病毒感染而出现的传播性炎症性损害。致病病毒以DNA病毒为主，少数为RNA病毒。除直接感染引起皮肤损害外，还可因病毒的抗原性作用而导致皮肤黏膜变态反应。病毒通过其复制繁殖，引起宿主细胞代谢紊乱而产生各种皮损。其类型不同，皮损各异。如疱疹型，由疱疹病毒引起，皮疹以水疱或疱疹为主，急性经过，有自愈性。常见的有带状疱疹、单纯疱疹。新生物型，多由乳头多瘤空泡病毒引起，皮疹以乳头瘤状或疣状增生为主，有自限性，病程慢性。常见的有寻常疣、扁平疣等各种疣病。红斑发疹型，多由RNA病毒引起，皮疹以红斑或斑丘疹为主，急性经过，传染性强，有自愈性，常见的有麻疹、风疹等。本节重点介绍带状疱疹、单纯疱疹及疣。

一、疱疹病毒感染

带状疱疹

【概述】

带状疱疹是由水痘-带状疱疹病毒感染引起的急性疱疹性皮肤病。因皮损为沿一侧脑神经或脊神经的感觉神经呈带状分布的成群密集性小水疱而得名。皮肤红斑，水疱累累如串珠，因缠腰而发者较多，中医学称之为"蛇串疮""缠腰火丹""串腰龙"等。

水痘-带状疱疹病毒具有亲神经性，易于潜伏在脊髓后根神经节或颅神经的感觉神经节内。儿童或免疫力较低人群初次感染时，可出现水痘或呈无症状隐性感染状态，成为带病毒者。当感冒、过度劳累、经期、肿瘤、放疗或外伤时，宿主细胞免疫功能减退，潜伏于神经节内的病毒被激活活化，即引起该神经支配的皮肤节段性疱疹及神经痛。多数可获得终身免疫，愈后极少复发。

中医学认为湿热邪气致病为主，分为肝经湿热证、脾虚湿蕴证和气滞血瘀证。

【美容诊断】

(一) 损美表现

本病多发于春秋季节，成年患者居多，常有水痘病史。部位以胸、腰、背神经分布区多见，面部三叉神经、颈部、四肢也可受累，发于身体一侧，不超过身体正中线。常有局部皮肤感觉过敏，灼热刺痛，或轻度发热、全身不适等前驱症状，随之出现红色斑丘疹，簇集成群的水疱，聚集一处或数处，排列成带状。疱群之间皮肤正常。疱周绕以红晕，疱液透明，疱壁紧张发亮，后破裂、糜烂、干燥、结痂。

(二) 其他表现

典型皮损出现之前，常有轻度发热、全身不适、食欲不振等前驱症状，伴随皮疹出现针刺样神经痛，疼痛沿受累神经支配区域放射，年老体弱者疼痛剧烈，常持续数月。皮损附近淋巴结肿痛。

当三叉神经第一分支区域受累时，可发生带状疱疹面瘫综合征。在患侧额部、鼻内侧、颧部、眶周出现弥漫性水肿性红斑、水疱，疼痛剧烈。可累及角膜，引起溃疡性角膜炎，可因瘢痕形成而失明。严重者可发生全眼球炎、脑炎，甚至死亡。

当面神经及听神经受累时，可产生 Ramsay Hunt 综合征，表现为耳和乳突深部疼痛、同侧面瘫、耳郭及外耳道疱疹，伴眩晕、恶心、呕吐、眼球震颤、听力障碍等。

当病毒侵犯中枢神经系统时，可发生带状疱疹性脑膜炎，表现为头痛、呕吐、惊厥或进行性感觉障碍，尚可有共济失调及其他小脑病变的症状。

病程 2 周左右，严重者可迁延日久，一般不超过 1 个月。愈后可获终生免疫，一般不再复发。

(三) 美学分析

带状疱疹发生在面部时，损害容貌的对称美、和谐美，影响感情的表达、视觉功能、语言和咀嚼吞咽，严重破坏视觉审美，产生自卑和焦虑的心理，严重影响生活质量。

(四) 相关检查

1. 细胞学检查　取病损基底处细胞涂片，染色，找出多核巨细胞及多核巨细胞核内嗜酸包涵体。

2. 疱疹病毒检查　找到多核细胞内病毒包涵体。

(五) 病症鉴别

单纯疱疹　单纯疱疹病原体为人类单纯疱疹病毒。好发于口周、唇缘、眼睑旁、外生殖器等皮肤黏膜交界处，皮损为簇集性水疱，易反复发作。

【治疗指导】

（一）西医治疗

1. 全身用药

（1）抗病毒药　阿昔洛韦、泛昔洛韦、阿比多尔、聚肌胞、干扰素等。

（2）止痛剂　疼痛明显或疱疹后遗神经痛者，吲哚美辛、布洛芬、盐酸多塞平、加巴喷丁、普瑞巴林等。

（3）维生素类药　B族维生素如维生素 B_{12}、维生素 B_1 等，以营养神经。

（4）皮质类固醇激素　用于重症患者，在 3~5 天内病变早期应用，如泼尼松口服，减轻炎症及疼痛，预防后遗神经痛。

（5）免疫调节剂　转移因子、丙种球蛋白等，可缩短疗程。

2. 局部治疗

（1）初起　2%龙胆紫溶液，炉甘石洗剂，3%无环鸟苷霜外涂。

（2）糜烂　3%硼酸液，0.1%雷佛奴尔溶液湿敷。

（3）继发感染　0.5%新霉素软膏、四环素软膏等外涂。

（4）眼部带状疱疹　0.1%~0.5%疱疹净眼药水滴眼。

（5）神经痛　1%达罗宁、5%苯唑卡因或利多卡因软膏止痛。亦可用氦氖激光、周林频谱仪局部照射止痛。

（二）中医治疗

1. 内治法

（1）肝经湿热证　清肝泻火，利湿解毒，龙胆泻肝汤加减。

（2）脾虚湿蕴证　健脾利湿，除湿胃苓汤加减。

（3）气滞血瘀证　理气活血止痛，桃红四物汤加减。

2. 外治法

（1）初起时可用玉露膏、青黛膏外涂，或雄黄粉与75%酒精搅匀后外搽。

（2）六神丸、季德胜蛇药各 1 支，溶于 50mL 食醋中，涂于患处。

3. 其他疗法

（1）针刺疗法　循经取穴，如皮疹在胸胁部，可取内关、足三里、支沟、阳陵泉作为主穴，局部取穴为阿是穴，以消炎止痛。也可围针平刺，与皮肤呈30°进针，距离患处 2~4cm 处皮下平针。

（2）刺络拔罐　大椎穴三棱针点刺，拔罐放血。

（3）药膳食疗　鱼腥草鲜品、马齿苋榨汁或双花茶饮。

【美容指导】

带状疱疹渗出期不提倡洗浴，要防止疮面继发感染，以免留下瘢痕。皮损发生于面部时，周围可温水清洗，避免热水烫洗。皮损处不宜搔抓。停止面部美容手法操作。若病情严重则需要到医院皮肤科或医疗美容机构诊治。

【预防指导】

1. 保持局部干燥、清洁。
2. 忌食辛辣腥膻发物。
3. 保证睡眠，调畅情志。
4. 避免与儿童、孕妇接触，预防传染。

单纯疱疹

【概述】

单纯疱疹是由人类单纯疱疹病毒感染所引起的炎症性损害，以皮肤黏膜交界处群集性小水疱为特征，有自限性，容易复发。一般发病几天后干燥结痂，痊愈后不留疤痕。中医学称之为"热疮"，又有称"火燎疮"。

人类单纯疱疹病毒（HSV）包括 HSV-Ⅰ和 HSV-Ⅱ两型，属于 DNA 病毒。人类是唯一自然宿主。Ⅰ型初发感染发生在儿童，通过接吻或公共餐具传播，主要侵犯腰以上的皮肤黏膜及脑部。Ⅱ型初发感染主要见于青年人和成年人，通过密切性接触传播，主要侵犯生殖器，并与妇女宫颈癌发生有一定关系。Ⅰ型和Ⅱ型都能产生原发和复发感染。中医学认为本病热邪为患，分为肺胃热盛证、湿热下注证、阴虚内热证。

【美容诊断】

（一）损美表现

本病可划分为原发型和复发型。原发型单纯疱疹是指带有病毒者初期感染，包括疱疹性龈口炎、生殖器疱疹、接种性单纯疱疹、新生儿单纯疱疹。复发型单纯疱疹是指几周或几年前病人曾获得潜伏或静止的感染，在某些诱发因素如高热、月经来潮、局部刺激等影响下疱疹复发。现仅就皮肤科多见的疱疹性龈口炎及复发型单纯疱疹做以下介绍。

1. 疱疹性龈口炎　　发于口唇、颊黏膜、上腭等处，可累及结膜、角膜。以原发型单纯疱疹多见，1~5 岁儿童好发。皮损表现为迅速发生的群集性的小水疱，破溃后呈糜烂和浅表溃疡，上覆有灰色膜，齿龈潮红肿胀，易出血，局部炎症明显。

2. 复发型单纯疱疹　　发于皮肤黏膜交界处，如口角、唇缘、眼睑旁、鼻孔、包皮、龟头、尿道、外阴部，多见于成年人。初起自觉局部皮肤灼热、瘙痒，随即出现大小不等簇集性水疱，疱液透明，周围绕以红晕，疱破后糜烂、结痂，1~2 周脱痂而愈。愈后无瘢痕。

（二）其他表现

疱疹性龈口炎，潜伏期 2~12 天，平均 6 天。可伴发热、倦怠、食欲不振、流涎、口臭等症状，伴局部浅表淋巴结肿大，疼痛明显。病程约 2 周。复发型单纯疱疹在原发感染以后，在某些诱因如劳累、月经来潮、急性传染病、局部刺激等影响下复发。面部疱疹可伴神经痛，常无全身症状。病程 7~10 天，易反复发作。

（三）美学分析

单纯疱疹好发于唇缘、眼睑、鼻孔，呈红斑、水疱、糜烂、结痂等多形性损害，影响视觉审美，使审美对象与审美主体产生了距离。口腔溃疡、灼痛，会影响语言交流，造成社交心理障碍。眼部单纯疱疹可引起树枝状角膜炎、角膜溃疡，预后若留有灰白色角膜云翳，既影响视力，也损坏容貌美。

（四）相关检查

1. 病毒学检查 病毒培养是诊断 HSV 感染的金标准。

2. 细胞学检查 皮损处刮片做细胞学检查（Tzanck 涂片），可见多核巨细胞和核内嗜酸性包涵体。

（五）病症鉴别

1. 固定性药疹 以发病原因和皮损表现不同为主要鉴别点。固定性药疹有明确用药史，表现为紫红色大疱，单纯疱疹为鲜红色斑及水疱。

2. 丘疹性荨麻疹 发病与节肢动物叮咬、食物及药物过敏有关，好发于躯干、臀部及四肢伸侧，皮损为风团样丘疹，顶端有小水疱，瘙痒明显。

【治疗指导】

（一）西医治疗

1. 全身用药 症状轻者，一般无须全身治疗。反复发作，症状较明显者可选用如下药物。

（1）抗病毒药 目前以核苷类抗疱疹病毒药疗效突出，对首次临床发作病例，可用阿昔洛韦、伐昔洛韦或泛昔洛韦。重症者静脉给药。可用阿糖腺苷静脉滴注。

（2）免疫制剂 早期适宜。如左旋咪唑、干扰素或丙种球蛋。

（3）抗生素 继发细菌感染时应加用抗生素。

2. 局部治疗

（1）抗病毒 3%阿昔洛韦软膏外涂。

（2）疱疹性牙龈口腔炎 1∶1000 新洁尔灭溶液、口腔含漱液含漱，以保持口腔清洁。

（3）疱疹性角膜炎 0.1%～0.5%疱疹净眼药水、0.1%碘苷滴眼液等。炎症严重者，可用0.1%利巴韦林滴眼液与0.01%倍他米松滴眼液交替使用。

（4）生殖器疱疹 用稀盐水坐浴或湿敷，辅以20%～40%氧化锌油外用。

（5）继发感染 0.5%新霉素软膏或2%龙胆紫溶液外涂。

（二）中医治疗

1. 内治法

（1）肺胃热盛证 疏风清热，辛夷清肺饮合竹叶石膏汤加减。

（2）湿热下注证　清热利湿，龙胆泻肝汤加减。

（3）阴虚内热证　滋阴清热，增液汤加减。

2. 外治法　金黄散蜂蜜调敷、黄连软膏外涂。疱疹性牙龈口腔炎可用金银花、连翘煎水含漱。

【美容指导】

皮损部位如有出血或糜烂，不提倡洗浴，防止继发感染。面部皮损时，不建议面部美容皮肤护理，尤其是按摩手法和仪器护理。若病情严重则需要到医院皮肤科或医疗美容机构诊治。

【预防指导】

1. 保持患部清洁，促使局部干燥结痂，防止继发感染。

2. 饮食宜清淡，忌食辛辣肥甘厚味、鱼腥发物及饮酒。

3. 生殖器疱疹的产妇，推荐剖宫产术，并预防新生儿感染。

4. 保持心情愉快，适度锻炼，保证充足睡眠。

二、疣病毒感染

【概述】

疣病毒感染是皮肤受到人类乳头瘤病毒（HPV）侵犯而致的以疣状赘生物为损害特征的一类感染性皮肤病，统称为"疣"。因皮损形态或部位不同，分为寻常疣、扁平疣、跖疣、丝状疣等，痘病毒中的传染性软疣病毒感染则引起传染性软疣。人群普遍易感疣病毒，好发于青少年，损害容貌和形象。不同类型疣的发病率随着年龄和性别不同而略有差异。中医学称本病为"疣目""千日疮""枯筋箭""扁瘊""鼠乳"等。

人类乳头瘤病毒（HPV）主要经过直接或间接接触传播，传染性软疣病毒多数通过直接接触传染，也可自身接种或间接传染，如互用毛巾浴巾、相互搓澡等。

病毒通过微小损伤进入皮肤或黏膜内，或通过病毒污染的器物经损伤皮肤而间接传染。寻常疣、扁平疣、跖疣、丝状疣等是由HPV所致，而传染性软疣是由痘病毒所致，长期使用免疫抑制剂、糖皮质激素类药及细胞免疫功能低下或缺陷者易致HPV的感染。HPV感染后潜伏期约1~8个月，平均3个月。

中医学认为本病是湿毒之邪，蕴结肌肤致病。

【美容诊断】

（一）损美表现

1. 寻常疣　俗称"刺瘊""瘊子"，多见于儿童和青少年。皮损好发于手足背、手指、足趾或甲周等处，也可见于头面部。初起为针尖大小的角质性丘疹，逐渐隆起增大至黄豆大，呈乳头瘤状增生，质地坚硬，表面粗糙不平或呈菜花状，呈灰褐、黄色或正常皮色。圆形、类圆形或多角形。初为单个，以后可因自身接种而多发。常因碰撞、搔抓、摩擦破伤而易出血。愈后不留痕迹。如皮损发于眼睑、颈、颏部，为细软的丝状突起，散在分布或密集成片，称为丝状疣。如发于头皮或趾间，疣体表面呈参差不齐的突起，称为指状疣。

2. 扁平疣 青少年多见，好发于颜面、手背及前臂，偶见于颈、腕及膝部。皮损为粟粒至黄豆大小的扁平光滑丘疹，呈圆形、椭圆形或不规则形，正常肤色或淡褐色，散在分布或密集成群，有的互相融合，偶可沿抓痕分布排列成串珠状。

3. 传染性软疣 好发于躯干、四肢及颈部、面部、阴囊、肛门，哺乳期婴幼儿头皮部也可受到传染。皮损为米粒至黄豆大小半球形丘疹，中央有脐凹，表面光滑，有蜡样光泽。挑破顶端可挤出白色乳酪样物质，称软疣小体，皮疹数目不定，散在分布或密集成群，但不相互融合。有轻度传染性。可自行消退。

(二) 其他表现

本病多无自觉症状，可伴轻微瘙痒，偶有压痛。可因搔抓、摩擦或外伤，出现同形反应、自身接种或继发感染。病程慢性，有自限性，易复发。寻常疣可在数周或数月后突然消失，如出现突然瘙痒、疣基底部红肿，损害突然变大，趋于不稳定状态等，是疣体消退的前兆。扁平疣可持续多年不愈。传染性软疣潜伏期约14~50天，病程一般6~9个月，也可持续数年。

(三) 美学分析

疣体出现在颜面、手足、头皮等暴露部位，甚至全身，高出于皮面，影响了人的整体美、容貌美。皮损呈淡褐色或褐黑色，与正常皮肤的颜色差异，破坏了皮肤光滑细腻的和谐美。本病具有一定的传染性，可能阻碍人之间的交往，对患者造成一定的心理压力。

(四) 相关检查

1. 组织病理学检查 可发现颗粒层、棘层上部细胞空泡化，电镜下可发现核内病毒颗粒，并可伴有角化过度、角化不全、棘层肥厚和乳头瘤样增生等变化。

2. 实验室检查 可进行病毒学检查，查找疣病毒。

(五) 病症鉴别

1. 色素痣 与寻常疣类似。色素痣为皮肤良性肿瘤，色素细胞集聚而成。好发于面、颈、背等部位，大多表面比较光滑，色黑或蓝，不易自发消退。疣病毒检查阴性。

2. 汗管瘤 皮损与扁平疣相似。汗管瘤是汗腺管错构瘤，好发于眼睑及眼周处，为皮色或褐色，直径1~2mm的蜡样外观的小丘疹，数个至百个以上，常不融合。

3. 睑黄疣 睑黄疣是代谢障碍性皮肤病，好发于眼睑内侧，为对称性黄白色隆起的斑块，中年肥胖人群多发。

【治疗指导】

（一）西医治疗

1. 全身用药

（1）抗病毒　聚肌胞、干扰素等口服。

（2）免疫疗法　转移因子、左旋咪唑口服或注射。

2. 局部治疗　为主要方法。

（1）物理疗法　CO_2 激光治疗、液氮冷冻治疗、刮匙刮除疣体等治法。液氮冷冻面部慎用。

（2）药物外用　0.1%～0.3%维A酸软膏、5%咪喹莫特乳膏或5%氟脲嘧啶软膏外用，局部可有轻度烧灼感，红肿，脱屑等。面部慎用。

（3）手术切除　用于寻常疣。消毒局麻，刀尖修割疣体周围，然后用止血钳钳住疣体中央，向外拉出疏松软芯，涂覆清洁杀菌剂，消毒包扎。

（4）挑刺法　用于传染性软疣。局部消毒后，用针头或三棱针挑破软疣顶端，挤出乳酪样物质，再以3%碘酊点涂患处，常1次即可痊愈。

（二）中医治疗

1. 内治法

（1）热毒蕴结证　疏肝清热解毒，马齿苋合剂。

（2）脾虚湿蕴证　健脾利湿，参苓白术散加减。

（3）肝郁痰凝证　疏肝活血，化痰软坚，治疣汤加减。

（4）血瘀证　疏肝活血散结，桃红四物汤加减。

2. 外治法

（1）鸦胆子捣碎，疣体消毒，刺破见血，将药少许涂于疣上，外用胶布固定，1周后拆开，即可脱落。用于寻常疣疣体较大单发者。

（2）苦参、板蓝根煎水取汁，洗搽患处，可用于扁平疣。

（3）各种疣均可选用板蓝根、马齿苋、木贼草、香附、苦参、大青叶、白鲜皮、红花等中药煎汤，先熏后洗，边洗边揉使之微红为度，每日2次，每次10～15分钟，可使皮疹脱落。

3. 其他疗法

（1）推刮法　用于寻常疣。用棉棒或刮匙外包棉花与皮肤呈30°，在疣根部均匀用力推疣，脱落后，压迫止血，纱布加压包扎，胶布固定。残留少许疣体，1周后可再推1次。

（2）火针或艾灸　艾绒烧疣或火针刺疣，结痂后，用镊子或小刀拨起，疣体即可脱落。面部慎用。

【美容指导】

注意清洁皮肤，洗脸水温适中，若皮损部位菜花状明显，或有破溃，建议清洁皮损周围皮肤，皮损部位涂抹外用药物。皮损处不宜搔抓、按摩。不宜外搽治疗效果不确定的药物、化妆品。可到专业医疗美容机构进行激光美容治疗、冷冻美容治疗、高频电美容治疗等。

【预防指导】

1. 注意隔离。对衣服、枕巾、浴巾及毛巾等消毒，以防间接传染。
2. 保护皮肤，避免外伤，避免搔抓、挤压。
3. 保持局部清洁，以免自身接种和继发感染。
4. 保持心情愉快，睡眠充足。

第二节 真菌感染和球菌感染

一、真菌感染

真菌感染是指由真菌侵犯人体皮肤、皮肤附属器或黏膜引起的皮肤损害，又称为"真菌病"。真菌是真核类生物，种类繁多，基本形态为菌丝和孢子。以腐生、寄生、共生或超寄生方式生存。绝大多数真菌不致病，少数真菌在一定条件下成为致病菌。温度22~36℃、湿度95%~100%、pH值5~6.5是真菌最适宜的生长条件。免疫功能低下者、长期反复应用广谱抗生素、糖皮质激素、免疫抑制剂和放射治疗者，都易使其乘机侵入机体而发病。真菌病分为浅部真菌病和深部真菌病。浅部真菌病是寄生或腐生于表皮角质、毛发、甲板的真菌所引起的皮肤感染，简称"癣"，常见的有体股癣、手足癣、花斑癣、甲真菌病等。深部真菌病侵犯内脏器官、骨骼及中枢神经系统，有的也累及皮肤黏膜，常见的有孢子丝菌病、放线菌病及隐球菌病等，念珠菌属则对皮肤、黏膜、指（趾）甲和内脏器官均可侵犯。本节着重介绍与皮肤美容关系密切的浅部真菌病手足癣、体股癣、花斑癣、甲真菌病。

手足癣

【概述】

手足癣是一种最常见的浅部真菌病。手癣为手掌、指间、指屈面、掌缘的皮肤癣菌或念珠菌感染，足癣是趾缝、足底和足跟的皮肤癣菌、念珠菌等感染。我国南方尤为常见，足癣多于手癣，夏季发病者多，且手、足癣可互相传染。手癣中医学称之为"鹅掌风"，足癣称之为"脚湿气"。

本病的病原菌主要是以红色毛癣菌为主，还有须癣毛癣菌、石膏样毛癣菌、絮状表皮癣菌等。病原菌广泛分布于周围环境中，遇到温暖、潮湿的环境能很快繁殖，故夏秋季多发。手癣多因足癣、体股癣、头癣等接触传染或蔓延而来。足癣是通过接触患者脚盆、拖鞋、脚巾、浴巾、浴盆等而感染。

中医学认为本病多由外受湿热之邪蕴结肌肤致病，分为湿热证和血虚风燥证。

【美容诊断】

（一）损美表现

1. 手癣　本病各年龄段皆可发病，成人多见。多发于单侧掌面、指间、指屈面、掌缘，可累及全部手掌甚至双侧手掌。皮损初起见针头大小透明水疱，散在或簇集，水疱破后干涸，干燥脱屑。四周继发疱疹，较严重者可延及手背与腕部。病久则皮肤皮纹增宽，失去光泽和弹性，常致手掌皮肤肥厚、皲裂、疼痛，屈伸不利，宛如鹅掌。皮损若侵及指甲，可引起甲癣。

2. 足癣　本病好发于成人，男女发病无区别，儿童少见。主要发生于趾缝、足底及足跟两侧。其特征为皮下水疱，趾间浸渍糜烂，渗流滋水，角化过度，脱屑，瘙痒等。分为水疱型、糜烂型和角化鳞屑型。水疱型多发于足底、趾缝及足趾两侧，成群或散在的光亮水疱，疱壁较厚，不易破裂。剥离疱壁可见蜂窝状基底及鲜红色糜烂面。干燥后形成环状角化。糜烂型好发于趾缝。皮肤潮湿，浸渍发白，白皮剥脱，见鲜红色基底。瘙痒剧烈，有特殊臭味。搔抓、摩擦后可致皮肤糜烂、渗液、继发感染形成溃疡。角化鳞屑型又称干性足癣。老年人多见，常由水疱型发展而来。局部脱屑，角质增厚，皮肤干燥、粗糙、皲裂，可向足背发展。

（二）其他表现

手癣瘙痒较轻。足癣瘙痒剧烈，有臭味。水疱型和糜烂型足癣常可继发小腿丹毒、红丝疗及附近淋巴结肿大等，鳞屑型冬季自愈。部分患者并发甲真菌病。病程缓慢，反复发作，夏重冬轻。

（三）美学分析

本病发于手掌和足部，皮肤干燥、脱屑、增厚，或者起水疱、渗出，使皮肤失去了原有的美观。破坏视觉、触觉和嗅觉审美。本病瘙痒、足癣等，成为很多患者的难言之隐，增加了患者的心理负担。

（四）相关检查

1. 真菌镜检　取鳞屑和新发水疱的疱壁，滴加 10% 氢氧化钾溶液后在显微镜下观察，可见真菌丝及孢子，方法简单，较易掌握。使用免疫荧光染色可提高检出率。

2. 真菌培养　沙氏琼脂上室温培养，2 周内可见皮肤癣菌菌落生长进行鉴定菌种。

（五）病症鉴别

1. 手部湿疹　以发病原因和皮损形态为主要鉴别点。手部湿疹发病与变态反应有关，皮损为丘疹、丘疱疹、水疱、渗出糜烂、脱屑等多形性损害，多对称分布，边界不清。真菌学检查阴性。

2. 接触性皮炎　有明确的毒物、刺激物、致敏物接触史。皮损分布与接触物形态大小一致。脱离接触物，症状可缓解。皮损为水肿型红斑，红色丘疹、水疱、大炮等，烧灼痒痛。斑贴试验阳性，真菌检查阴性。

【治疗指导】

(一) 西医治疗

1. 全身用药 全身用药主要用于皮损数目较多或久治不愈者。

（1）伊曲康唑 成人 100~200mg/d，餐后即服，连续服用 2~4 周。服药期间多食脂肪类食物，以促进药物的吸收。

（2）特比萘芬 250mg/d，连续口服 2~4 周。

（3）抗生素 继发感染者，酌情口服罗红霉素、头孢菌素等。

2. 局部治疗 皮损好转后，外用制剂还应继续使用 2 周以上，巩固疗效。

（1）水疱型 先用 3% 硼酸液或 0.1% 醋酸铅溶液或癣药水浸泡 15~30 分钟，再用抗真菌膏剂外涂。如特比萘芬软膏、酮康唑软膏、白肤唑乳剂、咪康唑软膏、益康唑软膏等。每日 2 次，连续 4 周以上。

（2）糜烂型 先用 3% 硼酸溶液、0.1% 利凡诺溶液外洗或湿敷，再撒足癣粉、1% 白肤唑粉。待皮肤干燥后改用上述抗真菌药膏并配合抗生素制剂。

（3）鳞屑型 复方苯甲酸软膏、水杨酸软膏等，每日 2~3 次，连用 4 周以上。有皲裂者，雄黄膏或 5%~10% 硫黄软膏外搽。必要时可局部封包，促其角质溶解和脱落。

（4）其他 渗出、感染化脓者，外用 1:2000 黄连素液或 1:8000 高锰酸钾液泡洗患处，或涂碘酊，外用复方雷佛奴尔软膏、新霉素软膏等控制感染后，再使用抗真菌剂。

(二) 中医治疗

1. 内治法

（1）湿热证 清热解毒利湿，萆薢渗湿汤合五味消毒饮加减。

（2）血燥证 养血润燥止痒，四物汤合治癣方加减。

2. 外治法

（1）马齿苋 20g、生地榆 20g、黄柏 15g、枯矾 10g，水煎后冷湿敷，每日 1 次，连用 7~10 日。适用于湿热证。

（2）复方土槿皮酊、百部酊外用。

【美容指导】

用中性清洁剂清洗手足，干燥脱屑者，可保湿润肤霜养护。注意保护手足和指（趾）甲，工作或家务时建议戴防护手套。避免汽油、油漆、酸碱类洗涤剂等化学物品的刺激。可到美容会所进行正常的面部皮肤护理，足癣患者不建议进行足底按摩等相关护理。

【预防指导】

1. 注意个人卫生，保持手足清洁干燥，鞋袜宜干爽透气。

2. 勿与他人共用洗脚盆、拖鞋、毛巾、浴巾等，以免交叉感染。患者用过的鞋袜、毛巾等应经煮沸或暴晒消毒。

3. 积极治疗其他部位的癣病如头癣、体癣等。及时治疗邻近甲部病变。

4. 忌食辛辣腥发食物，如生姜、芥末、酒类等。

体股癣

【概述】

体股癣是体癣和股癣的总称。体癣是指除头皮、掌跖、甲以外的光滑皮肤上的癣菌感染。股癣是外生殖器、腹股沟、肛周及臀部的癣菌感染。因其发生于大腿内侧、腹股沟、会阴等处，呈环形斑片，上有薄屑，中医学称之为"阴癣""圆癣""金钱癣"。二者常相伴而发，男性多见。

本病主要为絮状表皮癣菌、红色毛癣菌、石膏样毛癣菌、断发毛癣菌、白色念珠菌等感染引起，通过直接或间接接触传播，也可由自身感染（先患有手、足、甲癣等）而发生。夏秋季节多发，糖尿病、肥胖多汗、慢性消耗性疾病、长期应用糖皮质激素或免疫抑制剂者为易感人群。

中医学认为本病由起居不慎，湿热淫于肌肤所致。分为湿热证和血燥证。

【美容诊断】

（一）损美表现

1. 体癣　发于面部、躯干和四肢近端。初发损害为红色小丘疹、丘疱疹或小水疱，单个或多发，逐渐向外围扩张，边缘微隆起，形成点滴形、同心圆形、环形、多环形或肉芽肿等多形性损害。伴脱屑或色素沉着。

2. 股癣　发于腹股沟、臀部或肛周，单侧或双侧发生。基本损害与体癣相同，红斑为主，上覆薄屑。由于发生部位多汗、潮湿，透气性差，且易摩擦，皮损炎症明显，瘙痒显著，发展迅速。

（二）其他表现

自觉瘙痒。病久者因经常搔抓可引起局部湿疹样改变或继发细菌感染。体癣可发生于任何年龄，股癣以青壮年男性多见。可伴甲癣、手足癣或头癣。夏季发作或加重，冬季减轻或消退，病程慢性，反复难愈。

（三）美学分析

体股癣皮损广泛多形，瘙痒，具有传染性，尤其发于面部和隐私部位，既破坏了和谐美及容貌美，令人焦虑、烦躁、尴尬难言、痛苦不堪，造成沉重心理负担和社交障碍，影响生活、学习和工作。

（四）相关检查

1. 实验室检查　真菌培养或镜检。刮取皮损边缘鳞屑作真菌镜检，可找到真菌菌丝，即可确诊。

2. 组织病理学检查 可有角化过度，角化不全，棘层增厚。真皮乳头水肿，血管周围细胞浸润致皮突变平，有时见角层下或表皮内水疱形成。

（五）病症鉴别

1. 慢性湿疹 慢性湿疹属变态反应性皮肤病，一般由急性湿疹迁延而至，与饮食、生活环境、动物皮毛及各种化学物质诱发有关。对称发于手足、小腿、肘窝、乳房等部位，病程迁延，无明显季节性。真菌检查阴性。

2. 脂溢性皮炎 多见于青壮年男性，发于面部、前胸、后背等皮脂溢出部位，局部皮肤红黄色斑片，上覆油腻性鳞屑，瘙痒，无明显季节性，真菌镜检为阴性。

【治疗指导】

（一）西医治疗

1. 全身用药
（1）伊曲康唑 成人 200~400mg/d，疗程 1~2 周。
（2）特比萘芬 250mg/d，连续口服 1~2 周。

2. 局部治疗
（1）抗真菌剂 特比萘芬软膏、咪康唑霜、酮康唑霜、克霉唑霜，益康唑霜、联苯苄唑霜等外擦，每日 1~2 次，连续 2~4 周。皮疹完全消退后再连续使用 2 周，以避免复发。对婴幼儿和成人阴股部、面颈部等处不宜使用刺激性药物。
（2）角质软化剂 干燥鳞屑者，抗真菌剂配合维 A 酸凝胶、水杨酸软膏、硫黄软膏等。
（3）抗生素制剂 继发感染者，红霉素、莫匹罗星、夫西地酸软膏等。

（二）中医治疗

1. 内治法
（1）湿热证 清热燥湿止痒，皮癣汤合二妙丸加减或二妙丸。
（2）血燥证 养血祛风止痒，养血消风散加减或乌蛇止痒丸。

2. 外治法
（1）1 号癣药水、土槿皮酊、百部酊、三黄酊等外搽。
（2）花蕊石散外扑，适宜股癣潮湿多汗。
（3）中药熏洗，取白鲜皮、土茯苓、蛇床子、土荆皮等祛湿止痒类中药，水煎熏洗。

【美容指导】

居家对患处进行温水温和清洁，不宜揉搓。如果皮损发于面部，不宜化妆。不建议体股癣发病期到美容会所进行患处的皮肤护理，尤其是按摩，避免传染其他人和自身继发感染。提倡水浴疗法，用 2.5% 二硫化硒洗剂、2% 酮康唑洗剂清洗，保留 15~20 分钟后冲洗，每日1次。毛巾单独使用，煮沸消毒，水浴设备也应进行消毒。美容师要注意自身保护，避免被传染。

【预防指导】

1. 保持患处清洁，注意手部卫生，避免搔抓。患者内衣、裤袜、床单等暴晒煮沸，换洗消毒。避免接触患有癣病的猫狗等家宠。

2. 如伴发手足癣、甲癣等应同时治疗。

3. 夏季应保持皮肤干燥，可敷扑粉或通风。

4. 饮食营养丰富，忌食辛辣腥膻。适量运动，保证睡眠。

甲癣

【概述】

甲癣，即甲真菌病，是指由各种真菌引起的甲板或甲下组织感染的统称。主要表现为甲板肥厚，灰褐浑浊，酥脆变形，蛀空或甲缘破损，中医学称"鹅爪风"。

本病主要致病菌为皮肤癣菌如红色毛癣菌、紫色毛癣菌、断发毛癣菌、黄癣菌、石膏样毛癣菌等；其次是酵母念珠菌、马拉色菌、霉菌等，有时可见两种或两种以上真菌的混合感染。甲癣多发生于原有损伤或营养不良的甲上。皮肤真菌直接侵袭，产生侵袭性酶，分解角质蛋白，破坏正常组织，导致原发性甲感染。继发性甲感染多由手足癣或体股癣迁延而来。发病无性别特异性，但与年龄、生活环境、气候等有关。中医学责之于风、湿、热邪外袭。

【美容诊断】

（一）损美表现

成年人多发，多先有手足癣或体股癣，患病率随着年龄增长而增高。病变侵犯甲远侧端，自甲前缘、甲侧缘向内侵入蔓延。病甲失去光泽，逐渐增厚、变形、酥脆，呈灰白色或灰褐色，表面高低不平。可见甲前端被蛀空，与甲床分离使甲板向上翘。

（二）其他表现

本病一般无自觉症状，部分患者可并发甲沟炎，产生局部红肿热痛。病程缓慢，不及时治疗可迁延终生。有手足癣、体股癣病史。病程长，难于治愈。

（三）美学分析

甲癣可使甲形态改变，质地变厚，颜色变灰，与表面光滑，弧度优美、颜色粉红而富有光泽的健康甲形成鲜明对比，严重影响甲的美观，破坏形象美和气质美。尤其是在夏季，指甲和趾甲都属于暴露部位，给患者的生活和工作带来不便，造成一定的心理影响。

（四）相关检查

实验室检查 真菌镜检及培养可诊断。刮取病甲及甲下碎屑，镜检可见菌丝。

（五）病症鉴别

1. 银屑病 有银屑病病史，病因复杂。损害侵犯单个至全部甲板。病甲顶针样点状凹陷，不规则散在分布。真菌检查阴性。

2. 灰甲 是一种甲变色，多种原因引起，常有原发病。甲颜色呈灰黑色。不伴有周围皮肤的病变，不具有传染性，真菌检查阴性。

【治疗指导】

（一）西医治疗

1. 全身用药

（1）伊曲康唑 采用间歇冲击疗法，400mg/d，分2次口服，每月服药1周，停用3周，为1个疗程。指甲真菌病连服2个疗程。趾甲真菌病连用3~4个疗程。因伊曲康唑为高度脂溶性，餐后立即服药可达到最佳的吸收效果。

（2）特比萘芬 每晚250mg口服，指甲病变连服6周至3个月，趾甲病变应长于3个月。

2. 局部治疗

（1）祛除病甲 可用40%尿素软膏封包（手指甲用药1周，足趾甲用药2周）后，待甲板完全软化后，剔除病甲，并刮清基底。每日外涂1%酮康唑糊膏或1%白咪唑霜2次。

（2）冰醋酸浸泡 10%冰醋酸液浸泡病甲，每日1次，连续用药3~6个月以上。涂药前先用小刀将病甲刮薄，则疗效较好。涂30%冰醋酸等强刺激性药物时，注意保护甲周正常皮肤。

（二）中医治疗

中医以外治法为主，治以祛湿解毒杀虫。如荆芥、防风、五加皮、大枫子、皂角、明矾等，制成药液，浸泡患甲，30天一疗程，一般2~3疗程即可见疗效。

【美容指导】

本病具有传染性，患者毛巾、脸盆、脚盆等单独使用。注意保护手足和指（趾）甲，避免汽油、油漆、酸碱类洗涤剂等化学物品的刺激。用中性清洁剂清洗，工作或做家务时建议戴防护手套。患病期间不宜进行美甲、彩妆等。美容师要注意自身保护，避免被传染。

【预防指导】

1. 勤洗手脚，清洗后用干毛巾拭干。甲缝的污物要及时清除。

2. 鞋袜勤洗勤晒，轻便通气，不穿公用拖鞋。

3. 防止指（趾）甲碰撞、挤压等物理性伤害。

4. 饮食宜清淡，且营养均衡，适度运动，促进手足部位血液循环。

花斑癣

【概述】

花斑癣，又称"花斑糠疹""汗斑"，是由马拉色菌引起的皮肤浅表性真菌病。好发于青壮年男性。皮损以色素减退或加深的糠秕状脱屑斑为特征，颇似衣服污染汗液形成的色素斑。中医学称之为"紫白癜风"。

马拉色菌属又称糠秕孢子菌，为嗜脂性酵母，正常情况下寄生于皮肤表面。在某些条件下，会从孢子相转变为菌丝相，具有感染力，导致皮损形成。诱发因素包括全身或局部使用糖皮质激素、营养不良、免疫缺陷、各种慢性疾病、多脂、高温、出汗等，可能具有遗传易感性。该致病菌在体外能产生二羟酸，具有抑制酪氨酸酶和黑素细胞的细胞毒作用，干扰黑素形成，引起皮肤色素脱失。

【美容诊断】

（一）损美表现

本病好发于面颈、胸背、肩胛、腹部等皮脂腺丰富部位，也可累及会阴、臀部。皮损初起时，以毛孔为中心的点状斑疹，表面覆有细小糠秕状鳞屑，逐渐发展至甲盖大小，圆形或类圆形，继之相邻皮损融合成不规则大片状，边缘清楚。皮疹颜色可呈褐色、淡褐色、淡黄色、淡红色或灰白色，有时多种颜色混杂共存，状如花斑。婴幼儿和儿童患者，皮损常见于前额、面颈，为色素减退斑，类似白癜风。

（二）其他表现

本病一般无自觉症状，可伴微痒。病程缓慢，夏重冬轻，或入冬自愈，次夏又发。皮损颜色与肤色和日晒情况有关。肤色浅、日晒多者皮损多呈深色，肤色深、日晒少者，皮损多呈浅色。

（三）美学分析

本病皮损多发于皮脂腺较为丰富的部位，尤其夏季，面颈、肩背等暴露，糠秕状鳞屑和皮损病态颜色，破坏了皮肤光滑、细腻、肤色均匀的和谐美感，影响形象美和日常生活，造成一定的心理压力。

（四）相关检查

1. 实验室检查　刮取鳞屑真菌镜检。可见圆形或卵圆形孢子和短粗呈两头钝圆的腊肠形菌丝。或真菌培养，以辅助诊断。

2. 滤过紫外线灯检查　皮损呈黄色荧光。

（五）病症鉴别

1. 白癜风　发于任何部位。皮损为纯白色斑片，白斑中毛发亦白，边界清楚，边缘可有色素沉着，皮损表面无鳞屑。无痒感。真菌检查阴性。

2. 脂溢性皮炎 青壮年男性多发，见于头部、面部、前胸等皮脂溢出部位，局部皮肤红黄色斑片，上覆油腻性鳞屑，瘙痒，无明显季节性，真菌镜检为阴性。

【治疗指导】

（一）西医治疗

1. 全身用药 对于发病面积较大或局部用药疗效不佳者，配合全身用药。

（1）伊曲康唑 成人 200mg/d，餐后即服，连续口服 1 周。

（2）氟康唑 成人 50mg/d，顿服，连续口服 2 周。

（3）酮康唑 成人 200mg/d，顿服，连续口服 1~2 周

2. 局部治疗

（1）抗真菌制剂 咪唑类如克霉唑霜、咪康唑、益康唑、联苯苄唑等，丙烯胺类如特比萘芬、萘替芬、布替萘芬等。其他抗真菌剂如阿莫罗芬、环吡酮胺、利拉萘酯等外用，每日 2 次，连续使用 4~6 周。

（2）角质松解剂 如过氧化苯甲酰、水杨酸剥脱角质，可抑菌。

（3）其他 2%二硫化硒香波晚间应用，次晨清洗，治疗持续 1~6 周。2%酮康唑香波涂于皮肤上，3~5 分钟后清洗，持续 5~10 天。还可采用硫黄浴、明矾浴、焦油浴等沐浴疗法。色素减退者采取紫外线照射或日光浴。

（二）中医治疗

常用中药外治，10%土槿皮酊、癣药水、百部酊等外涂，或用土槿皮 50g、紫草30g，水煎 15 分钟，冷却后搽洗，每日 2 次。

【美容指导】

本病具有传染性，患者枕巾、毛巾、脸盆、脚盆等单独使用。皮肤保持清洁干燥，日常温水洗浴，避免使用酸碱刺激性洗护品，暂停化妆。不要到美容会所进行皮肤护理或按摩。提倡水浴疗法，用 2.5%二硫化硒洗剂、2%酮康唑洗剂清洗，清洁剂保留 15~20 分钟后冲洗，每日 1 次。患者毛巾单独使用，煮沸消毒，水浴设备也应进行消毒。美容师要注意自身保护，不受传染。有发病及复发迹象，应及早到医院进行治疗。

【预防指导】

1. 患者衣物要常洗换、暴晒，煮沸消毒，或用福尔马林熏蒸。

2. 防止出汗过度。出汗后要勤换内衣。夏季肥胖多汗者敷以扑粉。

3. 多食新鲜蔬菜和水果，忌食辛辣刺激和腥膻发物。

4. 保持心情愉快和充足睡眠。

二、球菌感染

球菌感染是指皮肤因化脓性葡萄球菌和链球菌感染所引起的炎症反应，简称"脓皮病"。为常见病、多发病。常见的脓皮病有脓疱疮、毛囊炎、疖、丹毒等。本节着重介绍毛囊炎。

毛囊炎

【概述】

毛囊炎是发生在毛囊浅部或深部的化脓性炎症，属于中医学"疖"的范畴。病原菌主要为金黄色葡萄球菌，也可是表皮葡萄球菌、链球菌等引起。卫生习惯不良、高温、多汗、搔抓、机体免疫功能下降、长期使用糖皮质激素等是引发毛囊炎的诱因。

中医学认为本病为感受暑毒或因五志化火，蕴阻肌肤所致，分为热毒证和阴虚证。

【美容诊断】

（一）损美表现

本病皮损好发于头部、颈部、胸背及臀部。基本损害是毛囊性丘疹或脓疱。初起为毛囊口小脓疱，中心有毛发穿过，逐渐形成脓性丘疱疹，周围有明显炎性红晕，破溃后结成黄痂，脓疱可吸收，脱痂而痊愈，不留瘢痕。可单个或多个，互不融合。发生于头皮的毛囊炎，愈后可留下点状瘢痕或永久性脱发，称为"秃发性毛囊炎"。发生于颈项部的毛囊炎，可形成疤痕增生，称"项部瘢痕疙瘩性毛囊炎"。

（二）其他表现

本病病情一般较轻，自觉疼痛或微痒，可出现局部淋巴结肿大。病程慢性，反复发作，可迁延数月。有的毛囊炎可发展成深在的毛囊感染如疖、痈等。

（三）美学分析

本病好发于头面部和颈部，皮疹颜色鲜红或化脓，明显影响美观，且由于本病多发于毛囊，很多患者化脓的皮损显得油腻，给人以不洁之感。如果形成瘢痕，会永久影响容貌，给患者造成心理压力。

（四）相关检查

1. 细菌学检查　取脓液涂片，革兰染色后镜检，也可留取标本做细菌培养。

2. 血常规检查　必要时检查血象，以辅助诊断。

（五）病症鉴别

痤疮　痤疮病原体为痤疮丙酸杆菌。面部、胸背多见。皮损为粉刺、丘疹、丘疱疹、结节、囊肿等多形性损害，伴有皮脂溢出，女性可伴有月经不调和月经前后皮疹增多加重。或可与毛囊炎伴发。实验室检查可找到病原菌。

【治疗指导】

（一）西医治疗

1. 全身用药　病情较重，有高热者可选用青霉素类、头孢类、大环内酯类抗生素，也可根据药敏试验选择抗生素。

2. 局部治疗 未成脓者可用 3% 碘酊、10% 鱼石脂软膏、1% 新霉素软膏、0.3% 环丙沙星软膏及莫匹罗星软膏等外用。已成脓者可切开排脓，而后用 0.1% 雷凡奴尔纱布引流或继续用抗生素软膏直至痊愈。

（二）中医治疗

1. 内治法

（1）热毒证 清热解毒，五味消毒饮加减。

（2）阴虚证 养阴清热解毒，两地汤加减。

2. 外治法 金黄膏外涂或金黄散调敷，每日 2~3 次。还可采用火针疗法。

【美容指导】

毛囊炎在急性炎症期间，皮损部位可用生理盐水清洗，非皮损部位清洗时水温适中，避免高温烫洗，选用中性香皂或洗面奶，不宜过多使用碱性肥皂，以免去除皮脂过多，降低皮肤对外界刺激的保护作用。头面部皮疹切忌挤压，以免发生颅内感染。面部发生炎症时，非皮损区涂抹少量润肤霜，切忌使用粉质护肤品和化妆品，以免堵塞毛孔，引起继发感染。非炎症期可到美容院进行养护，可选用金银花、野菊花、蒲公英、紫花地丁、天葵等适量煎水淋浴或洁面。毛囊炎早期可用局部热敷法，紫外线局部照射疗法等。病情较重或急性炎症期应到医院进行治疗。

【预防指导】

1. 保持皮肤清洁干燥，勤换衣、洗澡、修指甲。面部皮损不宜挤压。

2. 忌食辛辣厚味腥发之品，少饮酒。多食新鲜蔬菜及水果。

3. 祛除各种诱因，积极治疗原发感染，如糖尿病、慢性瘙痒性疾病。

4. 保持心情愉快，适度锻炼，增强抵抗力。

复习思考题

（一）简答题

1. 如何鉴别带状疱疹和单纯疱疹？

2. 简述寻常疣的美容诊断及局部治疗。

3. 简述甲癣的损美表现及西医治疗。

扫一扫，知答案

（二）案例分析

王某，女，28 岁，主诉"左侧胸胁部水泡，灼痛 1 周"。自诉 1 周前，无明显诱因轻度发热、左胸胁部皮肤感觉过敏，灼热刺痛，随之出现红色斑疹、水疱。查见左侧胸胁部皮肤簇集成群的水疱，排列成带状，疱周绕以红晕，疱液透明，疱壁紧张发亮，疱群之间皮肤正常，有散在水泡破溃、结痂。口干口苦，大便干。舌红苔黄腻，脉滑数。

扫一扫，知答案

1. 请给出初步的美容诊断（西医诊断、中医诊断）。

2. 请给出治疗指导、美容指导和预防指导方案。

第十六章 皮肤良性肿物 ▷▷▷

皮肤良性肿物是皮肤良性增生物的总称。其来源有鳞状上皮、毛囊、皮脂腺、汗腺、真皮结缔组织、血管、神经及皮下脂肪组织。良性肿物生长缓慢，边界清晰，分化好，多不发生转移，不易恶变，一般不影响健康。多因损容要求治疗。本章节介绍几种临床常见的损容性皮肤良性肿物，阐述肿物的病因、临床表现、生长特点、皮损危害以及临床治疗新方法。

第一节 皮脂腺痣

【概述】

皮脂腺痣是因先天局限性表皮发育障碍，皮脂腺增生为特征的器官样错构瘤，又称"器官样痣"。病名描述首见于 1895 年。皮损形成除了皮脂腺增生，表皮、真皮和皮肤附属器也参与其中，并有顶泌汗腺存在，提示皮脂腺痣是从原始上皮胚芽衍化而来。皮损好发于头皮，多于出生时或出生后不久开始出现，影响容貌美。皮脂腺痣组织病理变化分三个时期，婴幼儿期，可见皮脂腺发育不良，表皮轻度增生，原始上皮胚芽，分化不完全的毛囊结构。青春期，真皮内见到大量成熟或近乎成熟的皮脂腺，无皮脂腺导管。表皮呈疣状或乳头瘤样增生，毛囊小，可见充分发育的大汗腺。老年期，皮脂腺疣状增生，或呈肿瘤样增生。约 10%～15% 的病例发生基底细胞癌。中医学无确切记载。

【美容诊断】

（一）损美表现

皮损好发于头皮、额角、面部，尤其见于头皮，亦可见于躯干。多数为单发，少数可为多发。外观呈肤色或深褐色片状隆起，突出于皮肤表面，影响美观。婴幼儿期，皮损边界清楚，呈圆形、卵圆形或线状隆起小斑块，颜色淡黄色至灰棕色，有蜡样外观，表面平坦或呈细颗粒状。皮损表面无毛发生长。青春期，皮损呈局限性隆起的淡黄色斑块或条索状增生，厚度明显增加，表面有芝麻粒或小米粒大小的结节，互相融合而呈疣状，表面光滑呈蜡样光泽，质地坚硬。老年期，皮损疣状增生，污褐色，油腻感。

（二）其他表现

无明显的自觉症状。发病于出生时或出生后不久，至青春期损害增厚扩大，常伴有秃发。少数皮脂腺痣患者治疗不彻底病情反复可继发多种良恶性肿瘤，如汗腺肿瘤，甚至可发生转移，同时可伴有其他先天畸形。少数情况下，可伴发基底细胞癌、鳞状细胞癌、皮脂腺癌。

（三）美学分析

皮脂腺痣好发于皮脂腺较多的头面部，淡黄色或深褐色斑块，形成病理性雕刻度，破坏外在的形式美。常伴有秃发，破坏视觉审美。还可造成患者自卑、焦虑、抑郁等心理障碍，影响社交，甚至影响婚育。

（四）相关检查

组织病理学检查　以辅助诊断。切片显示皮脂腺组织增多，或伴有表皮、真皮或表皮附属器的发育异常等。

（五）病症鉴别

1. 疣状痣　均于婴幼儿时发病，损害常呈条索状增生，质地坚硬。疣状痣又称"线状表皮痣"，好发于躯干或肢端，排列于躯干一侧。出生时即呈疣状，皮损为淡黄色至棕黑色角化丘疹，逐渐扩大呈密集疣状斑块，触之较硬，表面粗糙，无蜡样光泽及油腻感。

2. 汗管瘤　均属于错构瘤，有坚实丘疹样改变。汗管瘤好发于青年女性，多发于眼周，皮损为皮色、淡黄色或褐色的扁平丘疹，无蜡样光泽及油腻感。

【治疗指导】

（一）西医治疗

应在青春期前进行治疗，且以局部治疗为主。可采用手术切除、电烧灼、激光等治疗方法。其中手术切除疗效最佳，电烧灼、激光治疗适合较小面积的病损，但有形成瘢痕的风险，且因治疗不彻底，术后可能导致复发或继发新生物。手术切除一般在青春期前进行。对于面积小的皮脂腺痣，可以采取一次性切除，直接拉拢缝合；对于面积较大的可以采取分次切除、皮瓣转移修复、皮肤软组织扩张器，或采取一次完全切除加植皮修复的方法。

（二）中医治疗

1. 内治法
（1）脾湿证　健脾益气，祛湿化痰，四君子汤合二陈汤加减。
（2）痰湿证　燥湿化痰，软坚散结，海藻玉壶汤加减。
2. 外治法　酒浸鲜慈姑外涂，每日3~5次，一般1~2月可见效。
【美容指导】
皮脂腺痣表面结节间隙间容易藏污纳垢，日常应注意皮损清洁，可选富含泡沫的爽肤类洗面奶清洗，不宜过分摩擦和搔抓刺激病损部位，以防加重病损。皮损部位切忌使用含油脂和粉质过多的化妆品。头面部皮损面积较小的皮脂腺痣可在具备专业资质的医疗美容机构采用电烧灼、激光等治疗。较大面积的皮脂腺痣建议到正规医院进行手术治疗。

【预防指导】

1. 沐浴、梳头时注意保护皮损。避免过度摩擦、搔抓，以免感染和增殖。

2. 如出现皮损快速增生，表面溃烂等现象，应及时就医，不可自行滥用药物，以免造成不良后果。

3. 饮食清淡，多吃新鲜蔬菜水果，少食肥腻、辛辣食物。

4. 注意卫生清洁，戒烟限酒，养成良好的生活习惯。

5. 正确认识病情，保持良好的心态，注意情绪调节。

第二节　皮脂腺囊肿

【概述】

皮脂腺囊肿，现称表皮样囊肿，是指因皮脂腺导管阻塞、排泄障碍、皮质淤积而成的潴留性囊肿。好发于青年人。主要病理改变为皮脂腺囊状上皮膨胀，内容物为白色凝乳状皮脂腺分泌物。中医学有"脂瘤"或"粉瘤"，与之相似。

【美容诊断】

（一）损美表现

本病好发于皮脂腺丰富的颜面部及头皮，前胸、后背等处。呈单个或多个柔软或稍坚实的球形肿物，大小不等，高出皮面，表面光滑，可以移动，无波动感。由于其深浅及内容物的不同，肿物的体积也会有很大差别。小的如豆粒大小，大的直径可达 7～8cm。囊肿位置较深时，表面皮肤颜色可能正常，较浅时可能为淡蓝色。增大过快时，皮表张力较大时，皮肤发亮。有时在囊肿表面可见皮脂腺开口受阻所致的小黑点，形如黑头粉刺；有时在皮肤表面有开口，挤压时可有少许白色粉状物或豆腐渣样内容物。

（二）其他表现

早期无自觉症状。囊肿缓慢增大后，易并发感染。可破裂引起明显地异物炎症反应，局部红肿、疼痛，或有恶臭内容物及脓液流出，最终形成皮肤窦道，经久不愈。罕见情况下表皮样囊肿内可发生恶性肿瘤如基底细胞癌、鳞状细胞癌和恶性黑素瘤。

（三）美学分析

皮脂腺囊肿好发于头皮和颜面部，隆起于皮肤，呈大小不等球形肿物，又易继发感染，导致皮肤红肿，甚至破溃。且手术切除后会在皮肤表面留有不同程度的疤痕，这些均形成病理性的雕刻度，破坏面部外在对称的形式美以及视觉审美，对心理健康也有一定影响。

（四）相关检查

1. 超声检查 必要时可行超声检查以了解囊肿性质，及其与周围组织的关系。

2. 组织病理学检查 术前一般不需要活检，术中可根据囊肿生长的位置、囊壁及囊内容物做初步的诊断，术后可送病理检查以确诊。

3. 实验室检查 全身多发性皮脂腺囊肿者，需排除代谢和内分泌相关疾病。

（五）病症鉴别

1. 脂肪瘤 脂肪瘤女性多见，好发于躯干、四肢等部位。病损为单个或多个局限皮下包块，也可呈分叶状或弥漫性，用手指沿肿物两侧相向推挤，皮肤表面可出现橘皮样症。生长缓慢，少有感染征象，预后良好。

2. 纤维瘤 纤维瘤是来源于纤维结缔组织的良性肿瘤，好发于肩、背、臀、下肢，可侵犯肌肉。病损皮色可正常，包块大小不一，球状，活动好，质韧如橡皮，瘤体生长缓慢，巨大瘤体可影响活动及压迫神经，

3. 皮样囊肿 皮样囊肿多见于婴儿，为直径1~4cm的皮下结节，好发于身体中线附近，如眼眶周围、鼻根、枕部及口底等处。不与皮肤粘连而与基底部组织粘连甚紧。囊内容物含有皮肤及皮肤附属器结构，如毛发、汗腺等。

【治疗指导】

（一）西医治疗

以手术治疗为首选。

1. 手术切除 适用于囊肿无继发感染者。手术时应在与囊肿粘连的皮肤部位做一梭形切口，将囊肿粘连的部分皮肤连同囊肿一并摘除。若基底与骨面紧贴，宜连同该骨膜一并切除。切口方向应顺皮纹方向切开，沿囊肿壁与周围组织小心剥离，将囊肿完整摘除。如已并发感染，应先控制感染，待炎症消退后再行手术。迅速增大的囊肿应考虑切除，并仔细审阅组织病理。

2. 切开引流 有脓肿形成者应做切开引流，并换药处理。切开引流的指征为皮肤表面出现红、肿、热、痛，有波动感，并呈搏动性跳痛。引流切口应在皮肤隆起的高点或皮肤最薄有感染迹象的位置，也可选在脓肿最低处，以便引流通畅。应顺颜面皮纹方向切开，并注意避开神经、血管、涎腺及其导管。引流建立后，每天冲洗换药。感染控制后，停止引流，促进切口愈合。

（二）中医治疗

中医以外治为主。红肿未溃者，可外用金黄膏；脓成则切开排脓，排脓后可配合外敷金黄膏直至炎症消退，再以中药黄连生肌纱条换药至切口愈合；溃后可先用七三丹以纱条蘸药塞入创口底部，待囊壁排出后，改用生肌散、白玉膏。

【美容指导】

注意皮肤清洁，特别是油性皮肤或痤疮患者，洗面奶可选用爽肤类，祛除油脂类较好的，一旦囊肿形成，在囊肿发生的部位，轻轻滑动。不能挤压，揉搓，以防刺激囊肿长大，造成感染。并建议到有资质的医疗美容机构或医院行手术切除术。禁忌在美容院给予所谓的排毒或局部贴敷等无原则的治疗

【预防指导】

1. 皮脂腺囊肿常发生在头面部等皮脂腺丰富的部位，且易合并感染，平时保持局部的清洁卫生，避免自行挤压，以防感染。

2. 注意饮食清淡，少吃辛辣、油腻食物，多吃富含维生素的新鲜蔬果。

3. 放松心情，调整心态，若局部红肿或化脓溃破，建议及早到医院治疗。

第三节 皮肤血管瘤

【概述】

皮肤血管瘤是先天性毛细血管增生扩张引起的良性肿瘤或血管畸形。好发于颜面部和颈部皮肤，发生在口腔颜面部的血管瘤约占全身血管瘤的60%。也可发生于其他任何部位，少数发生于颌骨内或深部组织。多数在出生后数天、数周出现红色斑点或斑丘疹样皮损，少数在儿童期或成人期发病。皮损随年龄而增大，到成年停止发展。血管瘤的形成原因尚未完全明了。一般认为，是在一定因素刺激下，中胚层残余的胚胎成血管细胞不断增生而形成。或由血管壁扩张的动脉与静脉直接吻合而形成血管畸形。最新的研究表明，血管瘤的血管内皮细胞形成与肿瘤发生过程中的新生血管形成机制有某种相似，血管瘤的内皮细胞形成与一种特定的微生态有关。经过对胎盘的研究发现，血管瘤的血管内皮细胞发生和形成与肿瘤新生血管的形成一致。而有关人类血管瘤与脉管畸形发生基因的研究揭示了人类9号染色体21条带区的基因表达异常是这类疾病发生的原因。

中医学称本病为"血瘤""赤疵""血痣"。最早记载于宋代《三因方》，明代《外科正宗》则说："血瘤者，微紫微红，软硬间杂，皮肤隐隐缠若红丝，擦破血流，禁之不止，治当养血凉血，抑火滋阴，安敛心神，调和血脉，芩连二母丸是也。"指出了本病的病因病机、证候和治法方药。

【美容诊断】

（一）损美表现

根据血管瘤在皮肤内的结构，一般可分为鲜红斑痣、草莓状血管瘤、海绵状血管瘤与混合型血管瘤四种类型。

1. 鲜红斑痣 又称毛细血管扩张痣或葡萄酒样痣，是扩张的毛细血管所组成的较扁平而很少隆起的斑块。常在出生时或出生后不久出现，发病率占新生儿中为0.3%～0.5%。部分患者为后天发病，诱因可能是外伤、口服避孕药及长期日晒等。好发于面

颈部及头皮，多为单侧，偶发于双侧，有时累及黏膜。皮疹为一片或数片大小不等的鲜红色或紫红色斑疹，边界清楚，一般不高出皮肤表面。指压时部分或完全褪色。随着血管逐渐扩张迂曲，皮损颜色加深、增厚，表面光滑，成年时有小结节样增生。

2. 草莓状血管瘤　又称单纯性血管瘤或毛细血管瘤，主要由毛细血管和小静脉错构形成，新生儿常见。女性患儿是男性的 3 倍。80% 的草莓状血管瘤单发而孤立。皮损部位以颜面、头颈及肩部为主，也可累及黏膜和其他软组织，如肝脏、胃肠道等器官。血管瘤颜色鲜红，外形各异，圆顶形、草莓状、斑块状或不规则状，高出皮面，边界清楚，压之不易褪色。生长速度快，1 岁内可长到最大限度，以后逐渐退化，70%～90% 患者在 5～7 岁可自行完全消退。

3. 海绵状血管瘤　在出生时或出生后数周出现。男女无明显差别，好发于头颈部、四肢及躯干部位的皮下。偶见于黏膜下，也可发生在肌肉、骨骼或内脏器官内。皮损为单个或多个大而不规则的结节状或分叶状柔软而有弹性的肿块。颜色紫红或深紫，表面光滑，边界不清，按压可缩小，去压可复原，状似海绵而得名。常在一年内逐渐增大，亦可能逐渐消退，但不能完全缓解。

4. 混合型血管瘤　在上述三型中，由两种以上类型的血管瘤同时存在，而以一型为主。

（二）其他表现

血管瘤无自觉症状。鲜红斑痣发生于面部者可累及口腔黏膜。婴儿时期生长快，以后进展缓慢，达到一定程度便不再扩大，终生不消退。常伴发其他血管畸形或青光眼。草莓状血管瘤指压不易褪色。较大的瘤体可损伤血管，继发感染或溃疡。海绵状血管瘤有向深部组织生长的趋势，体位移动试验阳性，即当低头时，肿瘤充血膨大，恢复正常位置后，肿块随之缩小，恢复原状。继发感染可引起红肿疼痛，甚至溃烂出血。发生于婴儿时可伴发血小板减少和紫癜，称为"kasabach-Merritt 综合征"，是一种消耗性凝血病。海绵状血管瘤危害较大。

（三）美学分析

面、颈部的血管瘤因呈现出的颜色与正常肤色有较大的差异，而有的血管瘤突出皮肤，高低不平，甚至出现破溃感染等，因治疗不当后期出血瘢痕，严重破坏了皮肤的外在形式美及皮肤的结构美，既影响人容貌美，又影响身心健康。

（四）相关检查

表浅血管瘤，须诊察血管瘤生长部位、颜色、形状等，做出诊断。深部血管瘤，可进行体位移动试验，结合 B 超或磁共振血管成像（MRI）来协助诊断。血管瘤一般不做活检，不盲目穿刺或探查，避免引起大出血。

（五）病症鉴别

1. 血管球瘤　血管球瘤是指、趾甲床及其附近的锐性疼痛性肿物，局部可有甲发育不良或畸形。而血管瘤无疼痛感。

2. 血管肉瘤　血管肉瘤极为罕见，肿瘤呈结节状，紫红色，浅表者易出血和破溃。血管瘤一般不出血，不易破溃。

【治疗指导】

由于血管瘤类型、发病年龄、发生部位的不同，治疗上有一定的差异。治疗时应全面考虑上述因素。目前常见的西医治疗以局部治疗为主，常用方法有手术切除、放射治疗、激光治疗、光动力、硬化剂注射、口服糖皮质激素等，一般多采用综合疗法。对婴幼儿的血管瘤因有自行消失的趋势，可考虑暂时观察。如生长迅速时，应及时给予干预，抑制增长速度，必要时手术切除。放射治疗效果尚不能肯定，且有留下疤痕、影响骨骼肌肉的发育、甚至有致癌的可能，已很少应用。另外，对某些大的混合型血管瘤的治疗问题尚未完全明确，也可结合中医治疗。

（一）西医治疗

1. 全身用药

（1）普萘洛尔　普萘洛尔是治疗婴幼儿血管瘤应用最广泛的药物，越早应用，其有效率越高。有关其治疗机制的研究也较多，主要包括血管收缩、肾素合成减少、抑制血管生成、诱导细胞分化、促进细胞凋亡等作用途径，其中 β 受体在该过程中起一定的作用。推荐剂量为 $1.5 \sim 2mg/kg \cdot d$，分 2 次服用，最大量小于 $2mg/kg \cdot d$。注意适应证，用药前应对患儿进行全面体检，用药 2 个月后复诊，评估不良反应及疗效。口服普萘洛尔治疗婴儿血管瘤无确切停药年龄限制，瘤体基本消退（临床及 B 超结果证实）时可考虑停药。

（2）糖皮质激素　如果血管瘤对糖皮质激素敏感，则疗效迅速而显著。适用于生长在眼睑、口唇、外耳、阴部等特殊部位以及皮损面积大的海绵状、草莓状及混合型血管瘤，严重影响美容者。一般给予口服泼尼松，总疗程 6~10 个月。用药期间，密切观察身高、体重、血压的影响。对于瘤体缩小到一定程度而不再消退者，选用其他疗法。

2. 局部治疗

（1）西药外用　可用普萘洛尔软膏、噻吗洛尔滴眼液、卡替洛尔滴眼液外涂瘤体表面，每天 2~4 次，持续用药 3~6 个月或直至瘤体消退。也可用皮质激素、平阳霉素、硬化剂、尿素、胶体磷酸铬或氟尿嘧啶（5-FU）等药物皮损内注射，如草莓状血管瘤。

（2）放射治疗　可用浅层 X 线照射、放射性核素 32P 或 90Sr 贴敷，如鲜红斑痣、草莓状血管瘤。

（3）激光治疗　近年来激光在皮肤血管瘤的治疗中取得了较好的疗效。氩离子激光、铜蒸汽激光、强脉冲光和可调 585nm 或 595nm 脉冲染料激光、激光光动力学疗法（又称"激光 PDT"）、Nd：YAG 激光和 CO_2 激光等，常用于浅表性婴儿血管瘤增殖期，以抑制瘤体增值。如蓝宝石激光治疗鲜红斑痣可获得满意效果。

（4）手术切除　如果血管瘤增长迅速，手术切除风险较高，如出血或损伤头颈部正常结构等。因此，只有瘤体危及生命或影响正常生理功能时才考虑手术治疗。

（二）中医治疗

1. 内治法

（1）心火亢盛证　清心泻火，凉血散瘀，芩连二母丸合泻心汤加减。

（2）肾阴虚证　滋阴降火，凉血化斑，凉血地黄汤合六味地黄丸加减。

（3）肝经火旺证　清肝凉血祛瘀，凉血地黄汤合丹栀逍遥散加减。

2. 火针疗法　用于直径小的毛细血管瘤，大小适宜且消毒的火针，在酒精灯上烧红针尖，快速直刺瘤体中央凹陷部位0.1~0.2cm，随即拔针，纱布加压。一般小者一次即愈，不留瘢痕，大者每次2~3针，每周2次。

【美容指导】

对于血管瘤部位的皮肤要注意日常清洁，禁忌过分摩擦和挤压刺激血管瘤部位。对于面部血管瘤的患者，洁肤时应使用柔和洁面乳，其pH值呈弱酸性，勿使用香皂等碱性较大的清洁用品，以免造成皮肤干燥脱屑。由于血管瘤部位的皮温略高，皮肤容易干燥，平时注意保湿护肤。对于面部鲜红斑痣，可用接近肤色的粉底液、遮瑕膏来遮盖，起到修饰化妆美容的效果。对于血管瘤的皮肤，不建议到美容院进行皮肤护理。

【预防指导】

1. 禁忌摩擦、挤压，避免损伤血管瘤，以防感染、出血。
2. 科学饮食。多吃高蛋白、多维生素、低动物脂肪、易消化的食物。
3. 保持良好的心情，戒烟限酒，养成良好的生活习惯。
4. 正确认识病情，及时就医，以免增大后引起畸形。

第四节　瘢痕疙瘩

【概述】

瘢痕疙瘩是因皮肤损伤后，结缔组织过度增生和透明变性所形成的肿块，隆起于皮肤，形状不一，色红质硬，严重影响皮肤美感。瘢痕疙瘩对于人类是一种独特的病理状态，存在于全世界所有人种。多见于非洲裔及西班牙裔，黄种人中亦不少见。多见于30岁以下皮肤张力强、代谢旺盛、激素分泌活跃的青壮年。男女性的发病率未见明显不同。因其向四周正常皮肤呈蟹足样浸润，中医学称为"蟹足肿""巨痕症""肉蜈蚣"等。

病理显示，瘢痕疙瘩主要由大量致密的较粗的并呈旋涡状不规则排列的胶原纤维束所构成。是由于皮肤损伤愈合过程中，胶原合成代谢机能持续处于亢进状态，导致胶原纤维过度增生，形成具有持续性强大增生力的瘢痕。瘢痕疙瘩的形成因素比较复杂，确切病因，尚待进一步研究。目前认为有全身性和局部性两类因素，全身性因素起主要作用。全身性因素呈现体质遗传和种族遗传的特点。对于特异性体质即瘢痕体质者，轻微外伤或炎症即可形成瘢痕疙瘩，与皮肤损伤的轻重程度无明显关系。对于种族遗传，瘢痕疙瘩形成与促黑色素细胞激素的异常代谢有关，深肤色较浅肤色人种的瘢痕疙瘩发生率高6~9倍。局部性因素包括各类原因引起的皮肤损伤如蚊虫叮咬、预防接种、打耳孔、文眉、针刺伤等。

中医学认为本病多因禀赋不足，又受金刃水火之伤，湿热搏结，血瘀毒滞肌肤而成。

【美容诊断】

（一）损美表现

皮损多见于成年人，好发于胸部、肩背、耳垂和四肢。初起为高出正常皮肤小而坚硬的红色丘疹，缓慢增大，持续增长，呈蟹足状向外伸展，形成圆形结节状、椭圆形条索状或不规则形的色红质硬的扁平隆起，边界清楚，表面光滑发亮，无毛发生长。

瘢痕疙瘩分为单部位单发、多部位单发、单部位多发及多部位多发四大类型。按大小分三类：小型瘢痕疙瘩，直径<2.0cm；中、大型瘢痕疙瘩，瘢痕长度为2.0~10.0cm，宽度<5.0cm；超大型瘢痕疙瘩，长度>10.0cm，宽度>5.0cm。

（二）其他表现

早期进行性皮损色红而有触痛，橡皮样硬度，表面常有毛细血管扩张。数周或数月后，皮损增厚变大，质地坚硬，可伴有痒痛、针刺样痛或紧缩感。静止期皮损，颜色浅淡，质地坚硬，自觉症状不明显。少数皮损达到一定程度后，变软、缩小、变平，最后变成萎缩性瘢痕。瘢痕发生于胸骨前症状典型。发生在关节部位或颈部的瘢痕疙瘩可以导致运动性功能障碍。发生于面部者，口眼活动受限，甚至造成颜面五官畸形。

（三）美学分析

瘢痕疙瘩高起正常皮肤，呈蟹足爪状生长，形成病理性雕刻度，破坏皮肤视觉与触觉审美。发生在面部，尤其是眼、耳、鼻、唇等周围皮肤瘢痕，不仅破坏了面部的自然和谐美、形象美，还可能引起五官畸形及功能障碍，不仅给患者带来生理上的痛苦，也会产生心理上的焦虑、自卑，甚至绝望。

（四）相关检查

无须特殊检查，术后病理可鉴别诊断。有瘢痕体质、特殊发病部位、皮肤损伤病史、超出原皮损、呈蟹足样向周围浸润生长等特点不难诊断，

（五）病症鉴别

1. 增生性瘢痕　隆起于正常皮肤表面，表面光滑发亮，呈红色坚硬的瘤状增生，有痒痛。无蟹足状生长，只局限于原发损伤范围以内，生长期平均持续3~6个月，可自动消退。周围正常组织不受侵犯。手术后很少复发。

2. 纤维瘤　纤维瘤发病原因无外伤史。损害初期为针头至绿豆大小，呈半球形。

组织病理显示肿瘤为成纤维细胞与幼稚和成熟的胶原纤维组成，血管增生。

3. 纤维肉瘤　是原发于皮肤纤维组织的一种局限性低度恶性肿瘤。紫红色圆形或分叶状皮损，以疼痛为主要症状并有局部皮肤麻木感。发展缓慢，起源于皮肤，可扩展至皮下组织。

【治疗指导】

瘢痕疙瘩属于良性皮肤纤维化疾病，需要根据患者年龄，瘢痕疙瘩的性质、大小、解剖部位和分布情况，以及是否存在感染灶和影响功能等进行综合考虑，建立治疗方案。

（一）西医治疗

西医以局部治疗为主。

1. 瘢痕注射

（1）瘢痕内激素封闭注射　糖皮质激素注射是瘢痕疙瘩非手术治疗的常用方法。目前常用合成皮脂类固醇药物如曲安奈德、得宝松等。为减轻注射疼痛及不适感，增强效果，可加入适量的 2% 利多卡因和 1500u 透明质酸酶。儿童用量，1～5 岁，最大剂量 20mg；6～10 岁，最大剂量 40mg。注射时要注意将药物注入瘢痕疙瘩的实体内，严禁注入皮下或周围正常组织中，以避免引起组织萎缩。注射次数和频率根据瘢痕的严重程度而定。每次注射需间隔 2～3 周，以预防治疗后复发。

（2）抗肿瘤化学药物注射　2014 年，国际指南正式推荐 5-FU 注射治疗瘢痕疙瘩。2018 年，中国整形美容协会瘢痕医学分会常务委员会专家组推出《中国瘢痕疙瘩临床治疗推荐指南》，推荐瘢痕疙瘩治疗的注射药物配制方案。①5-FU0.6mL+2% 利多卡因 5.0mL。②5-FU0.6mL+2% 利多卡因 1.0mL+曲安奈德 5.0mL。③5-FU0.1mL+2% 利多卡因 0.5mL+得宝松 1.0mL。

2. 手术治疗　早期手术治疗是中大型瘢痕疙瘩治疗的首选治疗方法。中、大型瘢痕疙瘩手术切除后可以直接拉拢缝合。超大型瘢痕疙瘩切除后无法直接缝合，需要植皮或皮瓣转移闭合创面。

3. 放射治疗　瘢痕疙瘩具有侵袭正常组织、药物耐药性和治疗后高复发率等肿瘤类疾病的特征，目前多主张手术切除后联合 X 线治疗。一般常用浅层 X 线放射治疗，费用低，操作简单易行，可达到预防复发的目的，便于基层单位开展工作。推荐低能量电子线（6-7MeV）和低能量 X 线作为主要的 2 种放射源。单纯瘢痕疙瘩切除术后直接缝合或采用邻近带蒂皮瓣修复者，在术后 24 小时内给予放射治疗，最迟不能超过 48 小时。超大型瘢痕疙瘩切除术后植皮修复者，可在术前一天行放射治疗，在皮瓣成活后（术后第 7 天）行第二次放射治疗。超大型瘢痕疙瘩切除及游离皮瓣修复者，待皮瓣稳定后，在避免皮瓣危象的基础上再实施放射治疗。

4. 激光治疗　适用于面积小的局限的瘢痕疙瘩，并且需配合药物注射法或放射疗法同时进行，单纯应用激光治疗瘢痕疙瘩疗效欠佳，且易复发。铒激光、点阵 CO_2 激光可对疤痕进行汽化、打磨。585nm 染料激光在抑制或减少瘢痕疙瘩供血或充血方面有重要的作用。

5. 硅酮凝胶加压疗法 硅酮凝胶在预防和治疗瘢痕疙瘩中具有明确的作用，主要用于手术治疗、药物注射及放射治疗后，以避免复发。须尽早使用，每天持续 20~24 小时。如果能配合加压包扎，效果良好。压力维持在 25~40mmHg，持续时间不少于 1 年，或者至少至皮损炎症性红斑外观消退。

（二）中医治疗

1. 内治法

（1）瘀毒阻络证 解毒散结，活血通络，解毒通络饮加减。

（2）气虚血瘀证 益气活血，软坚散结，复元活血汤加减。

2. 外治法 可选鸦胆子膏、瘢痕软化膏等外涂患处。

【美容指导】

平时注意减少创伤，避免对创口刺激。如果有粉刺、痤疮避免自己挤压，以免形成瘢痕。洗面奶可选用温和氨基酸类，能够很好地去除面部油垢，洁肤时不能用力揉搓，以防刺激疤痕增生。在进行打耳孔、文眉、文眼线、文唇线等创伤性的美容治疗时，应选择正规医疗美容机构，以免非专业人员不正当操作导致瘢痕增生，造成不良后果。

【预防指导】

1. 及早干预，实施预防。对于瘢痕体质者，尤其注意。皮肤外伤、炎症或打耳孔、文饰等美容术后，应尽早抑制疤痕纤维增生，去除各种造成疤痕增生的因素，减少疤痕疙瘩纤维化。

2. 注意饮食。在皮肤损伤期间，饮食宜清淡，多吃水果蔬菜类食物，尽量少吃油腻、辛辣食物和甜食，降低油脂分泌，防止皮肤感染。

3. 起居要有规律，减少运动，睡眠应充足，戒除烟酒，减少对疤痕疙瘩刺激。

4. 正确认识疤痕疙瘩对人的影响，心情保持舒畅，积极配合医生给予合理的治疗，保持治疗周期足够，以免反复加重。

第五节　脂溢性角化病

【概述】

脂溢性角化病亦称"脂溢性疣""老年疣""老年斑"等，是因角质细胞形成迟缓引起的一种良性表皮增生性肿瘤。多见于 40 岁以上或年龄更大的老年人，平均年龄为 58.2 岁，50 岁以上占 81.9%。男女都可累及，男性多于女性。男女比例为 2∶1，男性患者多为 40 岁以上，女性患者多为 60 岁以上。迄今确切病因不明。可能与日晒、慢性炎症刺激等有关。病程缓慢，经久不愈。有报道，泛发性损害的病例可表现为常染色体显性遗传。个别情况下，可能是内脏恶性肿瘤的皮肤表现。从病理上可分为角化型、棘层肥厚型、巢状型、腺样型、刺激型，常混合存在。所有类型均有角化过度、棘层肥厚和乳头瘤样增生。增生的组织主要由基底细胞、鳞状细胞组成，病变基底与正常皮肤位于同一水平面上，向外增生。有的损害，在增生的角质形成细胞中有多数黑色颗粒。中医历代文献无明确记载。

【美容诊断】

(一) 损美表现

皮损好发于脂溢区及日晒处，如面部（尤其颞部）、头皮、上肢、手背、颈胸背等处。初起皮损小而扁平，为一个或多个淡黄色或浅褐色斑丘疹，圆形、椭圆形或不规则形，边界清楚，表面光滑或呈乳头瘤状，质地柔软。皮疹逐渐增大、增多、变厚，颜色变深呈褐色，甚至黑色，表面粗糙，失去光泽，常覆有油腻性鳞屑。损害若在短期内突然增多并增大，伴有瘙痒，称为"Lesser-Trelat 征"，常并发内脏恶性肿瘤，特别是胃肠道腺癌，应加以注意。

(二) 其他表现

本病可以单发，但通常多发，多为 20~40 个，个别病例达数百个。慢性病程，无自愈性，通常无自觉症状，偶于夏季有痒感。

(三) 美学分析

皮损多发于面部、手背等暴露部位，扁平状或疣状，颜色褐黑，覆油腻性鳞屑，给人粗糙脏污之感，严重破坏视觉和触觉审美，损害形象美和气质美，对患者心理易造成极大伤害。虽然本病极少发生恶变，但患者求医愿望强烈。

(四) 相关检查

必要时可做组织病理学、病毒学检查，以辅助鉴别诊断。

(五) 病症鉴别

1. 色素痣 色素痣的皮损表面光滑，不呈疣状，无脂溢性鳞屑，发病年龄小。组织病理可鉴别诊断。

2. 日光性角化 日光性角化有日光暴晒史，为表面粗糙的丘疹或斑丘疹，皮损潮红或正常皮色，边缘不清，无油腻性鳞屑。组织病理可鉴别。

3. 扁平疣 扁平疣好发于青少年，为病毒性赘生物，损害数目较多，常密集分布，可有自愈性。本病多发于中老年人，皮损多见于脂溢区或日晒处，覆油腻性鳞屑，无自愈性。

【治疗指导】

以西医局部治疗为主。

(一) 局部用药

皮损部位外用5%氟尿嘧啶软膏联合应用维 A 酸制剂能取得较好的效果，但愈后常有色素沉着。

（二）激光疗法

CO_2 激光、铒激光、调 Q 激光等治疗溢脂性角化病是当今比较新型、安全、疗效肯定的方法。麻醉方法，以利多卡因软膏外敷一个小时。

1. 皮损较厚 选择超脉冲 CO_2 激光或铒激光气化治疗。首先选择中等功率密度进行烧灼、祛除病损后，再降低功率均匀扫描创面，祛除深度达真皮浅层，创面有轻度的点状渗血即可，注意不要祛除过深。术毕，外涂抗生素软膏。

2. 皮损较薄 选择 755nm 翠绿宝石激光治疗，能量密度 $4J/cm^2 \sim 8J/cm^2$，光斑 3.0mm 扫描。

3. 皮损较多，厚薄不一 选择 Q 开关倍频 Nd：YAG 激光治疗，气化以恰好皮损脱落，创面呈粉红色为度。如气化到近皮损基底部，但又有少数色素残留时，再选用 755nm 翠绿宝石激光进行补充治疗，能量密度 $6J/cm^2$，光斑直径 $2 \sim 3mm$ 扫描，可听到细微的爆碎声。术后外用金霉素软膏，创面可暴露，一般术后 1 周愈合。

（三）其他疗法

也可运用液氮冷冻、水杨酸、三氯醋酸等化学剥脱剂、电烧灼等方法，注意勿祛除病变层次过深，超过真皮乳头层，可能会留有疤痕。

若发现组织增生较快或局部感染、溃烂等疑有恶变倾向时，可行手术切除并送病理检查。

【美容指导】

平时勿用手经常揉搓、挤压、掐捏病损部位，以免使其加速增长。勿用强酸、强碱类腐蚀性化学物品对皮损部位进行烧灼腐蚀以免留下永久性疤痕。应尽量减少面部按摩，减少对皮损的刺激。有资质的医疗美容机构可采用冷冻、电烧灼、中药腐蚀及激光治疗。治疗时应注意基底不要祛除过深，以免造成瘢痕。

【预防指导】

1. 注意防晒。外出戴遮阳帽或涂防晒霜等，避免强烈日光中紫外线刺激。

2. 少食甜食、多脂、辛辣刺激性食物，多食新鲜蔬菜水果。戒除烟酒。

3. 如果短期内（一般半年左右）出现多发性皮损，特别是呈墨水溅泼状分布，或者自觉瘙痒、出现发红溃疡等症状，应及时就医。

第六节 粟丘疹

【概述】

粟丘疹是一种表皮或皮肤附属器上皮增生所致的良性肿物或潴留性囊肿，可发生于任何年龄，无性别差异。病因不明。可能与遗传因素、炎症和汗管受损等有关。皮损分原发性与继发性两种。原发性无明确诱因，可自行消退。继发性一般继发于其他原发皮肤病、烧伤、外伤或皮肤磨削术后。由于皮肤表皮损伤、炎症反应等，导致毛囊、汗腺导管受损或皮脂腺导管口堵塞所形成肿物。影响容貌美。中医文献中无确切记载。

【美容诊断】

（一）损美表现

原发性皮损好发于颜面，特别是眼睑周围；继发性皮损则发生于原发疹的表面及其周围。皮损呈乳白或黄白色、针头至粟米粒大小的坚实性球形丘疹，表面光滑，顶部尖圆，触之坚实，无融合，上覆极薄表皮，可挤压出坚实的白色角质样球形颗粒。

（二）其他表现

粟丘疹属于良性增生物。一般无自觉症状。皮损发病缓慢，可持续数年，有的可自然脱落消失，无疤痕形成。

（三）美学分析

原发性粟丘疹发于颜面部尤其眼睑周围，破坏了面部皮肤的平滑感，影响了皮肤的视觉和触觉审美，使眼睛周围的皮肤显得臃肿、衰老，破坏了整个面部的外在形式美感。

（四）相关检查

1. 组织病理学检查 必要时进行辅助鉴别。

2. 实验室检查 必要时做病毒学检查。

（五）病症鉴别

1. 汗管瘤 汗管瘤又称"汗管囊腺瘤"，好发于青年女性。皮色、淡黄色或褐色的扁平丘疹，群集但不融合，常对称分布，挤压无坚实的白色角质样球形颗粒。

2. 扁平疣 扁平疣属病毒感染类皮肤病。好发于颜面、手背、前臂等部位，为针头或黄豆粒大小扁平丘疹，浅褐色或正常皮肤色，数目较多，散在，对称性。有自愈性，但自愈后可复发。

【治疗指导】

本病为良性病变，一般无自觉症状，通常不需治疗。影响美观时，可采取局部治疗的方法。即以75%酒精消毒，用针挑破丘疹表面的皮肤，再挑出白色颗粒即可。也可表面涂抹利多卡因软膏，40分钟后，用二氧化碳激光或铒激光碳化祛除。

【美容指导】

面部长有少量粟丘疹并不影响皮肤的日常养护。对于长有粟丘疹的部位不要用力揉搓，挤压，避免刺激，以免造成局部的炎症反应。平时应注意皮肤的清洁，不要长时间使用粉底霜、浓重眼影等彩妆产品，以免造成肌肤干燥脆弱，眼周肌肤出现极微小的、肉眼无法察觉的伤口，导致粟丘疹的发生。皮肤护理时，对于长有粟丘疹的部位不要用力点按，或者过多使用磨砂膏、去角质产品等，以免对肌肤造成新的损伤，激发加重粟丘疹的形成。对于大面积多发性粟丘疹可给予水杨酸或果酸换肤，抑制皮脂腺的分泌，或者外用维A酸，对于部位深在的粟丘疹，尤其在眼周部位，明显看到粟丘疹内的白色颗粒时，采取局部尖刀片挑刺或者电烙、激光治疗即可。注意无菌操作。应在医疗机构实施。

【预防指导】

1. 不可滥用药物或皮肤腐蚀剂，以免留下疤痕造成不必要的伤害。
2. 饮食清淡、少饮食油腻、辛辣以及甜度过高的食物。
3. 选用保湿类化妆品，慎用油性、滋养类护肤品或眼霜。

第七节　汗管瘤

【概述】

汗管瘤，又称"汗管囊瘤"或"汗管囊腺瘤"，是发生在人体表皮小汗腺导管末端分化异常形成的一种错构瘤。本病病因尚未明确。可能与内分泌、妊娠、月经及家族遗传等因素有关。好发于女性，且青春期加重。妊娠期、月经期前后以及使用雌激素后皮疹多有增大、肿胀表现。根据瘤体内细胞酶的活性和电镜下观察所见，上皮细胞含琥珀酸脱氢酶、磷酸酶和亮氨酸氨基转换酶，病理改变显示皮肤小汗腺活性增强，表皮内小汗腺导管上皮细胞过度分化。中医学无明确记载。

【美容诊断】

（一）损美表现

皮损好发于下眼睑，也可见于前额两侧、颈部皮肤。少数患者胸、腹及四肢有广泛对称性皮疹。皮损为皮色、淡黄色或褐棕色的半球形稍隆起的丘疹，直径1～3mm，巨大者可大至1cm，光滑，表面蜡样光泽，坚实，多发，散在分布或密集而不融合。

（二）其他表现

一般无自觉症状。在夏季热环境中因出汗或日晒时有瘙痒或灼热感。慢性病程，一般不会自行消退。有的汗管瘤发展缓慢，皮损增大到一定大小后静止不变。未见恶变者。当精神创伤、过度劳累或内分泌失调，人体免疫力降低时，皮疹可逐渐增多或增大或数个融合成一个大的结节性汗管瘤。

（三）美学分析

汗管瘤属良性肿瘤，不影响身体健康。但由于汗管瘤好发于下眼睑，高出于皮肤，造成了眼睑皮肤的臃肿不平滑，严重影响面部美感，易产生衰老的容貌，给人造成很大精神压力和情绪影响，因此患者有强烈的治疗要求和求美心理。

（四）相关检查

必要时可做病毒学检查。

（五）病症鉴别

1. 粟丘疹 粟丘疹数目常较多，可发生于任何年龄，新生儿也可发生，皮损呈乳白或黄白色、针头至米粒大小的坚实性球形丘疹，表面光滑，其似米粒埋于皮下。可用针挑刺或挤压出坚实的白色角质样球形颗粒。

2. 扁平疣 属疣病毒感染。损害好发于颜面、手背、前臂等部位，为浅褐色或正常皮肤色的扁平丘疹，散在，对称发生。可自行消失，愈后可复发。

3. 睑黄瘤 睑黄瘤是代谢障碍性皮肤病，多发生于中年以上妇女，好发于上眼睑尤其是内眦处，皮疹为黄色扁平或稍隆起的柔软的斑块。病程持久者，常伴有其他型黄瘤病或高脂蛋白血症。

【治疗指导】

（一）西医治疗

一般无须治疗。如影响美观，可采用以下方法。

1. 二氧化碳激光或铒激光治疗 用5%利多卡因软膏皮肤表面涂抹，封包1小时，或者1%利多卡因局部浸润麻醉。此两种激光治疗时能控制皮层的治疗深度，达到病灶，彻底治疗，且损伤小，不留永久性疤痕。

2. 高频电烧灼治疗 常规消毒后，局部浸润麻醉，治疗针在每个汗管瘤皮损顶部快速插治1遍。需要经验丰富的医师操作，一次治疗难以治愈。

（二）中医治疗

治宜清热解毒，疏肝活血，如银花败毒汤加减。

【美容指导】

汗管瘤属良性肿瘤，无传染性，不影响面部的日常保养，注意平时不要摩擦、搔抓、针刺汗管瘤部位，以免继发感染，留下色沉或形成瘢痕。注意勿用油脂含量高的膏霜类护肤品。在美容院做普通养护时，避免对皮损部位的皮肤进行按摩与点按。损美严重者，建议到正规的医院或医疗美容机构治疗。

【预防指导】

1. 平时应注意保护皮肤，勿用手抠或挤压病损处。
2. 避免使用油脂含量高的化妆品和激素类产品涂抹患处。
3. 饮食清淡，少吃甜腻和刺激性食物，多食富含维生素的新鲜果蔬。
4. 保证睡眠，加强锻炼，提高自身的免疫力。

第八节 睑黄瘤

【概述】

睑黄瘤，又称"睑黄疣"，是一种最常见的皮肤黄瘤病。以上眼睑内眦处黄色斑块为主要皮损特征，属脂质代谢障碍性皮肤病。中年女性多见，预后良好。本病与体内脂蛋白的代谢有关，肝胆疾病、心血管病以及高胆固醇血症者好发。瘤体偏振光显微镜下见含胆固醇酯较多，真皮中可见泡沫细胞或黄色瘤细胞浸润，早期损害有炎症细胞，陈旧性病损有成纤维细胞增生，但不发生纤维化。中医学未见确切记载。

【美容诊断】

（一）损美表现

皮损好发于眼睑，尤其是上眼睑和内眦，皮损为麂皮色、橘黄色稍隆起的近长方形斑块或多角形丘疹，呈对称性，相互融合，单发或多发，直径 2~30mm，皮损柔软、持久。严重者，皮疹可覆盖大半个眼睑，或围绕眼周发生，甚至向上下眼睑及眼外侧蔓延成马蹄形。

（二）其他表现

一般无自觉症状。可伴有肥胖、高胆固醇血症、心血管病、糖尿病、胆囊炎等相关疾病的临床表现。

（三）美学分析

睑黄瘤主要发生于眼周直观部位，对眼部美观影响较重，严重影响求美者的心理，产生焦虑烦躁等负面情绪。

（四）相关检查

必要时进行生化指标检测、肝胆超声、组织病理学等检查，以辅助鉴别诊断。

（五）病症鉴别

1. 汗管瘤 汗管瘤是小汗腺错构瘤，好发于青年女性，常见下眼睑，皮损为米粒大小圆形或类圆形扁平丘疹，表面蜡样光泽，呈肤色或淡黄色，无自觉症状。

2. 粟丘疹 粟丘疹皮损呈乳白或黄白色、针头至米粒大小的坚实性球形丘疹。表面光滑，顶部尖圆，无融合，上覆极薄表皮，可挤压出坚实的白色角质样球形颗粒。

3. 扁平疣 为疣病毒感染所致。皮损好发于颜面、手背、前臂等部位，为扁平丘疹，浅褐色或正常皮肤色，数目较多，散在，呈对称性，有自愈性。

【治疗指导】

以西医局部治疗为主。

（一）手术治疗

手术切除是祛除睑黄瘤的常用方法，对于皮损较小者可以直接切除缝合；对于眼睑皮肤松弛者可以在切除皮损的同时行重睑成形术；对于皮损较大者，切除后用局部皮瓣进行修复，或者部分手术切除，部分激光祛除。手术切除时，注意选择最佳方法以修复创面，否则容易形成眼睑畸形。

（二）物理治疗

可采用气化性激光、液氮冷冻、多功能电离子电灼、电凝等治疗方法。超脉冲 CO_2 激光、铒激光治疗效果好、安全性高。冷冻也较安全，但治疗精确性差、治疗不易彻底。治疗时应注意控制治疗深度，太浅治疗不彻底，容易复发，太深损伤眼轮匝肌，产生疤痕或睁眼困难，影响美观。

（三）其他辅助治疗

因睑黄瘤与脂代谢障碍有关，治疗时针对高脂蛋白血症及伴发的疾病，注重全身状况的治疗与调节，以获得更佳的疗效。高血脂患者采用低脂饮食，增加蛋白的摄入量，必要时配合降脂治疗，可口服烟酸及他汀类药物。如果忽视原发疾病，还可能出现糖尿病、冠心病及动脉粥样硬化等疾病，影响健康。

【美容指导】

皮损小，外貌影响不大时，不影响面部的日常保养。选用柔和类产品以洗面洁面。选有活血功效的药膜贴敷。日常选用营养类护肤品。可用遮瑕霜，掩盖皮损。注意不要摩擦、搔抓、针刺或按摩与点按皮损部位，以免继发感染，留下色沉或形成瘢痕。皮损较大时，建议去专业医疗美容机构治疗。

【预防指导】

1. 平时应注意保护皮肤，勿用手抠或挤压病损处。
2. 注意少吃高糖高脂食物，多食蔬菜、水果，多饮水，保持良好的胃肠功能。
3. 调整血脂、蛋白平衡，促进脂代谢，定期检测血胆固醇。
4. 放松心情，保持精神愉快。保证睡眠，加强锻炼，提高自身的免疫力。

复习思考题

（一）简答题

1. 简述皮脂腺痣的美容诊断。
2. 简述瘢痕疙瘩的西医治疗方法
3. 简述皮肤血管瘤诊断分型。
4. 简述睑黄瘤的美容诊断要点。

扫一扫，知答案

（二）案例分析

案例一　王某，女，24岁，主诉"面颊和眼睑下皮肤数个针眼大小白色小米粒样突起半年"。自诉半年前在美容医院给予磨砂面膜护理后，自觉面颊部皮肤疼痛，隔日面颊部皮肤出现挫伤，发红，继而结痂，涂抹百多邦后症状缓解，但在两个多月后面颊部出现数个乳白色小米粒大小丘疹，无疼痛，无瘙痒，继续涂抹百多邦、维 A 酸，症状无改善。查见面颊及两侧眼睑下有多个孤立散在、针尖大小乳白色球形丘疹，触之坚硬，表面光滑，顶部尖圆，上覆极薄表皮，周围肤色正常，无红肿。

1. 请给出初步的美容诊断。

2. 请给出治疗指导、美容指导和预防指导方案。

案例二　韩某，女，55 岁，主诉"内侧眼角黄色斑块 2 年余"。自诉两年前双侧上眼睑近内眦处出现米粒大小黄色斑块，不痒不痛，无自觉症状。随后黄色斑块越长越大，近来黄色斑块增长至内侧眼角，并顺着内侧眼角向眼下生长。查见双上眼睑内侧、内眦处、下眼睑内侧有大面积的黄色斑块，上眼睑处轻微突出皮肤表面，表面光滑，舌红薄，脉滑。血脂检查未见明显异常。

1. 请给出初步的美容诊断。

2. 请给出治疗指导、美容指导和预防指导方案。

扫一扫，知答案

第十七章　皮肤其他常见损害 »»»

皮肤其他常见损害是指无法确切分类、医学美容临床中又比较多见的一类皮肤损害，如皮肤敏感、毛细血管扩张症、神经性皮炎等，这些常见损害，不但影响人的气质、形象美感，还会带来沉重的心理负担。

第一节　皮肤敏感

【概述】

皮肤敏感指皮肤受生理或病理因素影响而出现瘙痒、灼热、刺痛或紧绷等敏感不适的一种特殊状态，有的还伴有红斑、鳞屑、毛细血管扩张等，通常把这类皮肤称为敏感性皮肤。

据报道，人群皮肤敏感率高达40%~50%，2012年的调查显示，我国36.1%的女性皮肤呈敏感状态。中医学对此没有特定病名，类似症状描述多散见于"面油风""粉花疮""风瘙痒""面热"等条文中。

皮肤敏感原因很复杂，分内源性和外源性两种因素。内源性因素如遗传、种族、性别、年龄、精神、某些疾病等。外源性因素如化学因素、环境因素、医源性因素、生活方式、心理因素等。其中，化学性因素如化妆品、消毒产品和清洁产品等。环境因素如花粉、季节交替、温度变化、日光及空气的潮湿或干燥等。医源性因素如长期外用糖皮质激素或某些激光术后等。不良的生活方式如过食辛辣刺激、过度皮肤护理等。常见的某些皮肤病，如接触性皮炎、湿疹、玫瑰痤疮、痤疮等。另外，精神紧张、性情急躁等不良心理因素也可引发。

其基本病理变化是皮肤屏障功能受损，是一种累及皮肤屏障-神经血管-免疫反应的复杂过程。中医学认为，素体禀赋不耐，腠理不密，或其他旧疾，导致腠理空虚，玄府失固，风、热、湿毒之邪侵犯肌表而发病。分为血热风盛证，湿热蕴藉证，血虚风燥证。

【美容诊断】

(一)损美表现

皮肤敏感主要发生在颜面部，以瘙痒、灼热、刺痛、紧绷等主观感觉为其基本特征，可伴发皮肤干燥、红斑、鳞屑、毛细血管扩张等客观体征，多以阵发性潮红、红斑为初发，以上症状可见一项或多项。

（二）其他表现

可伴有某些皮肤病，如激素依赖性皮炎、化妆品皮炎、接触性皮炎等疾病。

（三）美学分析

敏感性皮肤发生于颜面部，受到刺激后的主观不适和客观体征，不仅会使容貌受损，也给患者带来沉重的心理负担。

（四）相关检查

1. 乳酸刺痛试验 是最常用的评估皮肤敏感性的半主观方法，可结合 VISIA 检测、角质层含水量、皮脂、经表皮失水、无创性皮肤检测等方法进行综合评估。

2. 斑贴试验 以辅助鉴别。

（五）病症鉴别

过敏性皮肤 二者均有皮肤受到刺激后，出现红斑、瘙痒、干燥、脱屑等症状。过敏性皮肤是致敏物质与体内抗体结合的 IV 型变态反应，有典型的炎症反应。而皮肤敏感主要是皮肤屏障功能受损，主观感觉明显，若伴发某些皮肤病时则表现出炎症反应。

【治疗指导】

（一）西医治疗

1. 全身治疗 症状严重的皮肤敏感，可使用药物治疗。

（1）抗组胺药 可减轻炎症反应及瘙痒，左西替利嗪分散片，5mg，每日 1 次，睡前口服。氯雷他定片，10mg，口服，一日 2 次。

（2）羟氯喹 有抗光敏作用及抗炎作用，经紫外线照射后皮疹加重者，可加服羟氯喹片 0.1mg，每日 2 次。

（3）非甾体类抗炎药 如阿司匹林肠溶片，可抑制花生四烯酸的释放，减轻主观不适。

（4）糖皮质激素 症状严重时可配合小剂量、短时程糖皮质激素。

2. 局部治疗

（1）3% 硼酸溶液 湿敷有一定的收敛作用。

（2）糖皮质激素 不含氟的糖皮质激素外用，当症状减轻时，尽快减少糖皮质激素的使用，以免形成激素依赖性皮炎。

（3）他克莫司软膏 可替代糖皮质激素，症状重时可短时外用。

（4）物理疗法 ①冷喷、冷膜及冷超：持续长时间的低温物理作用，收缩毛细血管，减轻渗出。②红光、黄光：通过红光具有的抗炎作用，促进皮肤屏障修复，通过黄光可促进新陈代谢、降低末梢神经纤维兴奋性。③强脉冲光及射频：通过热凝固作用封闭扩张的毛细血管、通过光调作用修复皮肤屏障功能、缓解皮肤敏感症状。

（二）中医治疗

1. 内治法

（1）血热证　清热疏风止痒，凉血消风散加减。

（2）湿热证　清热利湿止痒，除湿胃苓汤加减。

（3）血燥证　养血活血，滋阴润燥，当归饮子加减。

2. 外治法

（1）皮肤瘙痒，以红斑为主者，可外用三黄洗剂。

（2）皮肤干燥、脱屑者，可外用润肌膏。

【美容指导】

皮肤屏障修复是缓解皮肤敏感的重要措施。皮肤护理应避免使用刺激性产品，如角质剥脱剂、果酸、酒精类等。禁用祛角质产品，应选用安全性高，具有修复皮肤屏障作用和具有抗敏功效的医学护肤品。

1. 镇静、舒缓　温水洁面，玻尿酸湿敷贴膜，缓解敏感症状。

2. 抗敏保湿　干性而敏感者应选用抗敏保湿乳或保湿霜，每日 2 次，缓解皮肤敏感，为皮肤提供应有的水分和脂质。而上皮生长因子或含有神经酰胺、寡聚糖等成分的修复剂能修复受损皮肤屏障。

3. 控油保湿　油性而敏感者应选用控油保湿乳或控油保湿凝胶，每日 2 次，控制油脂过度分泌，为皮肤提供必要的水分，修复受损皮肤屏障。

4. 防晒　急性发作期应避免使用，缓解后应规律使用。

【预防指导】

1. 避免接触各种刺激或诱发因素，如过冷过热、过度清洁、精神紧张、日晒、花粉、某些化妆品等。

2. 规律作息，保证睡眠充足。

3. 禁食辛辣刺激、腥膻发物。多食富含维 C、维 A、维 E 及高钙等食物。

第二节　毛细血管扩张症

【概述】

毛细血管扩张症是一种肉眼可见的皮肤或黏膜毛细血管、小动脉和小静脉持久性扩张，以红色或紫红色点状、斑状、线状、星状等为特征的皮肤损害状态。任何年龄均可发生，无性别差异。相当于中医学血证中的"紫斑""肌衄"或"葡萄疫"。

毛细血管扩张症形成机制与血管活性物质的释放有关，分为原发性和继发性两类。前者病因不明，常见于血管瘤、匍行性血管瘤、血管角皮瘤、血管性母斑、遗传性出血性毛细血管扩张症、弥漫性原发性毛细血管扩张症、蜘蛛状毛细血管扩张症等。后者继发于慢性光损伤、缺氧，乙醇、雌激素和皮脂类固醇激素以及化学物质刺激，各种细菌和病毒、风、冷、热等多重物理因素等，导致毛细血管扩张或小静脉重生。

中医学认为，本病由素有积热，复感外邪，热盛损伤脉络，血不循经，溢于皮下而发病。素体脾胃虚弱或久病之后，气虚不摄，血溢肌肤而发病。常见证型有血热妄行、阴虚火旺和气不摄血。

本节着重介绍影响容貌美的面部皮肤毛细血管扩张症。

【美容诊断】

（一）损美表现

面部毛细血管扩张症无年龄和性别差异，主要分布在鼻周、颊中部和下巴，扩张的毛细血管为 0.1~1mm，为皮肤表浅的毛细血管和小动静脉，多呈红色或紫色的线条或分支形，用手按压可褪色，松手后迅速恢复红色或紫色。来自毛细血管袢的毛细血管扩张，初始线条较细小，色红，逐渐扩大，呈紫色或蓝色；来自小动脉的毛细血管扩张线条直径小、颜色鲜红，不突出皮肤表面；来自小静脉的毛细管管扩张线条较粗大、颜色发蓝。按形态一般分四型，即单纯型或线条型、分支型、蜘蛛痣型、结节型。

（二）其他表现

病程短则两三个月，长则历经数年之久，仅发于面部的患者一般无自觉症状，也无全身症状。颜色较深或者数量增多时，可呈现大面积的潮红或玫瑰痤疮样皮损。过度日晒引起的 Civatte 皮肤异色症则表现为网状棕色色素沉着，面下部、颈部甚至前胸都有明显的毛细血管扩张。

（三）美学分析

大面积的皮损严重破坏了皮肤和谐健康的美感，使患者常引起他人关注，被人用异样的眼光看待，甚至被人怀疑酗酒，并且很容易导致患者心理压力及自卑心情，严重影响其社交行为。

（四）相关检查

毛细血管扩张症一般不需要做检查。必要时可做玻片压诊，结合毛细血管镜、皮肤检测仪等。

（五）病症鉴别

1. 遗传性出血性毛细血管扩张症　本病多见于青春期，皮损好发于面部、手背、阴囊，也见于唇、舌、鼻部黏膜，呈蜘蛛痣样星状损害，为广泛性皮肤和黏膜毛细血管扩张，常伴有鼻出血及内脏损害，可有家族史，因此不难鉴别。

2. 单侧痣样毛细管扩张症　本病分先天性和获得性两种类型。前者多于出生后不久即出现毛细血管扩张，后者多在青春期发病，女性发病率高，男性很少见，可能与雌激素水平升高有关。皮损多为点状、线状、星状或网状的毛细血管扩张，多发于单侧面、颈、胸和上肢等部位，最常受累的皮区为三叉神经、动眼神经和滑车神经支配的区域及其附近。偶有累及口腔和胃黏膜。

3. 蜘蛛状毛细血管扩张症 亦称蜘蛛状血管瘤，因形态似红色蜘蛛，故也称蜘蛛痣。病因不明，多认为与酒精和雌激素水平增加有关，亦可见于正常人。好发于躯干上半部，单发或多发。皮损中央为高出皮面的粟粒大小红色丘疹，其周围见多条放射状扩张的毛细血管，用玻片压诊丘疹可见搏动。多无其他皮肤损害，但若发于肝病患者，常伴掌红斑，指甲苍白等表现。

4. 泛发性特发性毛细血管扩张症 本病多见于儿童或青少年，始发于小腿，后延伸至四肢和躯干，由此可鉴别。皮损多表现为大面积线状小静脉和毛细血管扩张，亦有细小血管瘤。其分布呈全身性，或单侧性，或局限性，或与皮肤神经走向一致。可伴有皮肤萎缩变薄、松弛、弹性差等。

【治疗指导】

（一）西医治疗

本症以局部治疗为主。

1. 修复皮肤屏障功能 玻尿酸修复乳膏或表皮生长因子软膏局部涂抹为基本治疗方法。

2. 激光治疗 为常用治疗方法，有以下几种选择。

（1）脉冲染料激光（PDL） 其基本原理是以红细胞中的氧合血红蛋白为主要作用靶，激光或强光能量被血红蛋白吸收后产生热量，当其温度足够高时，则凝固并闭合血管壁，使病灶最终消失。常用的是595脉冲染料激光，治疗后血管颜色会变成蓝紫色，7~14天自行消退，一般无痕形成。经过2~3次的治疗，会有97.5%患者得到良好的疗效。一般血管管径越粗，越需要长的脉宽和多次治疗。

（2）长脉宽Nd：YAG（1064nm）激光 因其对血红蛋白的吸收只有脉冲染料激光的十分之一，故需要十倍的能量密度才能达到同样的作用。增大能量容易产生疤痕，所以在选择长脉宽Nd：YAG激光时，一定要注意保护表皮，降低皮温以免烫伤。

（3）强脉冲光（IPL.） 强脉冲光是一种非相干光，其原理是选择性光热作用。IPL的光能被血管内的氧合血红蛋白优先选择吸收，并转化为热能在组织中升温。当光波的脉宽小于靶组织的热弛豫时间时，血管升温可达到血管的损伤阈值，即可凝固破坏血管，导致血管闭塞退化，并逐渐被纤维组织替代而达到治疗目的。其波长一般在515~1200nm，根据血管的口径、深浅，可采用不同的滤光片或治疗手柄，从而得到不同的波段（如1560~1200nm、590~1200nm等）。优化脉冲技术OPT可根据治疗需要调节波形，是治疗大面积面部毛细血管扩张症的有效方法，尤其适于治疗面部和细小的毛细血管。对于明显的毛细血管扩张、粗大的血管，尽管IPL依然有效，但PDL和Nd：YAG是更好地选择。

（4）二氧化碳激光 利用组织中水分对二氧化碳激光光热的吸收，从而破坏病变处血管，或将正常皮肤一起剥脱掉，然后配合湿敷促进皮肤屏障修复和表皮生长。

（5）双波长激光 其优势在于能够在阈值下进行治疗，降低形成疤痕的风险。

（6）氩激光、铜蒸气/铜溴激光 也是治疗毛细血管扩张症较安全的选择。

（二）中医治疗

1. 内治法

（1）血热妄行证　清热解毒，凉血化瘀，犀角地黄汤加减。

（2）阴虚火旺证　滋阴降火，化瘀止血，茜根散加减。

（3）气不摄血证　补气摄血，归脾汤加减。

2. 外治法

（1）皮肤潮红、密集成片者，可选用透骨草、仙鹤草、板蓝根、茜草、紫草、大黄、黄柏等水煎后，放温湿敷，或者外洗，每日2~3次。

（2）皮疹散在、暗红者，可用紫草油膏或红灵酒外涂，每日2~3次。

（3）其他可辅助选用体针、耳针、穴位注射等方法，以提高疗效。

【美容指导】

毛细血管扩张症大多皮肤屏障功能受损，日常皮肤护理要注重保湿和修复。应避免使用刺激性产品，如角质剥脱剂、果酸、酒精类等，禁用祛角质产品，而选用安全性高，具有修复皮肤屏障和抗敏作用的功效性护肤品。面部症状重者可用镇静、舒缓面膜湿敷。出现皮肤敏感者，可选用抗敏保湿乳或保湿霜，同时做好防晒，以免光老化而加重毛细血管扩张。

【预防指导】

1. 尽可能避免各种刺激因素，如日晒、冷热刺激，严重祛角质等。

2. 根据皮肤类型，选择不同的保湿剂，严格防晒。

3. 注意饮食，调整情绪，保证睡眠。

第三节　神经性皮炎

【概述】

神经性皮炎，亦名"慢性单纯性苔藓"，是一种常见的皮肤神经功能障碍性皮肤病，以阵发性剧痒、皮肤苔藓样变为特征。因其皮损粗糙硬厚似牛革，中医学称其为"牛皮癣"。因发于颈项，又称"摄领疮"。因顽固难愈，亦称为"顽癣"。

本病病因及发病机制不清，一般认为与神经精神因素有关。摩擦和搔抓等局部不良刺激、思虑过度、精神紧张、饮酒、食用辛辣食物等均可诱发或加重本病。此外，内分泌功能失调、消化道功能障碍、慢性感染性病灶等也可促发本病。

中医学认为，本病初起为风湿热之邪阻滞肌表，久病致营血不足，血虚而生风生燥，肌肤失养而成。情志不遂，郁而化火，或紧张劳累，心火上炎，致气血运化失司，凝滞肌肤，每易成诱发因素，导致病情反复发作。

【美容诊断】

（一）损美表现

本病以颈后、颈两侧、肘窝、腘窝、股内侧、尾骶及腕、踝等部多发。常分为两型。

1. 局限性神经性皮炎　多见于青壮年。皮疹发于常见部位，不甚广泛。初发时患处先有瘙痒，搔抓或摩擦等机械刺激后，可出现正常肤色或淡红色、米粒大小圆形或多角形扁平丘疹，表面光滑或有少许鳞屑。大多数丘疹密集成片，形成沟纹加深、皮嵴隆起的苔藓样变。皮损大小不等，呈圆形、钱币状或不规则状，边缘清楚。

2. 泛发性神经性皮炎　多见于成年人及老年人。先自颈部开始发疹，向上蔓延至眼睑及头皮，向下蔓延至胸背、腰部及四肢，分布广泛。皮损主要为以苔藓样变、干燥、肥厚。边界不甚清楚。

（二）其他表现

自觉阵发性剧烈瘙痒，搔抓处有抓痕、血痂或色素沉着，也可继发毛囊炎、疖病及淋巴结炎。病程迁延多年不愈，日晒、汗出或情绪激动后加重。常伴有失眠、头晕、情绪紧张、焦虑等神经官能症状。

（三）美学分析

神经性皮炎患者瘙痒剧烈，病程迁延难愈，又与精神神经因素有关，患者时常伴有失眠、多梦、焦虑，甚至绝望，严重影响了身心健康。若发于眼睑部位，皮损会呈苔藓样变，可伴肥厚脱屑，严重破坏容貌美和形象美。

（四）相关检查

1. 组织病理学检查　表皮角化过度，棘层肥厚，表皮突延长加宽，也可伴有轻度海绵形成。真皮部毛细血管增生，管壁增厚，血管周围有淋巴细胞浸润，或可见真皮成纤维母细胞增生及纤维化。

2. 实验室检查　必要时可进行真菌学检查，以辅助鉴别。

（五）病症鉴别

与银屑病鉴别　两者均可出现苔藓样变和皮肤肥厚，具体见表17-1。

表 17-1　神经性皮炎与银屑病的鉴别点

类别	神经性皮炎	银屑病
病因	神经精神因素及局部刺激	复杂，体内外多种因素
部位	颈项、骶尾或四肢伸侧	全身均可
皮损特点	扁平丘疹、苔藓样变，圆形或不规则形	鳞屑性红斑，有蜡滴现象、薄膜现象、点状出血现象
伴随症状	阵发性剧烈瘙痒	瘙痒，程度轻

【治疗指导】

（一）西医治疗

1. 全身用药

（1）抗组胺药　苯海拉明、赛庚啶、左西替利嗪、氯雷他定等可适当选用。

（2）B 族维生素　维生素 B1、复合维生素 B 等口服或肌注。同时予谷维素每次 10mg，每日 3 次。

（3）普鲁卡因　皮试阴性后，将普鲁卡因 150mg 加入 5% 葡萄糖溶液 500mL 中静脉滴注，每日 1 次，每 3 天增加普鲁卡因 150mg，直至每日 450～600mg 为止，10 天为 1 疗程。若皮损广泛者，可采用静脉封闭治疗，用 0.25% 普鲁卡因 10～20mL，加 500mg 维生素 C 静脉注射。

2. 局部治疗

（1）止痒剂　复方樟脑醑剂外搽，每日 2 次。

（2）糖皮质激素制剂　适于苔藓化较轻者。可用 1% 糠酸莫米松乳膏或氯倍他索霜，每日 2 次。

（3）焦油类制剂　适用于苔藓较重者。10% 黑豆馏油软膏、5%～10% 糠馏油软膏、10% 煤焦油软膏等外搽，可每晚封包 1 次。

（4）封闭疗法　适用于局部肥厚而顽固的皮损。曲安奈德混悬液皮损内注射，每周 1 次，连续注射 4 次。

（5）物理疗法　可用浅层 X 线、紫外线照射，同位素^{32}磷、^{90}锶敷贴，液氮冷冻、氦氖激光、蜡疗及矿泉浴等。

（二）中医治疗

1. 内治法

（1）肝经化火证　清肝泻火，龙肝泻肝汤加减。

（2）风湿蕴肤证　疏风清热利湿，消风散加减。

（3）血虚风燥证　养血润燥，祛风止痒，当归饮子加减。

2. 外治法

（1）中药外洗或溻渍　可选择苍术、白鲜皮、百部、艾叶、枯矾等解毒散结类中药外用。

（2）中药膏剂外涂　如煅石膏、枯矾、轻粉、煅龙骨、五倍子、冰片、薄荷脑等调膏外搽。

3. 其他疗法　可辅助体针、耳针、梅花针或艾条灸等方法，以提高疗效。

【美容指导】

日常温水清洁患处，禁用碱性洗涤用品如肥皂、香皂、洗面奶等。可用润肤止痒、软化角质类护肤品，修护皮肤。色素沉着或皮肤干燥，可到美容会所进行美白润肤类皮肤护理项目。也可应用美容仪器如导入、激光灯调治。皮损严重者到医疗美容机构或医院皮肤科治疗。

【预防指导】

1. 禁止搔抓、烫洗。避免日晒、摩擦等热物理和机械性刺激。

2. 保持心情舒畅。避免过度紧张和精神刺激。

3. 调节饮食，限制酒类、浓茶、咖啡和辛辣食品等。

4. 保持大便通畅，积极治疗胃肠道病变。

复习思考题

（一）简答题

1. 简述敏感性皮肤的美容指导方案。

2. 简述毛细血管扩张症的激光治疗。

3. 简述神经性皮炎的中医治疗。

扫一扫，知答案

（二）案例分析

李某，女，28 岁，主诉"后颈部皮肤起扁平丘疹伴瘙痒 3 年，加重 1 个月"。自诉 3 年前无明显诱因，后颈部皮肤出现扁平皮色丘疹，伴瘙痒，搔抓后皮肤增厚，粗糙。曾就诊于多家医院，诊断为"神经性皮炎"，口服西替利嗪片、氯雷他定片，外用皮炎平、尤卓尔等药膏，效果尚可，但反复发作。1 个月前，因情绪波动，颈部皮损瘙痒剧烈，搔抓有少许鳞屑。查见后颈部皮肤一皮色扁平斑块，呈苔藓样变，皮肤粗糙，少许鳞屑。舌红苔薄黄，脉弦。

扫一扫，知答案

1. 请给出初步的美容诊断（西医诊断、中医诊断）。

2. 请给出治疗指导、美容指导和预防指导方案。

附录一　常用中药方剂汇编

（按方剂名称首字拼音字母排序）

B

八珍汤（《正体类要》）人参　白术　茯苓　当归　川芎　白芍药　熟地黄　甘草　生姜　大枣

白虎汤（《伤寒论》）知母、石膏、甘草、粳米

萆薢渗湿汤（《疡科心得集》）萆薢　薏苡仁　土茯苓　滑石　鱼腥草　牡丹皮　泽泻　通草　防风　黄柏　蝉蜕

补中益气汤（《脾胃论》）黄芪　人参　当归　橘皮　柴胡　白术　升麻　甘草

C

草还丹（《圣济总录》）生干地黄　石菖蒲　牛膝　菟丝子　地骨皮　肉苁蓉

除湿胃苓汤（《医宗金鉴》）苍术　厚朴　陈皮　猪苓　泽泻　赤茯苓　白术　滑石　防风　山栀子　木通　肉桂　甘草

D

大补阴丸（《丹溪心法》）熟地黄　知母　黄柏　龟甲　猪脊髓

大黄䗪虫丸（《金匮要略》）䗪虫（土鳖虫）　干漆　生地黄　甘草　水蛭　赤芍　杏仁　黄芩　桃仁　虻虫　蛴螬　大黄

当归补血汤（《内外伤辨惑论》）黄芪　当归

当归四逆汤（《伤寒论》）当归　桂枝　芍药　细辛　通草　大枣　炙甘草

当归饮子（《外科正宗》）当归　生地黄　白芍　川芎　何首乌　荆芥　防风　白蒺藜　黄芪　生甘草

导赤散（《太平惠民和剂局方》）生地黄　木通　甘草

地黄饮子（《黄帝素问宣明论方》）熟地黄　山茱萸　肉苁蓉　巴戟天　官桂　附子　麦冬　石斛　五味子　菖蒲　远志　白茯苓

颠倒散（《医宗金鉴》）大黄　硫黄

独活寄生汤（《备急千金要方》）独活　寄生　杜仲　牛膝　细辛　秦艽　茯苓　肉桂　防风　川芎　人参　当归　芍药　干地黄　甘草

E

二陈汤（《太平惠民和剂局方》）半夏　橘红　白茯苓　甘草

二矾汤（《外科正宗》）白矾　皂矾　孩儿茶　侧柏叶

二妙散（《丹溪心法》）苍术　黄柏

二仙汤（《中医方剂临床手册》）仙茅　仙灵脾　巴戟天　黄柏　知母　当归

F

防风通圣散（《黄帝素问宣明论方》）防风　川芎　当归　芍药　大黄　芒硝　连翘　薄荷　麻黄　石膏　桔梗　黄芩　白术　栀子　荆芥穗　滑石　甘草　生姜

附子理中汤（《太平惠民和剂局方》）炮附子　人参　白术　炮姜　炙甘草

G

膈下逐瘀汤（《医林改错》）五灵脂　川芎　牡丹皮　赤芍　乌药　延胡索　当归　桃仁　红花　甘草　香附　枳壳

归脾汤（《济生方》）人参　黄芪　白术　茯神　酸枣仁　龙眼肉　木香　炙甘草　当归　远志　生姜　大枣

桂枝汤（《伤寒论》）桂枝　芍药　甘草　生姜　大枣

H

海藻玉壶汤（《外科正宗》）海藻　昆布　贝母　半夏　青皮　陈皮　当归　川芎　连翘　甘草

化斑解毒汤（《医宗金鉴》）升麻　生石膏　连翘　牛蒡子　黄连　知母　元参

黄连膏（《医宗金鉴》）黄连　当归　黄柏　生地黄　姜黄　麻油　白蜡

黄连解毒汤（《外台秘要》）黄连　黄芩　黄柏　栀子

黄连皮炎膏（《经验方》）黄连　苦参　大黄　防风　白鲜皮　苍术

活血祛风汤（《朱仁康临床经验集》）荆芥　甘草　当归　刺蒺藜　桃仁　蝉蜕　赤芍

J

济生肾气丸（《济生方》）熟地黄　山药　山茱萸　泽泻　茯苓　牡丹皮　桂枝　炮附子　牛膝　车前子

荆防败毒散（《摄生众妙方》）防风　柴胡　前胡　荆芥　羌活　独活　枳壳　炒桔梗　茯苓　川芎　甘草　薄荷

L

理中丸（《伤寒论》）人参　干姜　白术　甘草

凉膈散（《太平惠民和剂局方》）川大黄　朴硝　甘草　栀子　薄荷　黄芩　连翘　竹叶　蜂蜜

凉血地黄汤（《外科正宗》）川芎　当归　白芍　生地黄　白术　茯苓　黄连　地榆　人参　山栀子　天花粉　甘草

凉血活血汤（《中医症状鉴别诊断学》）槐花　紫草根　赤芍　白茅根　生地黄　丹参　鸡血藤

凉血清风散（《朱仁康临床经验集》）生地黄　当归　荆芥　蝉蜕　苦参　刺蒺藜　知母　生石膏　甘草

凉血五根汤（《赵炳南临床经验集》）　白茅根　瓜蒌根　茜草根　紫草根　板蓝根

六味地黄丸（《小儿药证直诀》）熟地黄　山茱萸（制）　牡丹皮　山药　茯苓　泽泻

龙胆泻肝汤（《医方集解》）龙胆草　黄芩　栀子　泽泻　木通　车前子　当归　柴胡　生地黄　甘草

P

皮炎外洗 I 号方（经验方）马齿苋　鱼腥草　千里光　苦参　龙胆草　明矾　冰片

皮炎外洗 II 号方（经验方）艾叶　荆芥　苦参　百部　花椒　枯矾

枇杷清肺饮（《医宗金鉴》）人参　枇杷叶　甘草　黄连　桑白皮　黄柏

Q

七宝美髯丹（《医方集解》）何首乌　茯苓　牛膝　当归　枸杞子　菟丝子　补骨脂

杞菊地黄丸（《小儿药证直诀》）枸杞子　菊花　牡丹皮　山茱萸　山药　泽泻　茯苓　熟地黄

千金散（经验方）煅白砒　制乳香　制没药　轻粉　飞朱砂　赤石脂　炒五倍子　煅雄黄　醋蛇含石

芩连平胃散（《医宗金鉴》）黄芩　黄连　厚朴　炒苍术　生甘草　陈皮

青黛散（经验方）青黛　石膏　滑石　黄柏

青蛤散（《外科大成》）蛤壳粉　煅石膏　轻粉　黄柏　青黛

清肝汤（《类证治裁》）白芍药　当归　川芎　栀子　牡丹皮　柴胡

清脾除湿饮（《医宗金鉴》）苍术　白术　茯苓　黄芩　栀子　茵陈　枳壳　泽泻　连翘　生地黄　麦冬　甘草　玄胡索　竹叶　灯芯

清胃散（《兰室秘藏》）当归　生地黄　丹皮　升麻　黄连

清瘟败毒饮（《疫疹一得》）石膏　生地黄　水牛角　黄芩　栀子　知母　赤芍　玄参　连翘　丹皮　黄连　桔梗　竹叶　甘草

清营汤（《温病条辨》）犀角（水牛角代） 生地黄 玄参 竹叶心 麦冬 丹参 黄连 金银花 连翘

R

人参养荣汤（《三因极一病证方论》）人参 白术 茯苓 甘草 陈皮 黄芪 当归 白芍 熟地黄 五味子 桂心 远志

S

三黄洗剂 （经验方）大黄 黄芩 黄柏 苦参

三妙丸（《医学正传》）苍术 黄柏 牛膝

肾气丸（《金匮要略》）熟地黄 山药 山萸肉 茯苓 泽泻 丹皮 肉桂 熟附片

参苓白术散（《太平惠民和剂局方》） 人参 白术 白茯苓 甘草 山药 白扁豆 莲子肉 薏苡仁 缩砂仁 桔梗

生肌玉红膏（《外科正宗》）当归 白蜡 甘草 白芷 轻粉 血竭 紫草 麻油

四物汤（《太平惠民和剂局方》）当归 川芎 白芍药 熟地黄

四物消风散（《医宗金鉴》）生地黄 当归 荆芥 防风 赤芍 川芎 白鲜皮 蝉蜕 薄荷 独活 柴胡

T

桃红四物汤（《医宗金鉴》）桃仁 红花 熟地 川芎 白芍 当归

天麻钩藤饮（《杂病证治新义》）天麻 钩藤 生石决明 栀子 黄芩 川牛膝 杜仲 益母草 桑寄生 夜交藤 朱茯神

天王补心丹（《摄生秘剖》）生地黄 五味子 当归 天冬 麦冬 柏子仁 酸枣仁 人参 玄参 丹参 白茯苓 远志 桔梗

通窍活血汤（《医林改错》）赤芍药 川芎 桃仁 红花 麝香 老葱 大枣 黄酒

通幽汤（《脾胃论》）炙甘草 红花 生地黄 熟地黄 升麻 桃仁 当归

W

温胆汤（《三因极一病证方论》）半夏 竹茹 枳实 陈皮 甘草 白茯苓 生姜 大枣

五味消毒饮（《医宗金鉴》）金银花 野菊花 蒲公英 紫花地丁 紫背天葵

X

犀角地黄汤（《备急千金要方》）犀角 生地黄 芍药 牡丹皮

逍遥散（《太平惠民和剂局方》）柴胡 当归 白芍 白术 茯苓 薄荷 煨姜 炙甘草

消风散（《外科正宗》）当归　生地黄　防风　蝉蜕　知母　苦参　胡麻仁　荆芥　苍术　牛蒡子　石膏　甘草　木通

泻黄散（《小儿药证直诀》）藿香　栀子　石膏　甘草　防风

辛凉活瘀汤（《中医外伤科学》）牛蒡子　薄荷　赤芍　泽兰叶　猥皮　桃仁　鱼腥草

辛温活瘀汤（《中医外伤科学》）荆芥　防风　葱根　威灵仙　刺猬皮　皂角刺　泽兰　赤芍

血府逐瘀汤（《医林改错》）桃仁　红花　当归　生地黄　川芎　赤芍　牛膝　桔梗　柴胡　枳壳　甘草

Y

养血定风汤（《外科证治全书》）生地黄　当归　赤芍　川芎　麦冬　天冬　僵蚕　首乌　丹皮

养血润肤饮（《外科证治》）生地黄　熟地黄　当归　黄芪　天冬　麦冬　桃仁　红花　花粉　黄芩　升麻

一扫光（《外科正宗》）苦参　黄柏　烟胶　枯矾　木鳖肉　大枫子肉　蛇床子　点红椒　樟脑　硫黄　明矾　水银　轻粉　白砒

益胃汤（《温病条辨》）沙参　麦冬　生地黄　玉竹　冰糖

茵陈蒿汤（《伤寒论》）茵陈蒿　栀子　大黄

玉屏风散（《丹溪心法》）防风　黄芪　白术

越鞠丸（《丹溪心法》）川芎　苍术　香附　炒山栀　神曲

Z

增液汤（《温病条辨》）玄参　麦冬　生地黄

知柏地黄丸（《医宗金鉴》）熟地黄　山茱萸　山药　牡丹皮　茯苓　泽泻　知母　黄柏

止痒熄风汤（《朱仁康临床经验集》）生地黄　玄参　当归　丹参　白蒺藜　甘草　夏枯草

治疣方（经验方）灵磁石　紫贝齿　代赭石　生牡蛎　桃仁　山慈菇　白芍　地骨皮　黄柏

左归丸（《景岳全书》）熟地黄　山药　山茱萸　枸杞子　菟丝子　鹿角胶　龟板胶　川牛膝

附录二 常用西药外用制剂

（组分计量单位：固体 g，液体 mL）

一、清洁消毒剂

1. 3%硼酸溶液
组分：硼酸 3.0mL，蒸馏水加至 100.0mL。

用法用途：局部浸泡或湿敷。用于炎症性皮炎与湿疹等红肿渗出性皮肤病。

2. 0.1%依沙吖啶溶液
组分：依沙吖啶 0.1g，蒸馏水加至 100.0mL。

用法用途：同上。

3. 氯化钠溶液
组分：氯化钠 0.75g，硼酸 1.0g，蒸馏水加至 100.0mL。

用法用途：同上。

4. 复发硫酸铝溶液
组分：硫酸铝 16.0g，醋酸 16.0mL，沉降碳酸钙 7.0g，蒸馏水加至 100.0mL。

用法用途：加水稀释（1∶20），局部浸泡或湿敷，用途同硼酸溶液。

5. 醋酸铅溶液
组分：醋酸铅 5g，纯水加至 1000mL。

用法用途：适量涂于患处。主要用于急性皮炎、湿疹、水疱型足癣等。

二、消炎止痒剂

1. 酊剂和醋剂
（1）松柳酊

组分：松馏油 10.0mL，水杨酸 5.0mL，95%乙醇加至 100.0mL。

用法用途：适量涂于患处。主要用于神经性皮炎、慢性湿疹、银屑病。

（2）复方樟脑醋

组分：樟脑 2.0g，薄荷脑 2.0g，液化酚 1.0mL，70%乙醇，加至 100.0mL。

用法用途：适量涂于患处。主要用于皮肤瘙痒症、神经性皮炎。

（3）地塞米松搽剂

组分：地塞米松 0.12g，无水乙醇 2.0mL，二甲基亚砜 40.0mL，甘油 15.0mL，95%乙醇加至 100.0mL。

用法用途：适量涂于患处。主要用于神经性皮炎、慢性湿疹。

（4）曲安缩松乳膏

组分：曲安缩松 1g，氯霉素 10g，乳膏基质 I 加至 1000mL。

用法用途：适量涂于患处。主要用于湿疹、皮炎、瘙痒症、银屑病等。

2. 霜剂

（1）10%尿素霜

组分：尿素 10.0g，冷霜加至 100.0mL。

用法用途：涂于患处。主要用于鱼鳞病、慢性湿疹。

（2）去炎霜

组分：曲安奈德 0.25g，氯霉素 2.0g，冷霜加至 100.0mL。

用法用途：适量涂于患处。主要用于亚急性湿疹、接触性皮炎。

（3）复方硫黄洗剂

组分：沉降硫黄 5.0g，10%樟脑醑 10.0mL，甘油 10.0mL，硫酸锌 1.0g，蒸馏水加至 100.0mL。

用法用途：适量涂于患处。主要用于疥疮、酒渣鼻、痒疹、虫咬皮炎。

（4）库氏洗剂

组分：樟脑 0.5g，沉降硫黄 6.0g，阿拉伯胶 1.0g，蒸馏水 40.0mL，玫瑰水 0.05mL，乙醇适量，氢氧化钙水加至 100.0mL。

用法用途：同上。

3. 糊剂

（1）氧化锌糊

组分：氧化锌 25.0g，淀粉 25.0g，凡士林 50.0g。

用法用途：涂于患处。主要用于亚急性皮炎、湿疹。

（2）脓疱疮糊

组分：呋喃西林 0.5g，硫黄 10.g，鱼石脂 10.0g，氧化锌 20.0g，滑石粉 20.0g，凡士林加至 100.0g。

用法用途：适量涂于患处。主要用于疱疮。

（3）甲紫糊

组分：甲紫 1.0g，甘油 9.0mL，氧化锌 25.0g，淀粉 25.0g，羊毛脂 12.5g，凡士林加至 100.0g。

用法用途：适量涂于患处。主要用于脓疱疮或其他皮肤感染。

（4）复方松馏油糊

组分：氧化锌 10.0g，松馏油 10.0g，液化酚 1.0mL，淀粉 30.0g，凡士林加至 100.0g。

用法用途：适量外涂。用于湿疹、银屑病。

4. 冻疮软膏

组分：樟脑 3.0g，硼酸 5.0g，甘油 5.0g，凡士林加至 100.0g。

用法用途：适量涂于患处。主要用于冻疮（未破溃）。

三、抗微生物剂

1. 抗细菌剂

（1）水氯酊

组分：水杨酸 2.0g，氯霉素 2.0g，95%乙醇加至 100.0mL。

用法用途：适量涂于患处。主要用于痤疮、毛囊炎。

（2）新霉素搽剂

组分：新霉素 1.0g，二甲基亚砜 28.0g，甘油 15.0mL，蒸馏水加至 100.0g。

用法用途：适量涂于患处。主要用于毛囊炎。

（3）呋喃西林霜

组分：呋喃西林 5.0g，十六醇 160.0g，十二烷基硫酸钠 10.0g，白凡士林 400.0g，蒸馏水加至 1000.0mL。

用法用途：适量涂于患处。主要用于毛囊炎、脓疱疮。

（4）复方依沙吖啶软膏

组分：依沙吖啶 1.0g，硼酸 10.0g，氧化锌 10.0g，蒸馏水 2.0mL，羊毛脂 15.0g，凡士林加至 100.0g。

用法用途：适量涂于患处。用于脓疱疮、毛囊炎。

2. 抗病毒剂

（1）阿昔洛韦霜

组分：阿昔洛韦 3.0g，单纯霜加至 100.0g。

用法用途：适量涂于患处。主要用于单纯疱疹、带状疱疹。

（2）酞丁胺搽剂

组分：酞丁胺 1.0g，月桂氮酮 2.0g，甘油 10.0mL，75%乙醇加至 100.0g。

用法用途：适量涂于患处。主要用于单纯疱疹、带状疱疹、扁平疣、尖锐湿疣。

（3）5%氟尿嘧啶软膏

组分：氟尿嘧啶 5.0g，凡士林加至 100.0g。

用法用途：适量涂于患处。主要用于扁平疣。

3. 抗真菌剂

（1）40%硫代硫酸钠溶液

组分：硫代硫酸钠 40.0g，蒸馏水加至 100.0mL。

用法用途：与2%盐酸溶液先后外用。主要用于花斑癣、疥疮。

（2）2%盐酸溶液

组分：10%稀盐酸 20.0mL，蒸馏水加至 100.0mL。

用法用途：先用 40%硫代硫酸钠溶液，5 分钟后再用本溶液。适量涂于患处。主要用于花斑癣、疥疮。

（3）克霉唑霜

组分：克霉唑 20.0g，硬脂酸 120.0g，司盘 60 60.0g，吐温 60g，100.0mL 蒸馏水加至 720.0mL。

用法用途：适量涂于患处。主要用于头癣、体癣、手足癣等。

（4）复方苯甲酸软膏

组分：苯甲酸 12.0g，水杨酸 6.0g，凡士林加至 100.0g。

用法用途：适量涂于患处。主要用于手足癣（鳞屑角化型）。

（5）复发酮康唑粉

组分：酮康唑 20g，氯已定 10g，止痒扑粉 970g。

用法用途：适量涂于患处。主要用于防治念珠菌感染及其他皮肤真菌病。

（6）水杨酸乳酸软膏

组分：水杨酸 12.0g，乳酸 6.0g，凡士林加至 100.0g。

用法用途：适量涂于患处。主要用于甲癣、掌跖角化症。

四、抗寄生虫剂

1. 百部酊

组分：百部 25.0g，75%乙醇加至 100.0mL，浸泡 7~10 天后滤渣外用。

用法用途：适量涂于患处。主要用于疥疮、虱病。

2. 10%硫黄霜

组分：硫黄粉 10.0g，冷霜加至 100.0g。

用法用途：适量涂于患处。主要用于疥疮、脂溢性皮炎。

五、腐蚀剥脱剂

1. 维 A 酸霜

组分：维 A 酸 0.05~0.1g，单纯霜加至 100.0g。

用法用途：外涂患处。主要用于痤疮、鱼鳞病、银屑病。

2. 10%尿素霜

组分：尿素 10.0g，冷霜加至 100.0g。

用法用途：适量涂于患处。主要用于鱼鳞病、掌跖角化症。

3. 30%冰醋酸溶液

组分：冰醋酸 30.0g，蒸馏水加 100.0mL。

用法用途：适量涂于患处。主要用于甲癣。

4. 30%三氯醋酸溶液

组分：三氯醋酸 30.0g，蒸馏水加至 100.0mL。

用法用途：适量涂于患处。主要用于扁平疣、雀斑。

5. 复方水杨酸散

组分：水杨酸 850.0g，盐酸普鲁卡因 50g，铅丹 50g，蔗糖 50g。

用法用途：适量涂于患处。主要用于鸡眼、胼胝。

6. 酞丁安乳膏

组分：酞丁安 20g，二甲亚砜 30g，乳膏基质 I 加至 1000g。

用法用途：适量涂于患处。主要用于单纯疱疹、带状疱疹、尖锐湿疣、扁平疣、寻常疣等病毒性皮肤病。

六、收敛止汗剂

1. 福尔马林溶液

组分：40%甲醛溶液 10.0mL，蒸馏水加至 100.0mL。

用法用途：外涂患处。主要用于手足多汗症、跖疣。

2. 治多汗搽剂

组分：甲醛溶液 5.0mL，石炭酸 2.0g，75%乙醇 50.0mL，蒸馏水加至 100.0mL。

用法用途：适量涂于患处。主要用于手足多汗症。

3. 复方乌洛托品粉

组分：水杨酸 2.0g，乌洛托晶 5.0g，枯矾 5.0g，硼酸 10.0g，滑石粉加至 100.0g。

用法用途：共研细末，外用撒布。主要用于手足多汗症、间擦性足癣。

七、保护润滑剂

1. 粉剂

（1）扑粉

组分：氧化锌 25.0g，淀粉 25.0g，滑石粉 50.0g。

用法用途：共研细末，外用撒布。主要用于治疗急性皮炎、湿疹等无渗出者。

（2）痱子粉

组分：水杨酸 2.0g，明矾 5.0g，硼砂 5.0g，薄荷脑 1.0g，氧化锌 43.0g，滑石粉加至 100.0g。

用法用途：共研细末，外用撒布。主要用于治疗痱子。

（3）腋臭粉

组分：氧化镁 30.0g，碳酸氢钠 100.0g，淀粉 5.0g，熏衣草油 1.0mL，滑石粉加至 300.0g。

用法用途：共研细末，外用撒布。主要用于臭汗症。

2. 洗剂

（1）炉甘石洗剂

组分：炉甘石 15.0g，氧化锌 5.0g，甘油 5.0mL，蒸馏水加 100.0mL。

用法用途：用前振荡，涂患处。主要用于荨麻疹、急性皮炎无渗出。

（2）白色洗剂

组分：硫酸锌 4.0g，硫酸钾 10.0g，升华硫 10.0g，蒸馏水加至 100.0mL。

用法用途：用前振荡，涂患处。主要用于痤疮、酒渣鼻。

3. 油剂

（1）氧化锌油

组分：氧化锌 25.0g，花生油 75.0mL。

用法用途：用前振荡，涂患处，湿敷间隔时外涂。主要用于急性渗出性皮炎。

（2）水杨酸油

组分：水杨酸 3.0g，蓖麻油 20.0mL。

用法用途：用前振荡，涂患处。主要用于软化清除创面厚痂。

4. 软膏

（1）单软膏

组分：含水羊毛脂 50.0g，凡士林 50.0g。

用法用途：适量涂于患处。主要用于护肤、防裂。

（2）复方羊毛脂软膏

组分：羊毛脂 5.0g，石蜡 10.0g，凡士林加至 100.0g。

用法用途：适量涂于患处。主要用于护肤、防裂。

（3）5%硼酸软膏

组分：硼酸 5.0g，凡士林加至 100.0g。

用法用途：适量涂于患处。主要用于润滑保护皮肤、软化痂皮。

（4）5%黑豆馏油软膏

组分：黑豆馏油 5.0mL，羊毛脂 10.0g，凡士林加至 100.0g。

用法用途：适量涂于患处。主要用于治疗慢性湿疹。

（5）20%氧化锌软膏

组分：氧化锌 20.0g，凡士林加至 100.0g。

用法用途：适量涂于患处。主要用于亚急性湿疹。

（6）鱼肝油软膏

组分：鱼肝油 20.0mL，羊毛脂 5.0g，凡士林加至 100.0g。

用法用途：适量涂于患处。主要用于鱼鳞病、慢性湿疹。

八、润肤护肤剂

1. 单纯霜（此基质为阴离子型，滋润保护皮肤，可加入非极性药物）

组分：硬脂酸 150.0g，羊毛脂 20.0g，液体石蜡 220.0mL，三乙醇胺 40.0g，甘50.0mL，蒸馏水 520.0mL。

用法用途：适量涂于患处。主要用于滋润保护皮肤。

2. 冷霜

组分：玫瑰油 5.0mL，白蜡 80.0g，羊毛脂 80.0g，十六醇 100.0g，白凡 140.0g，液体石蜡 360.0mL，司盘 80 10.0mL，硼砂 7.0g，蒸馏水加 1000.0mL。

用法用途：适量涂于患处。主要用于滋润保护皮肤，可作为基质加入其他药。

3. 维生素 E 霜

组分：维生素 E 10.0g，十六醇 50.0g，硬脂酸 100.0g，吐温 80 20.0mL，三乙醇胺 10.0g，甘油 50.0mL，白凡士林 50.0g，尼泊金乙酯 1.0mL，液体石蜡 50.0mL，蒸馏水加至 1000.0mL。

用法用途：适量涂于患处。主要用于滋润保护皮肤。

九、养发护发剂

1. 生发搽剂

组分：水合氯醛 3.0g，蓖麻油 5.0mL，奎宁酊 20.0mL，75%乙醇加至 100.0mL。

用法用途：适量涂于患处。主要用于头皮脂溢性皮炎、脂溢性脱发。

2. 头皮搽剂

组分：水杨酸 3.0g，蓖麻油 5.0mL，玫瑰油 0.2mL，95%乙醇加至 100.0mL。

用法用途：外涂患处。主要用于头皮干性皮脂溢出。

3. 米诺地尔搽剂

组分：米诺地尔 30.0~50.0g，丙二醇 100.0mL，75%乙醇加至 700.0mL，蒸馏水加至 1000.0mL。

用法用途：适量涂于患处。主要用于斑秃、男性型脱发。

4. 氮芥酊

组分：氮芥 0.5g，95%乙醇加至 1000.0mL。

用法用途：适量涂于患处。主要用于斑秃、全秃，需新鲜配制。

十、防晒剂

1. 二氧化钛霜

组分：二氧化钛 10.0g，冷霜加至 100.0g。

用法用途：适量涂于患处。主要用于防晒。

2. 10%对氨基苯甲酸霜

组分：对氨基苯甲酸 10.0g，冷霜加至 100.0g。

用法用途：适量涂于患处。主要用于防晒。此外还有 10%水杨酸苯酯霜、甲基嘧啶霜等均具有防晒作用。

十一、脱色剂

1. 氢醌霜

组分：氢醌 3.0g，无水亚硫酸钠 1.0g，冷霜加至 100.0g。

用法用途：适量涂于患处。主要用于黄褐斑、雀斑、炎症后色素。

2. 复方氢醌霜

组分：氢醌 3.0g，维 A 酸 0.1g，地塞米松 0.05g，无水亚硫酸钠 1.0g，冷霜加至 100.0g。

用法用途：同氢醌霜。此外还有 2% 曲酸霜、20% 壬二酸霜、10% 过氧化氢溶液具有脱色作用。

十二、着色剂

1. 补骨脂酊

组分：补骨脂 30.0g，75% 乙醇 100.0mL。

用法用途：补骨脂捣碎，加乙醇浸泡 1 周，滤渣外涂。主要用于白癜风、斑秃。

2. 三季红酊

组分：三季红（夹竹桃）100.0g，75% 乙醇 400.0mL。

用法用途：浸泡 7 天后滤渣外涂。主要用于白癜风。

3. 氮芥乙醇搽剂

组分：氮芥 0.05g，异丙嗪 0.025g，95% 乙醇加至 100.0mL。

用法用途：适量涂于患处。主要用于白癜风。

4. 甲氧补骨脂素搽剂

组分：甲氧补骨脂素 2g，氮酮 25mL，甘油 50mL，乙醇加至 1000mL。

用法用途：适量涂于患处。主要用于静止期银屑病、白癜风。

十三、脱毛剂

1. 50% 硫化钡糊

组分：硫化钡 50.0g，氧化锌 25.0g，小麦粉 25.0g。

用法用途：使用时少量水调成糊状，涂于毛根部，5~10 分钟后温水洗净。主要用于多毛症或除祛病发。

2. 脱毛乳膏

组分：硫酸乙基酸钙 50g，乳膏基质 Ⅱ 950g。

用法用途：适量涂于患处。主要用于多毛症。

主要参考书目

［1］于淞，杨发枝，马烈．皮肤医学美容学［M］．北京：中国医药科技出版社，1997．

［2］张志礼．皮肤病临床经验辑要［M］．北京：中国中医药出版社，2001．

［3］侯在恩，吴月兰．美容实用诊断学［M］．北京：人民军医出版社，2002．

［4］陈德宇．中西医结合皮肤科学［M］．北京：中国中医药出版社，2003．

［5］张凤翔，丁克祥．现代实用美容学［M］．北京：中国科学技术出版社，2004．

［6］傅杰英．皮肤病调养与护理［M］．北京：中国中医药出版社，2004．

［7］郑荃．美容皮肤治疗技术［M］．北京：科学技术出版社，2005．

［8］乔国华．现代美容实用技术［M］．北京：高等教育出版社，2005．

［9］田静．美容皮肤科学［M］．北京：中国中医药出版社，2006．

［10］裴名宜．美容医疗技术［M］．北京：科学技术出版社，2006．

［11］谢洪．口腔颌面外科学［M］．北京：人民卫生出版社，2006．

［12］杨志波，何清湖．皮肤病特色方药［M］．北京：人民卫生出版社，2006．

［13］张晓梅．美容师［M］．北京：中国劳动社会保障出版社，2006．

［14］温树田．美容皮肤科学基础［M］．北京：高等教育出版社，2006．

［15］徐宜厚．徐宜厚皮科传心录［M］．北京：人民卫生出版社，2009．

［16］冉玉平．常见皮肤性病诊断与治疗［M］．北京：人民卫生出版社，2010．

［17］陆德铭．实用中医外科学［M］．2版．上海：上海科学技术出版社，2010．

［18］雷万军，崔磊．皮肤美容学基础与应用［M］．北京：中国中医药出版社，2013．

［19］何黎．美容皮肤科学［M］．北京：人民卫生出版社，2014．

［20］陈德宇．中西医结合皮肤性病学［M］．北京：中国中医药出版社，2014．

［21］刘复兴，秦国政．刘复兴学术思想与临床经验集［M］．3版．北京：中国中医药出版社，2014．

［22］刘刚．常见皮肤病治疗学［M］．南京：东南大学出版社，2016．

［23］李斌，陈达灿．中西医结合皮肤性病学［M］．3版．北京：中国中医药出版社，2017．

［24］林蕾，侯慧茹，方丽霖．美容皮肤治疗技术［M］．武汉：华中科技大学出版社，2017．

［25］张学军，郑捷．皮肤性病学［M］．9版．北京：人民卫生出版社，2018．

［26］何黎，刘玮．皮肤美容学［M］．北京：人民卫生出版社，2018．

［27］董银卯，孟宏，马来记．皮肤表观生理学［M］．北京：化学工业出版社，2018.

［28］王聪敏，杨蓉娅．皮肤美容与护理［M］．北京：北京大学医学出版社，2018.

［29］陈红风．中医外科学［M］．十版．北京：中国中医药出版社，2018.

［30］董银卯，孟宏，易帆．皮肤本态研究与应用［M］．北京：化学工业出版社，2019.

［31］陈丽娟．美容皮肤科学［M］．3 版．北京：人民卫生出版社，2019.

［32］钟鸣．现代皮肤美容［M］．武汉：湖北科学技术出版社，2019.